U0229301

一问一得录

——跟名老中医学治肺病

沈元良　王　展　编著

人民卫生出版社

·北京·

图书在版编目（CIP）数据

一问一得录：跟名老中医学治肺病 / 沈元良，王展
编著 . -- 北京：人民卫生出版社，2024. 7. -- ISBN
978-7-117-36622-9

Ⅰ . R256.1

中国国家版本馆 CIP 数据核字第 2024BN3721 号

人卫智网	**www.ipmph.com**	医学教育、学术、考试、健康，购书智慧智能综合服务平台
人卫官网	**www.pmph.com**	人卫官方资讯发布平台

一问一得录——跟名老中医学治肺病

Yiwen Yide Lu——Gen Minglaozhongyi Xue Zhifeibing

编　　著：沈元良　王　展
出版发行：人民卫生出版社（中继线 010-59780011）
地　　址：北京市朝阳区潘家园南里 19 号
邮　　编：100021
E - mail：pmph @ pmph.com
购书热线：010-59787592　010-59787584　010-65264830
印　　刷：中煤（北京）印务有限公司
经　　销：新华书店
开　　本：710×1000　1/16　　印张：14
字　　数：222 千字
版　　次：2024 年 7 月第 1 版
印　　次：2024 年 8 月第 1 次印刷
标准书号：ISBN 978-7-117-36622-9
定　　价：49.00 元

打击盗版举报电话：010-59787491　E-mail：WQ @ pmph.com
质量问题联系电话：010-59787234　E-mail：zhiliang @ pmph.com
数字融合服务电话：4001118166　E-mail：zengzhi @ pmph.com

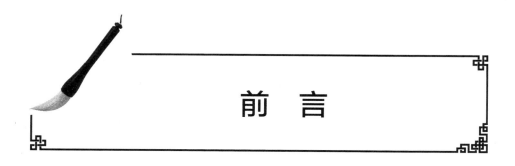

前　言

　　医案是中医临床实践的记录，不仅叙述了治疗疾病的过程，更是一个医家的辨证论治、临证心悟的记录，是中医理、法、方、药综合应用的具体反映。近代精通医学的国学大师章太炎先生曾说："中医之成绩，医案最著。学者欲求前人之经验心得，医案最有线索可寻。循此钻研，事半功倍。"

　　本书介绍了感冒，流行性感冒，肺炎，间质性肺炎，肺脓肿，急、慢性支气管炎，支气管扩张，肺结核，渗出性结核性胸膜炎，支气管哮喘，慢性阻塞性肺疾病，慢性肺源性心脏病等常见肺系疾病的辨证论治。本书采用现代医学的病名，根据中医辨治理论结合名中医学术经验，整理临证医案及名家医案，以问答的方式阐述肺系疾病的病因病机及其并发症的发生、发展，分析阐释名老中医辨证施治的学术思想。希望读者通过对本书肺系疾病医案的研读，学习名家临证经验，开拓诊疗思路，提高临床辨证论治技能。

　　本书所选医案源于笔者临证典型案例及研习名老中医经验所整理的验案，对所引用医案的名老中医及其门人表示感谢。编写中不妥之处，望读者指正。

沈元良

2024 年 3 月

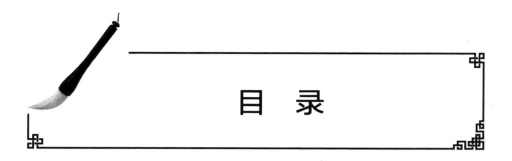

目 录

间质性肺炎

肺　脓　肿

急性支气管炎

慢性支气管炎

慢性阻塞性肺疾病

慢性肺源性心脏病

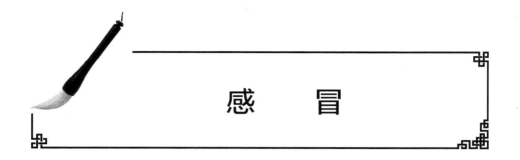

感　冒

　　感冒是急性上呼吸道感染的总称。以"发热恶寒、头身疼痛、鼻塞流涕、喉痒咳嗽"为主症。多由鼻病毒、副流感病毒、呼吸道合胞病毒、埃可病毒、柯萨奇病毒、冠状病毒、腺病毒等引起。

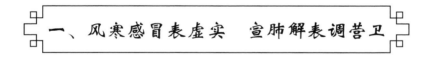

一、风寒感冒表虚实　宣肺解表调营卫

【案例回顾】

　　章某,男,56 岁,2008 年 11 月 23 日初诊。1 周前因外出,暴感风寒,恶寒发热,无汗,头项强痛,肢体酸痛,鼻塞声重,鼻痒喷嚏,喉痒咳嗽,痰白,纳、寐可,二便如常,苔薄白,脉浮而紧。

　　中医诊断:感冒(风寒表实)。

　　治法:辛温解表,宣肺散寒。方以荆防败毒散加减。

　　处方:荆芥穗 15g,防风 12g,羌活 10g,独活 12g,北柴胡 12g,前胡 10g,川芎 10g,枳壳 10g,制香附 12g,干姜 6g,茯苓 15g,桔梗 10g。3 剂。

　　二诊:服 3 剂后,恶寒发热、头项强痛、肢体酸痛有所缓解,仍鼻塞声重,鼻痒喷嚏,喉痒咳嗽,痰白,脉浮。上方加辛夷 10g、化橘红 15g、杏仁泥 10g。再进 3 剂,诸症告愈。

【师生问答】

　　学生:老师,风寒之邪导致的感冒有哪些临床表现?

老师：风寒感冒是由于风寒之邪侵袭人体所引起的一系列症状。对于患者来说一般会出现畏寒怕冷，发热，头痛，全身酸痛，鼻塞流清涕，咳嗽，有白痰，舌质淡苔薄白，脉浮紧等相关症状。

学生：老师，风寒感冒的病机是什么？

老师：鼻为肺窍，肺主皮毛，风寒袭表，肺气不宣，则鼻塞声重，鼻痒喷嚏，流涕清稀，咳嗽痰白；风寒外束，卫阳被郁则恶寒，正邪相争则发热；足太阳膀胱经主一身之表，寒邪犯表，太阳经气不舒，故头项强痛，肢体酸痛；阴寒之邪侵袭，津液未伤，故口不渴；脉浮主表，紧主寒，风寒在表，故脉见浮紧；舌苔薄白，表明邪未入里。

学生：老师，风寒感冒为何用荆防败毒散加减？

老师：仁者见仁，智者见智，方术之妙，始于经方。荆防败毒散加减方中，荆芥、防风疏风解表，辛温发汗以宣透外邪，用以为君；羌活、独活既助荆芥、防风发散风寒，又可祛风止痛，为治肢节疼痛之要药，用以为臣；配以前胡、桔梗，旨在宣肺降气以止咳；柴胡清热升清，又可配川芎以清头目，茯苓健脾和中以化痰湿，以为佐使。全方共奏辛温解表、宣肺化痰之功效。

学生：老师，那荆防败毒散如何加减？

老师：一般头痛者，加白芷、藁本以祛风散寒止痛；项背强者，加葛根以疏足太阳膀胱经络；咳嗽痰白者，加陈皮、杏仁、炒莱菔子以宣肺化痰止咳；鼻塞流涕者，加苍耳子、辛夷通窍散寒；四肢酸痛者，加桑枝、桂枝以祛风散寒通络；若舌苔厚腻，嗳腐吞酸，兼有中焦停食者，加神曲、炒谷芽以消食化滞。

学生：老师，夏令时的风寒感冒呢？

老师：夏季风寒感冒，可用香薷饮；若风寒兼有痰饮咳嗽，咯痰清稀，胸膈满闷，舌苔白滑者，可选用小青龙汤。

这里学习一下吴孚先的一则医案：卢敬庵，暑月感寒，服羌、防发散，汗出已愈。后复感冒，又用发散，旋愈旋感，前药不应。吴曰：屡散不愈，肺气已虚，徒攻表而不救表，风邪乘虚而入，无已时矣。方用君黄芪五钱，实肺气以固卫,佐防风一钱,助芪力以祛邪。如是则旧邪无所容,而新邪无可入也,二帖而痊。

学生:老师,暑月外感为何用补气的黄芪、祛邪的防风?

老师:吴孚先认为,暑月之时,腠理本易开放,加之羌、防不断攻伐,使肺卫表虚而营卫不和。风邪善行而数变,乘虚而入,伤人最速,故需用玉屏风散提高人体免疫功能,以抵挡外邪入侵。其中黄芪益气固表,防风走肌表、散风邪,上清头目七窍。两药同用,可固表而不致留邪,祛邪而不致伤正,为补中有疏、散中寓补之意。本案发在暑月,易耗气伤津,故汗后调理之时应注意酌用滋阴生津之法。

学生:老师,那风寒表虚如何诊治?

老师:风寒表虚,症见恶风发热,汗出,头痛,或有项强,咳喘,咯痰稀白,舌苔薄白,脉浮缓。此以风邪伤人为主,风邪外袭,卫外失职,则恶风;卫气浮盛于外,与邪抗争,则发热;风邪中于皮毛,腠理开疏,则卫失固外,致营阴失守,故汗出,汗出则津液外泄,卫气外散,又兼风邪阻遏肌表,致使营卫失调;太阳主一身之表,其经脉循头下项,风邪外袭,经气不利,故项强不舒,或头痛;风寒犯表,肺气不利,则咳喘或咯白稀痰;脉浮主表,因汗出肌疏则见缓象;苔薄白亦为风寒在表之象。在治法上以辛温解表、调和营卫为用。

学生:老师,风寒表虚可用桂枝汤吗?

老师:可以。桂枝汤(桂枝、白芍、生姜、大枣、炙甘草),方中桂枝辛温解表,解肌发汗以散外邪,而桂枝配甘草,辛甘化阳以和卫;芍药配甘草,酸甘化阴以调营;生姜、大枣以和中;甘草又可调和诸药,用以成辛温解表、调和营卫之剂。来学习一下何拯华的医案经验,加深对桂枝汤应用的理解。

张悦来,年廿四岁,业商,住张家薴。伤风。因脱衣易服,骤感冷风。证候:头痛发热,汗出恶风,两手微冷,鼻鸣干呕;脉浮缓而弱,舌白滑。浮属阳,故阳浮者热自发。弱属阴,故阴弱者汗自出。其鼻鸣干呕者,卫气不和,肺气因之不宣也。疗法:先发其汗,病自愈。初用桂枝汤护营泄卫,加杏仁者取其降气止呕也。继用《肘后》葱豉汤加蔻仁,通鼻窍以止其鸣,

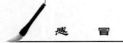

宣其气以平其呕。

处方：川桂枝八分，光杏仁三钱，清炙甘草五分，鲜生姜一钱，生白芍七分，大枣二枚。服后，呷热稀粥一杯。

接方：鲜葱白二枚，淡香豉二钱，鲜生姜五分，白蔻末四分（冲）。

效果：进第一方后，周身絷絷微汗，诸证悉除，唯鼻鸣干呕如前。接服第二方，鼻气通而不鸣，干呕亦止。嘱其不必再服他药，但忌腥发油腻等食物。自愈。

学生：老师，桂枝汤治外感，哪型最为适宜？

老师：本案是较典型的外感风寒、营卫不和之证，用桂枝汤类最宜。同是伤风感冒，有风伤于卫者，有风犯于肺者，伤卫较伤肺为轻，故只用调和营卫之桂枝汤，专以驱散卫分之寒邪冷风即可获效。此种用法，以风寒伤卫症见恶寒发热、脉浮缓、苔白滑者最为适宜。

学生：老师，风温袭肺，误用桂枝汤类，轻则出现鼻血，重则咯血失音，这是为什么？

老师：这是没有明辨证候之故。不妨来学习经方大师胡希恕一则医案，从中加深对桂枝、麻黄汤应用的理解。

许某，男，47岁，1978年5月4日初诊。感冒2天，右头痛，自觉无精神，两手逆冷，无汗恶寒，口中和，不思饮，舌质淡，舌苔薄白，脉沉细，咽红滤泡增生多。此属虚寒表证，治宜温阳解表，与麻黄附子甘草加川芎汤。处方：麻黄三钱，制附子三钱，炙甘草二钱，川芎三钱。上药服一煎，微汗出，头痛解，未再服药，调养两日，精神如常。

学生：老师，感冒之实证、虚证如何诊治？

老师：实证感冒当祛邪解表，重在清解。如见风寒证，亦应知其传变，于清解中佐以辛散即可。虚证感冒，以太阳少阳合并证多见，当以扶正祛邪、调和表里，重在和解；对体质虚弱易发感冒者，则扶正固表，重在扶正，做到"正气存内，邪不可干"。

学生：老师，如何辨识感冒的夹杂之证？

老师：感冒风邪可夹寒、暑、湿、燥、热（火）等外邪共同为患。风夹寒湿袭肺者,郁闭肺窍,肺气失宣,皮毛闭塞;风夹热暑燥犯肺者,邪热上冲,肺失清肃,皮毛疏泄失常。由于患者体质、宿疾伏痰等原因,内外因相互影响,受邪亦会不同,如素体阳虚者易受风寒,素体阴虚者易受燥热,痰湿内盛者易感外湿。不同病因致病在发病时节与临床表现等方面各有特点,治则方药也不尽相同,辨清病因是诊治感冒的前提。

学生:老师,虚寒表证,是用温阳解表药,还是用麻黄、附子温热药?

老师:经方大家胡希恕认为,何廉臣的《全国名医验案类编》中就载有少阴感冒。认识到:因体质的不同,感冒出现的症状也不同,即感冒与其他外感病一样表现为太阳病和少阴病。体质强壮者呈太阳病,用发汗解表治疗,因太阳病又分表实(无汗)、表虚(自汗恶风),发汗法又有所不同。太阳表虚证,用桂枝汤调和营卫发汗解表。而体质阳虚明显的感冒,呈现虚寒阴性表证,即少阴病,解表须用汗法,用麻黄、附子之类,以助阳解表。

学生:老师,如何理解"发表不远热"?

老师:发表不远热,可以理解为临证不可一见外感发热就用大剂辛凉,甚或苦寒药攻伐,用寒药治寒邪,可导致病情加重。应仔细审辨其寒热的病机,不要被"表热"之假象所迷惑,时有发热是伤于寒而传为热,本寒而标热,寒从外入者仍从外出,此时应"发表不远热"。

学生:老师,"发表不远热",桂枝汤如何加减?

老师:桂枝汤有很多衍变这里不说。一般情况下,如咳喘、痰白者,加厚朴、杏仁、半夏宣肺化痰以平喘;食纳欠佳者,加神曲、麦芽以消食健脾;鼻塞流涕者,加苍耳子、辛夷以通窍散寒;头痛项强者,加白芷、葛根以疏风止痛。

学生:老师,桂枝汤在风寒感冒应用中应注意哪些?

老师:外感风寒,分表实表虚,用药皆宜辛温,但表虚者不可用发汗峻剂,可以从胡希恕医案中去领会。疏表药一般药味不宜过多,如麻黄、桂枝等,应审慎应用,中病即止。也有人认为,柴胡、葛根、羌活等非在必要情况下亦以少用为宜,以防病轻药重,过度表散而耗伤正气。

学生：老师，外感风寒还注意哪些？

老师：在运用本类方药时须注意服药方法。服药后，可喝少量热开水或热稀粥，冬季应盖被保暖，以助药力，令遍身微微汗出，不可使大汗淋漓。若服药后汗出病瘥，即止服，不必尽剂；若汗出病未愈，可再继服。此外，调和营卫，使卫外得固，营阴内守，阴平阳秘，可提高机体抗病能力，故桂枝汤加黄芪、龙骨、牡蛎等对小儿反复感冒的预防具有良好的效果。

学生：谢谢老师。

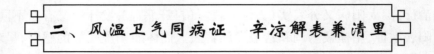

二、风温卫气同病证　辛凉解表兼清里

【案例回顾】

2009 年 3 月 12 日，诊室来了一位年轻妇女领着一男孩，说是带她的儿子来看病的。患儿赵某，8 岁。发热已 3 天，已服用布洛芬混悬液、头孢克洛干混悬剂，热度反复，原因是 3 天前春游受风，要求中药治疗。

现病史：患儿 3 天前外出春游，受风后感身热恶风。查体：体温 38.9~39.3℃，乳蛾红肿（双侧扁桃体Ⅱ度肿大），未见脓性分泌物，心、肺无特殊情况。辅助检查：白细胞计数 $10.1×10^9$/L，中性粒细胞百分比 73.1%，淋巴细胞百分比 16.3%。C 反应蛋白 25mg/L。刻诊：咳嗽，咳少许黄痰，舌质红，苔薄黄，脉浮数。家属诉时有头胀痛，咽痛，大便干燥，小便短赤。

西医诊断：急性上呼吸道感染。

中医诊断：感冒（风温）。

辨证：风温袭表，邪热入里。

治法：辛凉解表，通腑泻热。方以葱豉桔梗汤合白虎汤加减。

处方：鲜葱白 10g，淡豆豉 6g，鲜淡竹叶 6g，桔梗 6g，连翘 6g，焦栀子 6g，薄荷（后下）3g，生石膏（先煎）20g，知母 8g，全瓜蒌 10g，枳实 5g，生甘草 3g。2 剂。

二诊：服 2 剂后热退身凉，尿渐转清，大便偏软，唯胃纳欠佳，舌红苔微厚腻,脉略数。上方减生石膏、知母,加神曲、炒麦谷芽以健运中州,再进3剂,诸症告愈。

【师生问答】

学生:老师,风温四时皆有,如何分论?

老师:风温四时皆有,以冬、春季为多。由于素体阴虚内热,又外感风热,或病毒感染则成风温。冬令气候反常,应寒反温,卫气不固,故易于感受。春季则阳气升发,腠理开泄,故亦易感触。发于冬者,名为冬温。发于春者,名为春温。其实皆为风温。故明代王肯堂说:"不恶寒而渴之温病,四时皆有之,不独春时而已。"

学生:老师,风温有哪些主症?

老师:风温初起,发热微恶风寒,或恶风,或不恶风,或自汗,头痛头胀,咳嗽,咽疼,或呕吐,烦渴,脉浮滑。

学生:老师,风温四时如何分治?

老师:一般春季感冒多见风热感冒,治宜辛凉解表、清热解毒;夏季感冒因盛夏炎热,乘凉饮冷,故多形成伤暑而兼伤饮之证,暑多夹湿,治宜祛暑解表、清热化湿;秋季感冒,肺为燥气所伤,肺气不宣,治宜轻宣凉燥、理肺化痰;冬季感冒因肾主蛰,冬季毛孔闭塞以御寒,治宜发汗解表,佐以宣肺。

学生:老师,风温的治法方药呢?

老师:叶天士《三时伏气外感篇》说:"(风温者)治在上焦,肺位最高,邪必先伤。"故此证初因发热咳嗽,首用辛凉药(如薄荷、连翘、牛蒡子、浙贝母、桑叶、沙参、栀子、瓜蒌皮、天花粉)清肃上焦。如热盛,烦渴者,以石膏、竹叶辛寒清散。

学生:老师,风温初起是否可用葱豉汤?

老师:可以。温病初起表热偏重,多主以辛凉之剂,然而如表邪郁闭,则不宜早用辛凉,尤以南方湿气偏盛,如感受温邪,理宜宣透,但又不宜用麻、桂峻烈发汗,恐生变端。初起寒热、头痛、无汗、舌苔薄白者,多以葱豉汤治之。豆豉辛而微温,葱白之性虽属辛温,但辛而带润,温而不燥,故发汗而不伤津。亦可用鲜生姜皮与豆豉配伍,取"以皮走皮"之意,且其性尚缓,汗出不多,可收泻卫透邪之功。

学生:老师,风温证,咳嗽较重者如何诊治?

老师:风温证,咳嗽重者,以豆豉合杏仁、象贝、前胡、瓜蒌皮、竹茹等;寒热无汗,苔黄作恶,以豆豉配竹茹;协热下利,以豆豉合葛根芩连汤,解表清里。表邪欲解,邪热欲入气分,内扰胸膈,虚烦懊侬不安,用豆豉配栀子,即栀子豉汤,栀子清心除烦,合豆豉宣泄胸中郁热,则懊侬自止。

学生:老师,风温表邪未罢,邪入营血,用何药之力能助豆豉之功?

老师:表邪未罢,邪入营血,劫铄真阴,发热、口渴、舌红而干,热盛津伤,可用生地黄、豆豉同煎,津伤可以鲜石斛、豆豉同用。在滋阴清热方中,益豆豉之透达,有托邪外出之功,此也寓"入营犹可透热转气"之意。然邪未入营,或阴液未伤时,切勿早施益阴之味,否则关门留寇,邪恋不解。

学生:老师,豆豉经配伍是否可用于温病的各个阶段?

老师:是的。豆豉既能表汗,且能透达,可通过不同配伍,灵活应用于温病的各个阶段。前人有"新感非汗不解,伏邪非透不达"之说,对汗出不多者,配豆豉以透邪外出。

学生:老师,我知道了风温的主症、辛凉解表法及方药。白虎汤证以身大热、汗大出、口大渴、脉洪大为四大主症,但本案患儿体温不算太高,为何以辛凉解表之法兼容白虎汤?

老师:此案单用辛凉解表之法则药力不够强。患儿虽风温初起,但已见里热,又服用过退热、抗菌消炎的布洛芬混悬液、头孢克洛干混悬剂。须早用凉剂直折其热,不必等到热邪深入才用苦寒之药。

学生:老师,葱豉桔梗汤,是清代伤寒医家俞根初所创立的辛凉解表代表方剂,其立法用方有何意义?

老师:是的。风温多发于春月与冬初气候晴暖之时。病起之初,邪多犯肺,可见头痛身热、微恶风寒、咳嗽咽痛、口渴、舌苔薄白、脉浮数之症。葱豉桔梗汤是辛凉发汗之法,为风温初起外感表证而设。从葱豉桔梗汤的衍变看,俞根初别具一格,以《肘后备急方》通阳发汗之葱豉汤(葱白、豆豉)与清上焦之桔梗散合为一方,减去黄芩而成,为辛凉解表之剂。何秀山论俞根初的葱豉桔梗汤方,认为原《肘后备急方》葱豉汤本为发汗之通剂,配合刘河间桔梗汤,君以辛凉之荷、翘、桔、竹,佐以苦甘之栀、草,合成轻扬清散之良方,善治风温、风热等初起证候,历验不爽。唯刘氏原方尚有黄芩一味,而此不用者,畏其苦寒化燥,涸其汗源也。认为风火证初起亦可酌情加减。由此作了很好的注释,可见俞根初遣药组方创意之灵活。

学生:老师,葱豉桔梗汤的方证含义是什么?

老师:临床上一般常用辛凉解表法治之,使邪从肌表而解,而诸症自除。葱豉桔梗汤方中葱白辛温,入肺、胃经,辛温散寒以通阳;合辛甘、微苦寒入胃经的豆豉,则发汗解表、除烦;更配以辛平入肺、胃、心经的薄荷清散风热;苦辛平入肺经的桔梗开宣肺气、解肌,则肺气宣通,肌表疏利,外邪得散。然而咽痛、口渴为肺中邪热上熏,故用苦微寒入肺、心、胆经的连翘除膈上之热,苦寒入心、肺、胃、三焦经的栀子泻火除烦、清心肺之热,又以甘平入心、肺、脾、胃经的生甘草合桔梗以利咽喉,以甘淡寒入心、胃、小肠经的淡竹叶合栀子清泄胸中之热,使之从小便而出。综观本方配伍,使肺中风温之邪既得辛散从外而解,又得清泄从下而出,诸症自消。

学生:老师,葱豉桔梗汤通常除用于感冒、流行性感冒属风温初起者外,还用于哪些疾病?

老师,葱豉桔梗汤还可用于急性支气管炎等上呼吸道感染属风温初起等病。

学生:老师,葱豉桔梗汤的应用有否禁忌证?

老师:风温初起,身热有汗者,不宜用葱豉通阳发汗之药。

学生:老师,绍派伤寒医家讲究用新鲜药是吗?

老师:喜用鲜药是绍派医家用药的特点之一。善用鲜药或鲜药汁,如鲜芦根、鲜茅根、鲜生地、鲜菖蒲、鲜紫苏、鲜竹沥等,取其质醇味厚、药专力宏、直入病所。俞根初认为:"吾绍患伤寒者,火化证多于水化,水火合化者亦不鲜。"火伤阴液而变燥,一方面鲜品鲜汁可以润燥,另一方面,江南湿多,鲜品鲜汁可避免滋腻生湿之患,如五汁一枝煎。

学生:老师,案例以银翘散代替葱豉桔梗汤似乎也可以,二者又有何不同?

老师:这两个方子用药是很接近,后世也有人认为银翘散的创制和葱豉桔梗汤有关。葱豉桔梗汤,如果把葱白、栀子去掉,再加金银花、连翘、牛蒡子、芦根就是银翘散了。两方均有辛凉解表、轻宣肺气功能,但葱豉桔梗汤重在清宣解表,适用于风热袭表、肺气不宣者;而银翘散长于清热解毒,适用于风热表证热毒重者。另外,银翘散兼有芳香辟秽的作用,这是葱豉桔梗汤所不及的。再来看本案患儿,其虽有咽痛、扁桃体肿大,但是未见脓性分泌物,说明热毒不深,故用葱豉桔梗汤更为合适。假如患儿扁桃体化脓,那么用银翘散更为妥当,能增强清热解毒作用。

学生:哦,老师的意思是,担心疾病迅速发生传变,而加用白虎汤能更胜一筹吗?

老师:是的,单纯的温病卫分证极少见到,通常发病急骤,卫气营血传变过程迅速,多表现为表邪入里化热,处于气分热势已盛而表证仍未消除的“卫气同病”状态,治疗上往往需要卫气同治。当然这个案例的治疗与小儿体质的特点也有很大关系。小儿为“纯阳之体,阳常有余,阴常不足”,具有发病容易、传变迅速的特点,感受外邪后,病邪极易入里化热,往往表邪未解,里热渐起,证见卫气同病。徒解其表则里热易炽,单清其里则表邪滞留,唯有卫气同治、辛凉解表与清里同施,可使表邪去而里热泻。临床对于发热患儿常加生石膏、知母,因“白虎汤”为“辛凉重剂”,也可截断肺卫之邪,使之不能进入气分。

学生:老师,听您这么一分析,明白了此处用白虎汤就是用来阻断病理传变之势的。

老师:嗯,所以在治疗外感热病时,要尽早截断疾病的传变趋势,尽快扭转病情。既病防变,也是治疗外感病的重要方法。如浙籍上海名医严苍山,他认为伤寒和温病是根叶相连,可出现伤阴、便结及神昏之变,以致日趋严重。故善治温病者,必须防微杜渐,“在卫兼清气,在气须顾凉血,以杜传变为上工”。

学生：老师，白虎汤的应用该有哪些证候？

老师：一是表证未解的无汗发热，口不渴者；二是脉见浮细或沉者；三是血虚发热，脉洪不胜重按者；四是真寒假热的阴盛格阳证等。以上均不可误用。

学生：老师，前面提到小儿的体质特点，那么小儿感冒有什么特点？

老师：小儿冷暖不能够自调，肌肤薄，藩篱疏，卫外不固，更易为外邪侵袭而发病。小儿感冒多发而常见，表面上看似乎疾病较为轻浅，但稍有疏忽不慎，极易传变。小儿感冒发病有以下特点。①热多于寒：小儿纯阳之体，稚阴未充，感邪之后，易入里化热，纵使感受风寒，易多寒从热化，或寒热并见，或热为寒闭，形成寒热夹杂之证。②易于夹痰：小儿肺脏娇弱，肺脏受邪，失于清肃，津液凝聚成痰，壅结于咽喉，表现为夹痰之证。③易于夹滞：小儿脾常不足，感受外邪之后往往影响中焦气机，减弱运化功能，常致乳食停滞不化，形成感冒夹滞之证。④易于惊风：小儿神气怯弱，感邪之后，热扰肝经，导致心神不宁，生痰动风，或高热伤津，筋脉失养，容易出现热扰神明致惊风之证。

学生：老师，小儿感冒易多寒从热化，形成寒热夹杂之证。那么在治疗上该如何把握？

老师：临床上小儿感冒寒热夹杂证较单纯风寒、风热更为常见。在治疗方面，感冒属表证，解表法为首选，即指汗法。因小儿为稚阴稚阳之体，在应用汗法时要慎重。治疗时发汗不宜太过，过汗伤津，恐生他变。那么小儿"易寒易热"，往往热多于寒，感冒后易寒从热化，形成寒热夹杂之证。单用辛凉，汗出不透；单用辛温，又恐助热化火。所以临证时应在辨清寒热侧重基础上，取凉温并用之法。临证施治，权衡寒热之轻重，灵活配伍药物。小儿感冒若单用解表易汗出后复热，应据证情合用清热解毒、清暑化湿、化痰消食、镇惊息风等治法。

学生：老师，何谓"截断"？

老师：截断疗法，首先由上海姜春华教授提出，并有截喘加减方。医家所称"截断"疗法，是指病初即投以所用的大剂药物，以截断其传变途径。

学生：老师，截断法那不是缺少了辨证？

老师：名家汪覆秋认为，既要重视"截断"，又不悖辨证。如风温之邪，初起邪侵肺卫，继而邪热入里，深入气分，热壅肺气，此时病初即投以大剂清热解毒之品，以截断其传变途经。汪老认为，此言有一定道理，对临床也有一定的指导意义。但此法的应用并不与辨证论治原则相悖，既遵从"在卫汗之可也，到气才可清气"之说，又兼顾全盘衡量，综合考虑。

学生：老师，"截断"疗法如何运用？

老师：风温（肺炎）如病初表邪较著而无里热之征象者，仍应以凉散为原则，不必早投清解之品，在临床上用银翘散之类而获效者也不乏其例。汪老认为表邪不著而见口干苦、苔薄黄者，说明病邪已有转入气分之势，则当合清气泻热之剂，以截断其传变，方投麻杏石甘汤、薄杏石甘汤、白虎汤之类。同样，如气分热盛，高热不退，又具心烦不寐、舌质红绛者，则说明病邪又有传入营血之势，又宜在清气泻热之时佐以凉营解毒之品，以防气分邪热进一步深入。总之，既要重视辨证，又巧施"截断"，二者必须灵活掌握应用，方可恰到好处。

学生：老师，"截断"法如何论治？

老师：请看下面案例。丁某，男，34岁。患者因"发热，咳嗽，胸痛，咯铁锈色痰3日"而入院。症见高热不退，微恶寒，咳嗽气急，咯吐铁锈色痰，胸痛，苔薄黄腻，脉象滑数。查体温40℃，两肺呼吸音粗糙，右肺可闻及中等水泡音。查血白细胞总数18.4×10^9/L，中性粒细胞百分比85%，淋巴细胞百分比15%。胸透提示右下大叶性肺炎。中医辨证属风温犯肺，肺失宣肃。治宜辛凉解毒，清热宣肺。

处方：金银花15g，连翘15g，薄荷3g，麻黄5g，杏仁10g，石膏（先煎）60g，黄芩10g，金荞麦30g，冬瓜仁12g，桑白皮12g，郁金10g。

上方日服2剂，翌日体温稍降（39℃），恶寒消失，以清热宣肺为主。

处方：金银花15g，连翘15g，杏仁10g，石膏（先煎）60g，黄芩10g，金荞麦30g，冬瓜仁12g，桑白皮12g，郁金10g，知母10g，虎杖15g。

上方仍日进2剂，服药4剂后体温降至正常，咳痰基本消失。守上方继进5剂，诸症消失。复查血白细胞总数8×10^9/L，中性粒细胞百分比56%，淋巴细胞百分比40%。胸透示肺部炎性病灶基本吸收，病情告愈。

学生：老师，风温（肺炎）不典型如何处理？

老师：不典型的风温（肺炎）可表现为结胸证，有的还与湿温病相类似。此时，汪老认为不可概谓风温，再投银翘、白虎之剂，否则，轻者与病无益，重则贻误病机，加重病情。必须详察细查，辨证求治，随机变法。

学生：老师，何谓结胸证？

老师：结胸是证名，指邪气内结，胸腹胀满疼痛，手不可近者。多因太阳病、太少并病误下，表热内陷，或实邪传里，与胸中水饮互结而成。《伤寒来苏集·陷胸汤证》载："此因误下热入，太阳寒水之邪，亦随热而内陷于胸胁间，水邪热邪结而不散，故名曰结胸。"

学生：老师，结胸证的诊治有哪些方药？

老师：《景岳全书·伤寒典》说："有不因误下，而实邪传里，心下硬满，痛连小腹而不可近，或燥渴谵妄，大便硬，脉来沉实有力者，此皆大陷胸汤所正宜也。"但本病因证候、病情不同，有大结胸、小结胸、寒结胸、热结胸、水结胸、血结胸等，不作论述。

学生：老师，有结胸证的诊治案例吗？

老师：请看中医大家周仲瑛的案例。张某，女，57 岁。病经 3 天，因沐浴乘凉，而致恶寒，头痛，继则发热，无汗，肌肤如灼，入夜热盛则神志欠清，微有咳嗽，咯痰色黄，量少不爽，昨起又增左胸疼痛，咳则引痛尤甚，胸闷脘痞，时时呕恶痰涎，口苦，渴欲凉饮而不多，大便质干量少，舌苔淡黄白腻，上有黏沫，质暗红，脉小滑数。检查：体温 39.4℃，脉搏 105 次 /min，急性病容，胸部左下七、八肋间叩诊音浊，语颤增强，呼吸音减弱。胸透：左下肺见大片状模糊阴影，边缘不清。影像诊断示肺部炎症，肺脓肿。查血：白细胞总数 41.2×10^9/L，中性粒细胞百分比 90%，淋巴细胞百分比 10%。痰培养 3 次，均为非溶血性链球菌。辨证分析：入院前 2 天，以风暑夹湿袭表、邪犯肺卫治疗。用新加香薷饮、桑菊饮加减，不效。第三日体温 39.5℃，汗出不解，热势不扬，时有恶风，咳嗽不著，左胸疼痛，胸闷，心烦，泛恶，呕吐多量痰沫黏水，脘部痞塞胀满，按之作痛，大便先后 3 次，干溏相杂，舌苔淡黄黏腻，底白，质暗红，脉细滑。据症分析，是属病邪由卫入气，从上传中，热郁胸膈，痰热中阻，湿食互结，肺胃同病。病理重点在于胃腑,表现结胸证候。治宜清宣郁热,化痰开结。取栀豉汤合小陷胸汤加味。

处方:全瓜蒌15g,淡豆豉12g,光杏仁、炒枳实、黑山栀、炒莱菔子各9g,法半夏、广郁金、旋覆花(包煎)各6g,橘皮、姜竹茹各4.5g,川厚朴3g,姜黄连2.4g。

日服2剂,汗出遍体,胸部闷痛得减,咳嗽咯痰亦爽,但仍呕恶白色痰涎,大便4次,干溏相杂,舌苔转为淡黄腻,翌日身热递降,午后正常,守原法续进,日服2剂,第5日胸痛消失,脘痞胀痛及呕恶均已,知饥思食,仅有微咳,痰白,排出爽利,大便又行多量溏褐粪4次,苔腻化薄,原方去栀、豉,再服2天,诸症均平。查白细胞已趋正常。去莱菔子,加冬瓜子,继进,巩固3天,胸透复查正常而出院。

学生:老师,这类似风温的(肺炎)会"逆传"吗?

老师:风温(肺炎)大多治疗较为顺利,病变每在气分而解,"逆传"者很少见。但亦不可掉以轻心,须防邪热炽盛,正不敌邪,深入营血,逆陷心肝。

学生:老师,风温邪犯募原是怎么回事?

老师:首先来了解一下什么叫募原。募原,解剖组织名,又称"膜原",是指胸膜与膈肌之间的部位。《素问·疟论》曰:"由邪气内薄于五脏,横连募原也。"《素问·举痛论》说:"寒气客于肠胃之间,膜原之下。"王冰注:"膜,谓膈间之膜;原,谓膈肓之原。"吴又可《温疫论》指出:"邪自口鼻而入,则其所客,内不在脏腑,外不在经络,舍于伏膂之内,去表不远,附近于胃,乃表里之分界,是为半表半里。……凡邪在经为表,在胃为里,今邪在膜原着,正当经、胃交关之所,故为半表半里。"

学生:老师,感冒时邪犯募原有哪些症状?

老师:邪犯募原的证候,主要表现有恶寒发热阵作,午后热重,头身重痛,胸闷脘痞,心烦懊恼,头眩,口黏腻,咳痰不利,舌红,苔白腻或白如积粉,脉弦滑等。

学生:老师,为何会出现这些症状?

老师：感冒邪郁不解，或夹痰饮湿浊，邪犯募原，客于半表半里，正邪相争，则寒热阵作，或午后热重；痰饮湿浊，易困阻气机，故头身重痛，胸闷脘痞；邪热内干，心神被扰，则心烦懊侬；痰浊上犯，则头眩，口黏腻，咳痰不利；舌红苔白腻或白如积粉，脉弦滑，均为邪犯募原、夹痰饮湿浊之象。

学生：老师，邪伏募原的辨治要点是什么？

老师：邪伏募原之证，既波及表里，又牵扯上下，湿阻清阳，热闭气机，湿遏热伏，热蒸湿动。既要清热燥湿、疏利透达，又要芳香化浊、滋阴养血，须消、利、燥、化、透、润诸法熔为一炉。

学生：老师，治疗用什么方药？

老师：治宜清热化浊、透达募原，应予柴胡达原饮。

学生：柴胡达原饮由何药物组成？

老师：柴胡达原饮组成为柴胡、枳壳、厚朴、青皮、炙甘草、黄芩、桔梗、草果、槟榔、薄荷。此方是俞根初以吴又可达原饮为基础，去知母、芍药，加柴胡、青皮、枳实、薄荷而成。方中柴胡、黄芩和解达邪；桔梗、薄荷疏表清热；厚朴、槟榔燥湿化浊，透达募原。

学生：柴胡达原饮临证如何加减？

老师：一般头痛甚者，加羌活、葛根以疏风止痛；表湿重者，加藿香、佩兰以解表化湿；里湿重者，加苍术、白蔻仁、半夏、陈皮健脾燥湿。

学生：老师，那邪入少阳，热郁腠理时，如何加减？

老师：如邪入少阳，热郁腠理，症见寒热往来，或壮热不退，胸胁苦满，口苦，咽干，目赤，或呕吐，或口渴，大便干结，或漐然汗出，舌红，苔薄黄，脉弦数，治当和解少阳、解毒通腑，用大柴胡汤加减。若寒热不甚者，也可用达原饮加减治疗。

学生：老师，有邪伏募原的诊治案例吗？

老师：有案例。张某，女，29岁，1975年12月25日初诊。1个月前，每日不定时发热恶寒，初期周身寒战，头痛，脘痞腹胀，恶心欲吐。约半小时后又高热,口渴不欲饮,身痛楚,汗出后又复恶寒。工厂卫生所按疟疾治疗,服药多日未能奏效,每日仍不定时寒热发作。转陕西某医院内科诊治,化验血液未找见疟原虫,用柴胡注射液治疗。次日适逢寒热复发,即抽血化验,仍未找到疟原虫而遂请中医会诊。诊时,除上述症状外,还见肢厥脉伏,舌苔白滑厚如积粉,舌质四边紫绛。辨证:湿热伏于募原。治宜疏利开达募原。拟达原饮加味。处方:厚朴9g,草果9g,槟榔9g,黄芩9g,白芍9g,知母9g,甘草3g,生姜3片。二诊:服药3剂后寒热退净,脘痞腹胀亦减,苔较前转薄,舌质转红。倦怠乏力,不思饮食,脉象濡缓。上方去黄芩,加半夏9g,再进3剂。逐渐痊愈出院。(张笃庆医案)

学生:老师,本案达原饮加减的临证方义有何特色?

老师:达原饮加减方中,厚朴、草果、槟榔合而用之,辛开气机,苦降浊邪,开郁燥湿,行气破结,开达募原之湿浊;知母清热润燥;白芍养血敛阴,有防湿热化燥伤阴之功,又能制约草果、厚朴燥烈之弊;甘草调和诸药。

学生:谢谢老师!

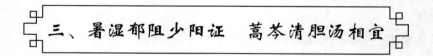

三、暑湿郁阻少阳证　蒿芩清胆汤相宜

【案例回顾】

陈某,女性,53岁,1995年7月8日初诊。患者6天前因淋雨后,晚上即发热恶寒,发热以下午为甚,体温为38~39℃,全身酸痛,头痛较重,咽痛,咳嗽,咯痰黄稠,胸闷,纳差,口干欲饮,大便干结,小便黄短,舌边尖红、苔黄腻,脉弦滑数。

西医诊断:病毒性感冒,发热。

中医诊断:暑湿感冒,证属暑湿郁阻少阳。

治法:和解少阳,清暑化湿。方用蒿芩清胆汤加减。

处方:青蒿(后下)10g,黄芩12g,茯苓15g,浙贝母12g,连翘12g,炒枳壳12g,制半夏10g,柴胡10g,薏苡仁30g,大黄(后下)10g,甘草6克。

4剂,每日上、下午各1剂。

7月10日二诊:服药后热已退,大便已通,仍有咳嗽,痰不易咳出,纳差,舌红、苔薄黄,脉弦细。效不更方,守上方,去大黄,加北杏仁12g、瓜蒌皮12g,再进3剂而病愈。(黄英赪案)

【师生问答】

学生:老师,暑湿感冒,郁阻少阳,为何用蒿芩清胆汤?

老师:蒿芩清胆汤证以寒热如疟、寒轻热重、胸闷胁痛、口苦、吐酸苦水或呕黄涎而黏、脘痞、烦渴、小便黄少、舌红苔腻、脉弦滑而数为临床特征,三焦湿热、胆热痰阻为方证。

学生:老师,蒿芩清胆汤的组方原理是什么?

老师:蒿芩清胆汤的组方原理是针对三焦湿热,胆热偏重,兼有痰浊内阻之方证病机,组方配伍应以清透胆热为主,兼以和胃化痰,分消三焦湿热。

学生:老师,蒿芩清胆汤的方义是什么?

老师:青蒿苦寒芳香,既清透少阳之邪热,又芳香化湿辟秽。黄芩苦寒,善清胆热,并能燥湿。两药相合,既可内清少阳湿热,又能透邪外出,共为君药。臣以竹茹清热化痰,除烦止呕;半夏燥湿化痰,和胃降逆,合竹茹清化痰浊,和胃止呕;枳壳下气宽胸,陈皮理气化痰,二药相伍,疏畅气机以利化湿消痰。赤茯苓、碧玉散清热利湿,导湿热从小便而去,为佐药。诸药配伍,发挥清胆利湿、和胃化痰功效。

学生:老师,那组方中为何选用青蒿,而不用柴胡?

老师:蒿芩清胆汤实为小柴胡汤、温胆汤、碧玉散三方化裁而成,方中青蒿"虽较疏达腠理之柴胡力缓,而辟秽宣络之功比柴胡为尤胜,故近世喜用青蒿而畏柴胡也"(何廉臣《重订通俗伤寒论》)。况柴胡不具化湿之功,故选用青蒿,而不用柴胡。其中的温胆汤,叶天士《温热论》中称其为"分消走泄"的类方。综合全方,具有以下特色:①清透与清泄并用,以清泄为主;②胆、胃、三焦兼调;③体现"分消走泄"法。所谓"分消走泄",是指用宣气、燥湿、化痰、清热之品,使郁于三焦之湿热痰浊得以分消的一种治温病之法。

学生：老师，本案方证相对，收效甚好。

老师：是的。江南湿地，雨湿偏盛，暑气当令，湿热的气候环境易影响人体脾胃运化功能。由于内、外两个方面的因素，外感发热证临床多夹湿，蒿芩清胆汤加减属和解三焦法，根据湿热留恋三焦部位之偏胜而随症化裁，则疗效甚佳。

学生：老师，感冒一般也可以用小柴胡汤加减吗？

老师：是的。小柴胡汤的适应范围很广，不仅限于少阳病证。只要辨证准确、灵活加减，太阳、少阳、阳明三经的病证都可以治疗。现在的感冒由于环境气候的变化，很少有单纯的风寒证或风热证，多为寒热、虚实夹杂，且感冒初期多已自服药物治疗，将感冒病邪压抑于体内而不得外发，或入里化热，或邪在半表半里之间，出现恶寒发热、鼻塞流涕、全身酸痛、口苦咽干、咽痛，或兼脘胁胀满、纳差、烦热呕恶等症，使简单的感冒变得反复难治。故治疗感冒注重表里、寒热，防治兼顾，以和解少阳的小柴胡汤加减，也是不错的选择。

学生：老师，青蒿是和解少阳的主药，它的由来是什么？

老师：青蒿，唐宋以前医学家拘泥于《神农本草经》之说，认为"青蒿治骨蒸劳热为最"，明代李时珍《本草纲目》问世，始收载"治疟疾寒热"之重要作用，转引于东晋葛洪《肘后备急方》。迨至清代，以叶天士为代表的温病学家冲破"古方多单用之"的羁绊，通过随证灵活配伍，使青蒿的治疗范围进一步扩大。今人屠呦呦发现的青蒿素，是从青蒿中分离得到的抗疟有效单体。青蒿素为具有"高效、速效、低毒"优点的新结构类型抗疟药，对各型疟疾，特别是抗药性疟疾有特效。青蒿素研究成果获拉斯克临床医学研究奖，获奖理由是"青蒿素是一种用于治疗疟疾的药物，挽救了全球特别是发展中国家数百万人的生命"。屠呦呦研究员 2015 年获诺贝尔生理学或医学奖。

学生：老师，青蒿在外感热病的应用中有哪些特点？

老师：青蒿味苦微辛，性寒，气禀芳香。芳香药物而具苦寒之性者，别无他药。其特异之性味是提供多种用途的内在条件,其既退内伤骨蒸劳热,又清外感暑湿实热。《本草从新》谓:"凡苦寒药,多与胃家不利,惟青蒿芬芳袭脾……不犯冲和之气。"青蒿解暑涤热之功优于佩、藿,苦寒清热之力次于芩、连,且其药性平和。

学生:老师,青蒿在外感热病中运用有哪些优点?

老师:青蒿苦而不伤阴,寒而不碍湿,气芳香而化浊,质轻清而透邪,具有泻热、理劳、解暑三大功用。凡温病邪在卫分、气分、营分、血分等各个阶段均可选用,或作君药,或作臣药,端在随机灵活配伍,确可收到良好效果。

学生:老师,您临床上喜用青蒿清胆汤,有没有以青蒿应用的药对?

老师:青蒿应用的药对,江苏名家王天如有很好的应用心得,但内容较多,只简述一二供大家分享。青蒿合石膏,清暑泻热,用于暑入阳明(胃)气分,取青蒿之苦寒清暑与石膏之甘寒泻热相合;青蒿合扁豆,消暑化湿,适用于暑温初期;青蒿合香薷,祛暑解表,适用于暑兼外感;青蒿合北沙参,清暑扶阴,适用于暑病后期,阴液不足而余邪未清者,或素体阴虚复感暑邪者;青蒿合厚朴,清热燥湿,适用于暑邪郁于气分。暑湿之邪郁伏中焦脾胃,以青蒿清胆汤合平胃散、藿朴夏苓汤为宜;青蒿合黄芩,清胆利湿,适用于伏暑邪阻少阳(胆);青蒿合白薇,清营透热,适用于伏暑邪在营分;青蒿合栀子,芳香苦泄,适用于伏暑三焦受者。

学生:谢谢老师!

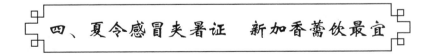

四、夏令感冒夹暑证　新加香薷饮最宜

【案例回顾】

2009 年 7 月 21 日,时值盛夏"桑拿天",一位 19 岁的小伙子前来就诊,为在校大学生。自诉暑假期间打工体验生活,3 天前在大街上分发广

告单,因天气闷热难耐,遂前往商业中心避暑,在商城入口对着空调出风口直吹,又饮冰镇饮料,后在咖啡厅休息,竟懵懵懂懂入睡,醒后自觉神困肢疲、头晕头胀,当晚即感恶寒发热。在社区医院就诊,测体温39.2℃。查血常规:白细胞计数 $9.5 \times 10^9/L$,中性粒细胞百分比50.1%,淋巴细胞百分比45.8%。C反应蛋白 >10mg/L。输液治疗,给予静脉滴注"利巴韦林""维生素C"2天。用药后热势不减,故前来寻求中医治疗。

刻诊:发热头痛,恶寒无汗,肢体酸楚,心烦面赤,胸闷不舒,神情倦怠,胃纳欠佳,咽喉干痒,渴不欲饮,小便短赤,大便黏滞、解之欠畅,舌红苔薄黄而腻,脉浮濡数。查体:体温39.1℃,咽稍红,心肺听诊无特殊情况。

西医诊断:急性上呼吸道感染。

中医诊断:感冒夹暑(暑湿感冒)。

辨证:暑湿内蕴,贪凉乘风,复感风寒,暑湿为寒邪所遏,致暑湿内蕴、寒邪束表。

治法:解表清暑。拟新加香薷饮加味。

处方:香薷10g,青蒿10g,金银花15g,连翘10g,扁豆花10g,厚朴10g,蝉蜕5g,陈皮10g,苍术10g,砂仁5g,焦六曲15g,六一散(包煎)9g。3剂,每日1剂,水煎服。嘱:忌冷饮,保持空气流通,但不宜直接吹风,温度与湿度适宜。

1周后的一天,小伙子来诊室,说1周前感冒时,服了第1剂药后,自觉手足心微微有汗;服第2剂时感觉身不热了,也不畏风了,自觉身体舒服很多了;服第3剂后,全身竟出了一身汗,感觉人很舒爽,症状就全消失了!

【师生问答】

学生:老师,夏季的感冒病,多为暑邪夹湿所致吗?

老师:一般来说,夏季暑气当令,气候炎热,且多雨而潮湿,湿气偏甚,热蒸湿动,故暑邪致病多夹湿邪为患。尤其是在人体正气不足,或脾胃虚弱时,暑湿会成为重要的致病因素。而夏季天气炎热,人体腠理开泄,汗出以散热,阳气外浮于体表肌肤,内脏的阳气反而偏虚,此时虚邪贼风往往容易乘虚侵袭;夏令暑湿之邪容易蕴积在体内,若不避寒气,贪凉、饮冷会导致风、寒、湿三气交感之证,发生感冒,故称时令感冒。上面案例就是最好的例子。

学生： 老师，请您谈谈暑湿感冒的病机吧。

老师： 好的。感冒缘于夏月先受暑热内闭，复因贪凉乘风，风寒之邪外束，卫阳被郁，表实不透，加之复进冷饮，损伤脾阳，湿困中焦，酿成暑湿寒邪所遏之证，出现以发热恶寒、头痛无汗、身重酸痛、面赤口渴、苔腻为主的证候。

学生： 老师，暑湿感冒临床可分为哪几型？

老师： 暑湿发热所致病邪是暑湿之邪，暑为热之盛，湿为重浊之阴邪，暑湿之邪致病，亦即阴阳两邪合病。暑湿病邪为患，临床上往往类似湿温。暑湿之邪，多从口鼻、皮毛入侵机体，初起往往侵犯人体肌表，此时邪在卫分。若邪在卫分不解，多传入气分，虽病变部位较广，但主要是侵犯少阳胆经与弥漫三焦，在暑湿弥漫三焦中，又以困阻中焦症状较突出。暑湿证后期则多见气阴两伤之证，此时湿已化热，暑热合邪，热伤气，热盛伤阴，故可形成气阴两伤之势。本病临床可分为邪郁肌表卫分、邪郁少阳、暑湿弥漫三焦、气阴两伤四型，因内容较多，不再展开。

学生： 老师，机体外有表寒，内蕴暑湿，是形成了一种"寒包火"的证候吗？

老师： 是的。"寒包火"，又称"寒包热"，特点是突然发病，表现为恶寒、发热，部分患者可有高热、头痛、周身关节肌肉酸痛、咽部干痛、咳嗽少痰、舌红苔白等证候。

学生： 老师，那如何确立治法呢？

老师： 本例外寒内热又夹湿，既要清暑热，又要解表寒，根据《素问·至真要大论》"抑者散之""温者清之""湿淫于内，治以苦热"，《素问·阴阳应象大论》"其在皮者，汗而发之""轻而扬之"的原则，辛凉清暑，辛温发表，苦温燥湿，以祛暑解表、清热化湿立法。

学生： 老师，治法有了，用哪个方剂为好呢？

老师： 根据吴鞠通的"辛温复辛凉法"，《温病条辨》中的新加香薷饮加味最为适宜。新加香薷饮的组成为香薷、金银花、连翘、鲜扁豆花、厚朴。

学生：老师，新加香薷饮的配伍有什么特点呢？

老师：香薷芳香质轻，辛温发散，有"夏月麻黄"之称，既能外散肺卫闭郁之寒，又能内化水液停滞之湿，方中用为君药。暑湿内郁，法当涤暑化湿，故以鲜扁豆花芳香微寒，散邪解暑而不伤津液，且又可健脾和胃，清热化湿；金银花、连翘辛凉芳香，取其清透上焦气分之暑热，以除热解渴。暑湿内郁，法当涤暑化湿，故以鲜扁豆花芳香散寒，散邪解暑而不伤津液，且可健脾和胃，清热化湿。三药辛凉宣散，清透暑热，共为臣药。以厚朴苦辛性温，燥湿化滞，行气消闷，助香薷理气化湿，用为佐药。诸药相合，共奏祛暑解表、清热化湿之功。本方配伍特点有二：一是清温合用，以清为主，金银花、连翘之凉，正合"暑为阳邪，非凉不清"之旨，香薷、厚朴之温，正合"湿为阴邪，非温不化"之旨；二是集一派辛味药于一体，辛温以散在表之寒邪、化内蕴之湿滞，辛凉以清内郁之暑热。

学生：老师，那体虚中暑邪呢？

老师：这个问题看沈湘的医案。雷某，年四十余岁。阴虚体质，感受暑热，发热无汗，苔薄脉数。前医用香薷饮加清湿热药治之，数日热不退，邪热已有内陷之势，用香薷、玄参、沙参、葛根、青蒿、荷叶等药治之，服后得微汗，热即退。沈氏认为，暑热时邪，急当清暑祛湿，解肌透表，给邪以出路，故以上药治之。葛根、青蒿、荷叶三味清透暑邪，清暑益气汤用葛根即此意。用沙参者，因暑伤气，恐虚人受暑易于内陷之故，因系阴虚体质，故用玄参滋阴养液，以护其津。

学生：老师，暑湿重症如何处理？

老师：谈到这个问题，可以学习中医大家赵绍琴的论说。赵老认为暑湿在卫之昏迷，治以清暑祛湿为主，使湿热分清而解，神识随之而清。其药多用辛开苦燥之剂，大忌寒凉及"三宝"之属，以湿为阴邪，寒则凝涩，气机愈闭，恐病深难解矣。

暑性炎上，湿性弥漫，暑湿相合，氤氲郁遏，内蒙清窍，可见沉困嗜睡，神识模糊，状若昏蒙，或时清时昧。暑湿在卫之证多发于夏秋之交，天暑下迫，地湿上蒸，湿热互阻。若湿热闭郁上焦，则伴见身热不扬，恶寒身重肢倦，但头汗出，胸脘痞满，口淡便溏，苔白腻，脉濡缓。治宜宣化上热、辛开苦降，方如三仁汤、藿香正气散之类。若湿热郁阻三焦，则伴见周身酸楚,漾滞泛呕,便通而不畅,溲短而黄赤。治当辛开其郁,以利三焦,苦燥其湿,分消走泄。方如:白蒺藜10g,半夏10g,杏仁10g,佩兰叶(后下)12g,炒薏苡仁12g,赤茯苓12g,滑石20g,白芷3g,黄连粉(冲)3g,厚朴6g,白蔻仁(研冲)2g。若外感暑湿之邪,复为寒凉郁闭,伴见身热,恶寒无汗,头晕沉重,呕吐胸闷,舌苔白腻水滑,脉濡滑按之软弱。治以辛香宣透,可用新加香薷饮化裁。

学生:老师,新加香薷饮如何加减?

老师:暑热偏重,可加黄连、青蒿,酌配鲜荷叶、鲜芦根清暑泻热;湿困卫表,加豆卷、藿香、佩兰芳化宣表;里湿偏重,加苍术、白豆蔻、陈皮化湿和中;呕恶者,加半夏、姜竹茹和胃降逆止呕;胸闷者,加砂仁宽胸理气;纳呆者,加神曲、麦芽、鸡内金消食健胃;湿重于暑而无汗者,加大豆黄卷助香薷以发表;心烦、小便短赤,加淡竹叶、赤苓或六一散清热利湿;汗出多者,去香薷,加藿香。

学生:老师,香薷为何被称为"夏月麻黄"?

老师:《本草正义》记载香薷"气味清冽,质又轻扬,上之能开肺气,泄腠理,达皮毛,以解在表之新寒;下之能通三焦,疏膀胱,利小便,以导在里之水气"。香薷外能解表散寒,内能祛暑化湿,还能利水消肿,性温而不燥烈,发汗而不峻猛,功似麻黄而力弱,故有"夏月麻黄"之称。

学生:老师,香薷与麻黄有何区别?

老师:香薷虽功似麻黄,但栽种环境不一样,麻黄为干燥地面上生长植物,对纯寒阴痹的作用力强;而香薷生长在潮湿的环境中,在春冬仍寒的天气中栽种,故其治疗寒中带湿的作用强,对治阴寒闭暑及风水水肿最宜。病有轻重,药有四时之不同,在不同的季节患感冒,处方用药也会有所区别。秋冬寒闭腠理明显,这时非麻黄不足以发其汗;春夏毛窍开发,稍微用点香薷,就能够祛邪达表。夏天不用麻黄而用香薷,它既可以起到麻黄发汗解表的作用,也可以起到麻黄不能起到的作用,就是清暑祛湿。这就是香薷的特点。故《时病论》有按:"香薷乃夏月解表之药,犹冬月之用麻黄。由是论之,其发表之功可见矣。今人不别阴阳,一概用之则误甚。"

学生：老师，那香薷使用时要注意些什么？

老师：香薷辛温发散之力较强，有耗气伤阴之弊，阴虚有热、表虚多汗者不宜选用，以免重伤津液。传统习惯认为香薷热服易引起呕吐，故宜凉服为佳。另外，需要注意的是：香薷用于解表时，水煎宜较速，这里主要用的是香薷植株里面的挥发上扬的辛味；用于消肿时，宜久煎浓缩服用，这时候主要用的是香薷的温性。

学生：老师，香薷可以治疗阴暑，什么叫阴暑？

老师：张景岳早就对阴暑的起因及病状有详细叙述，"阴暑者，因暑而受寒者也，凡人之畏暑贪凉，不避寒气，则或于深堂大厦，或于风地树阴，或以乍热乍寒之时，不谨衣被，以致寒邪袭于肌表，而病为发热头痛、无汗恶寒、身形拘急、肢体酸痛等证。此以暑月受寒，故名阴暑。"同时指出："寒之为病，有寒邪犯于肌表者，有生冷伤于脾胃者，有阴寒中于脏腑者。"

学生：老师，现代是如何认识阴暑的？

老师：暑月受寒，故名阴暑。也就是说，夏季人体毛孔开张，腠理疏松，若在睡眠和纳凉之时，过于避热趋凉，如夜间露宿室外，或运动劳作后立即用冷水浇头冲身，或立即快速饮进大量冷水、冰镇饮料，均可导致暑热兼风、寒、湿邪侵袭肌体而引发"阴暑"。阴暑由受寒而来，在原因上有内、外之分。一是热后在外受寒，一是热后过食寒凉。现代中医学认为，发生阴暑的原因是在炎热的气候条件下，体内新陈代谢旺盛，体力消耗大，抵抗力减弱，当遇到气温突然降低或突然受到寒冷刺激后，病原微生物就会乘虚而入，引起上呼吸道感染，或呕吐腹泻，甚至造成口眼㖞斜，诱发中风及半身瘫痪等病证。

学生：老师，新加香薷饮与《太平惠民和剂局方》香薷散有何区别？

老师：新加香薷饮源于《太平惠民和剂局方》香薷散，是在香薷散的基础上加金银花、连翘，改扁豆为鲜扁豆花组成。两方同属祛暑方剂，二者均以辛温之香薷、厚朴祛暑解表，散寒化湿。然"香薷散"重用香薷，入酒同煎，为辛温之剂，且伍以长于健脾和中利湿之扁豆，散寒解表、化湿和中之力强，药性偏温，主治暑令感寒夹湿，寒湿均较盛之证。而"新加香薷饮"香薷用量较"香薷散"为小，又加金银花、扁豆花、连翘诸辛凉轻清之品,则药性偏凉,清热祛暑之力强而化湿和中之力弱,主治寒邪束表,暑湿内蕴,暑为寒遏,寒轻暑重之证。故吴鞠通以"新加"冠于"香薷饮"之前,并在方名后注释"辛温复辛凉法",提示其立法与香薷散不同。

学生:老师,辛温药与辛凉药合于一方,请您谈谈有什么含义?

老师:好的。因温病最忌辛温,恐其化燥助热,然暑邪夹湿,兼寒闭于表,汗不能出,不唯不忌,且正欲借助辛温药物以散寒化湿、开闭疏郁;暑病而卫表闭郁,其病初起,又当辛凉清散,遂投辛温复以辛凉之剂。本案感受暑湿,寒邪束表,非辛凉无以解暑,非辛温无以除湿。所以辛温与辛凉合于一方,看似比较矛盾,但在辛散流动中,温可疏散肌表之湿,凉可透解腠理之热,相反相成,共奏清暑化湿之功。

学生:老师,"辛温复辛凉法"就是辛温药和辛凉药合在一起使用,难道就那么简单吗?

老师:细究其理,"辛温复辛凉法"其实是根据药物性味配伍而立的"法"。《神农本草经》序例有说:"药有酸苦甘辛咸五味,又有寒热温凉四气。"每一味药物都有其性味,性与味从不同角度反映药物的性质和功能。性味配伍是遣药制方的主要原则之一,也是治则治法的具体体现。

学生:老师,"辛温复辛凉法"立法制方有哪些特色?

老师:在温病治疗中,吴鞠通主张先立法、后择方。其立法多以药物性味为遣方用药的依据,并根据邪正虚实不同阶段,组成诸复法使用。《温病条辨》全书共载方剂198首,其中153首方剂都分别标注性味,以此统摄方剂,使得群方形神俱备,理法契合。如银翘散是"辛凉法";玉女煎去牛膝、熟地黄,加玄参、细生地方是"辛凉合甘寒法";生脉散是"酸甘化阴法";白虎加桂枝汤是"辛凉苦甘复辛温法",是兼采百家之长于性味配伍理论指导下制方的一大特色。

学生:噢,原来如此!老师,以前学习方药时注重药物的功效特点,对"君臣佐使"的制方原则比较熟悉,对药物的性味配伍相对生疏,听您这么一番讲解,引起我产生了学习性味配伍法的兴趣。

老师:学习方剂学,要懂得和掌握这些药物的性味配伍,重视性味配伍的组方思路,针对病证采用性效结合的药物配伍方法,则将有助于提高诊疗水平和临床疗效。

学生:老师,看来本案患者所患感冒,也属阴暑无疑了。

老师:对的。本案患者感冒,致病因素明确,本身内有暑湿,又置身空调下,感受风寒邪气,这种情况当然也属于"阴暑"范畴。阴暑包括如"暑湿感冒""胃肠型感冒""空调病""冰箱病""冷饮综合征"等诸多疾病。

学生:老师,现代人不良的生活方式,夏季空调使用无度,或恣食生冷等,更加容易患阴暑,对吗?

老师:是的,由于不良的生活方式,空调无处不在,空调使用没有节制导致室内外温差过大,又逢人体正气不足,机体调摄失宣,"风寒邪气"极易侵袭人体。还有办公室一族,整天待在空调房里,吹着冷气,虽然看起来似乎没有受热,但无节制的空调乘凉,寒湿聚集于体内,中气内虚,身体失去对温度的调节能力,一没运动,二没出汗,体表的邪气不能很好地排出,肠胃中的邪气也没能很好地运化排出,就容易患阴暑。时下的外卖,或是聚会的烧烤、火锅等,均容易"上火",体内有湿热,又感暑受凉,患上阴暑也就不奇怪了。

学生:老师,可也有的人一直待在空调屋里,也未见得不好,这怎么解释?

老师:这是因为有个体差异,有一些阳盛体质之人,他本身抗寒力量比较强,短时期内可能没有明显的表现,时间长了也会有颈肩酸痛、腰腿僵硬不适的感觉。《理虚元鉴》说:"夏防暑热,又防因暑取凉,而致感寒;长夏防湿。"处理好"养阳"与"就凉避暑"的矛盾,注重"治未病"的理念。

学生:老师,阴暑如何治疗?

老师:阴暑的治疗"惟以温散为主","暑当与汗皆出,勿止"为治疗阴暑大法。选香薷类制方为宜。

学生:老师,如何预防阴暑?

老师:预防阴暑最基本的原则就是切不可过于贪凉,忌露宿,或通宵达旦地使用电扇、空调,还要节制生冷饮食和大汗之后冷水淋浴。特别是老年人、儿童、孕产妇、体弱及患有宿疾者容易诱发此证,尤应加强防护,不可过于避热贪凉,避免寒湿侵袭而引发"阴暑"。合理饮食以防寒湿,可在生姜茶里加少量藿香,祛除体内湿气。暑湿较重,可自制"香薷饮"代茶饮。

学生:谢谢老师!

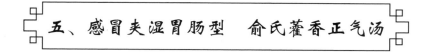

五、感冒夹湿胃肠型　俞氏藿香正气汤

【案例回顾】

患者,男,45 岁,2013 年 9 月 8 日来诊。自诉 1 周前参加某户外俱乐部组织的露营活动,爬山涉水,因山中晴雨间作,被雨淋湿,露卧着凉,又恣饮凉水,过食瓜果,饮食不节,返回途中即恶心呕吐数次,回家后感畏寒发热、头痛、四肢酸懒,解稀水样大便数次。在社区卫生服务中心就诊,做血常规、便常规,检验结果排除肠炎、菌痢等疾病。自行口服感冒清胶囊、肠炎宁糖浆,未见明显好转,遂来就诊于中医。刻诊:恶寒发热,头痛身重,肢体困乏,胸脘满闷,胃纳不思,呕吐清涎,胸脘满闷,少腹隐痛,大便清稀,日 2~3 次,舌淡苔白腻,脉濡滑。查体:体温 38.2℃,肠鸣音较为活跃。

西医诊断:感冒(胃肠型)。

中医诊断:感冒夹湿。

辨证:外感风寒,内伤湿滞。

治法:解表化湿,理气和中。予藿香正气汤加味。

处方:广藿香 15g,厚朴 10g,陈皮 10g,白芷 10g,紫苏梗 15g,姜半夏 9g,茯苓皮 15g,羌活 10g,藁本 10g,防风 10g,砂仁 6g,广木香 10g,焦六曲 10g,山楂炭 10g。3 剂,每日 1 剂,水煎服。

二诊:服 3 剂后,恶寒除,热退,呕吐止,头痛减,脘闷乏力好转,食欲增进,拟温中健脾方。

处方:广藿香 15g,厚朴 10g,陈皮 10g,白芷 10g,紫苏梗 15g,姜半夏

9g,茯苓皮 15g,防风 10g,砂仁 6g,焦六曲 10g,山楂炭 10g,炒白术 10g,干姜 6g。3 剂,每日 1 剂,水煎服。嘱清淡易消化饮食,忌食生冷肥甘油腻之品。后诸症霍然。

【师生问答】

学生:老师,上述案例为感冒夹湿(胃肠型感冒),尤其多见于夏秋季,是吗?

老师:是的。先来看御医赵文魁的一则医案,对下面学习理解有所帮助。

赵某,三十九岁。暑湿蕴热中阻,发为呕吐泄泻,舌垢腻,脉濡滑。暑伤元气,湿阻中阳,故胸中满闷,四肢乏力。芳香逐秽以定其呕,苦折其热兼以止泄。苏叶二钱,藿香三钱(后下),黄芩二钱,川黄连一钱半,木香一钱,厚朴二钱,陈皮二钱,净黄土四两(入煎)。

盛夏季节,天暑下迫,地湿上蒸,湿热相合,缠绵难解。此时人们多贪凉饮冷,使脾胃受伤,消化呆钝,再感暑湿,必影响脾胃升清降浊功能。清气不升则泄泻,浊气不降则呕吐。暑为热邪,易耗人元气,元气匮乏,则四肢无力;湿性黏滞,易阻人气机,气机不畅,则胸中满闷;舌苔垢腻,脉象濡滑,提示暑湿秽浊内郁。病由湿邪秽浊而生,必当以芳香辟秽逐之;病由暑邪蕴热而起,又须苦寒折热以泻之。方中紫苏叶、藿香辛温芳香,化湿辟秽;厚朴、陈皮苦温燥湿,疏利化浊,降逆和胃;木香辛苦而温,其气芳香,性温通而行窜,行气导滞,健运中焦;黄芩、川黄连苦寒折热,燥湿泻浊;黄土温中健脾,止呕止泻。本方寒温并用,辛苦同施,既有苏、藿之辛开升清,又有芩、连之苦泄降浊,再有朴、陈、木香斡旋气机,恢复中焦脾胃之升降平衡,当升则升,当降则降,故吐泻可愈。此即"治中焦如衡,非平不安"之意。

学生:老师您举了很好的案例。那感冒夹湿,是西医说的胃肠型感冒吗?

老师:是的,感冒夹湿,多指西医的胃肠型感冒,在临床上还是比较多见的。胃肠型感冒是感冒的一种特殊类型,主要由一种叫"柯萨奇"的病毒经口或经呼吸道感染引起,有时还可伴有其他细菌的混合感染。

学生：老师,胃肠型感冒临床上有哪些表现?

老师：胃肠型感冒多发生于消化道功能较弱或免疫力较低的儿童与老年人,病毒在患者喉部着床而发炎,乘虚进入消化道,引起消化道黏膜反应,胃肠道受刺激而发炎收缩,导致出现疼痛感和呕吐感,肠道内受刺激后分泌物大量增加,肠蠕动加快,引起腹泻。发病的主要症状是胃胀腹痛、呕吐、腹泻、身体乏力,病情严重时可引起机体脱水及电解质紊乱、免疫功能失调等。

学生：老师,中医对胃肠型感冒有何认识?

老师：胃肠型感冒,在肺系病症的虚体感冒,及脾胃系病症中寒湿之邪犯及胃肠的呕吐、泄泻等内容中有所表述,归属于感冒夹湿类。本病多见于春末夏初,或夏末秋初交令时,有较明显的季节性发病特点。其发病机制多为寒、热、暑、湿等外邪侵袭皮毛肺卫,同时直中脾胃肠腑,导致脾胃失和、升降失常、肠腑失固。

学生：老师,单从患者症状来看,胃肠型感冒和急性肠胃炎有着非常相似的消化道不适症状,是吗?

老师：是的。胃肠型感冒一般发病较急,大多先出现胃肠道症状,随后出现感冒症状,起病之初往往会把它误当作急性胃肠炎来治疗。虽然消化道症状是胃肠型感冒与急性胃肠炎所共有的,也是最为突出的表现,但两者在病因、症状上均有不同。

学生：老师,那么胃肠型感冒和急性肠胃炎应如何鉴别?

老师：胃肠型感冒由病毒感染引起,有时还伴有其他细菌的混合感染。其发病诱因主要来自外部刺激,在天气冷暖变化交替时发病率较高。此外,过冷、过热、油腻、辛辣的食物刺激胃肠道黏膜,也会诱发胃肠型感冒。胃肠型感冒兼具感冒和消化道疾病的症状,但上呼吸道症状(比如发热、鼻塞、流涕、咽痛等)相对较轻,主要表现为食欲差、上腹部发堵、反酸、烧心,以至于恶心、呕吐,还伴有腹痛、水样腹泻等一系列胃肠道不适症状。

学生：老师,那急性肠胃炎呢?

老师：急性胃肠炎多由细菌和毒素引起,起病之前常有不洁饮食史。其呕吐、腹泻症状较为剧烈,呕吐物常有刺激性气味,但一般没有发热等全身症状。由于不洁食物容易被沙门菌属或者金黄色葡萄球菌污染,导致胃肠道急性炎症,病情严重时也可出现发热,但不会出现类似于感冒的咽喉痛、鼻塞、流涕、咳嗽、咳痰等呼吸道症状。

学生：老师,那胃肠型感冒的治法是什么呢?

老师：胃肠型感冒,临床表现为表里并病,肺卫、脾胃两系同病的症状。治疗上宜表里兼治,以解表、祛湿、和中为法。

学生：老师,胃肠型感冒如何治疗呢?

老师：上面说到治疗宜表里兼治,以解表、祛湿、和中为法,方可用羌活胜湿汤或藿香正气散,但我主张以俞根初经验方藿香正气汤,温中化浊。

学生：老师,此处的"藿香正气汤"和《太平惠民和剂局方》"藿香正气散"有何不同?

老师：藿香正气汤为俞氏经验加减方,与《太平惠民和剂局方》之藿香正气散略有异处。前者方中有春砂仁,具有芳香化湿、辟秽和中、解表散寒的温中化浊特点,再配合相应加减化裁后,能用于由寒、热夹湿所致的各证。俞根初对藿香正气散加减运用作了充分发挥。后者用大腹皮、苦桔梗、炙甘草,解表化湿,理气和中,治疗外感风寒、内伤湿滞所致的霍乱吐泻证。

学生：老师,谈谈藿香正气汤的药物组成和方义吧。

老师：藿香正气汤由广藿香梗、厚朴、广陈皮、白芷、嫩紫苏梗、姜半夏、浙茯苓皮、春砂仁组成。广藿香梗性温味辛,气芳香,善辟秽,是俞根初治湿证的首选药,也是全方的君药,能解表化湿、理气和胃止呕。厚朴性辛温,能燥湿除满,与姜半夏、陈皮合用温中燥湿、降逆止呕,为臣药。白芷辛温解表,能助藿香发汗解表化湿。佐以春砂仁醒脾调胃,嫩紫苏梗理气宽胸。而浙茯苓皮味甘淡性平,善于祛湿消肿,利水渗湿。全方具有芳香化湿、辟秽和中、兼以解表散寒之功效。

学生：老师，藿香正气汤有何特色？

老师：藿香正气汤具有以下特色。一是表里双解，而以化湿和中治里为主；二是升降并用，而以降为主；三是三焦同调，而以运脾为主；四是邪正兼顾，而以祛邪为主。故何秀山评价其为治湿滞夹秽之良方。

学生：老师，藿香正气汤现代临床应用于哪些病证？

老师：据我所知，现代药理学研究已证实，藿香正气汤有解痉、镇痛、推进胃肠蠕动、镇吐、增强细胞免疫、抑菌抗菌等作用。临床应用较为广泛，如急性胃肠炎、胃肠型感冒、胃痛、消化不良等属湿（食）滞脾胃或兼感风寒者；寒哮（哮病急性发作期，表现为内外皆寒的一类病证）；湿邪重浊，困阻脾阳所致的嗜睡；思虑过度，劳伤心脾，心神失养，复加外受湿邪，困遏中州，浊邪害清，内外相闭，致使心神不宁的失眠证；胆石症伴感染，乙型肝炎，糖尿病，食物中毒，梅尼埃病，风湿头痛，痹证；湿困脾胃的妊娠恶阻；眶上神经痛，荨麻疹，以及动物蛋白过敏症、空调病等。

学生：老师，藿香正气汤的应用有无禁忌？

老师：有的。藿香正气汤应注意：一是温热暑燥不夹寒湿者，不可妄用；二是热霍乱之吐泻不宜用；三是阴虚火旺者忌用。

学生：老师，藿香正气汤后世医家将其归于"祛湿剂"范畴，请您谈谈绍派伤寒医家治疗"湿证"的特色。

老师：好的，治疗湿证是绍派伤寒医家之所长。由于绍派伤寒医家地处江浙，此地乃水乡泽国，日照水蒸，潮湿温热。故"绍派伤寒"的学术理论着重伤寒和温病相结合，重视疾病兼夹湿邪的治疗，医家们也多重视祛湿作用。俞根初说："浙绍卑湿，凡伤寒恒多夹湿。"其在遣方用药上重视对祛湿药物，也创立出不少别出心裁的治湿方剂，其中藿香正气汤引用最多，应用最广。湿的停滞，皆因气的不运，运气的方法，临床以辛苦淡并用，上、中、下同治，即"宣""运""导"三法。上焦宜宣，开肺气，疏腠理，甚则开窍，均属"宣"之范畴；中焦宜运，燥湿、化湿、开膈、健脾，归纳于"运"字之中；下焦宜导，渗湿、导湿，旨在分利小便，有"治湿不利小便，非其治也"之意。临证须辨湿邪夹证，方能中的。湿热为患，本已缠绵难愈，再有夹证，则治之更难。绍派伤寒临床实践家胡宝书先生认为："湿热夹食者，务消其食；夹痰者，务化其痰，否则邪有所恃，热不易退，湿不易去，病多反复。"湿热可由饮食不节而起；湿热内滞，脾胃运化受阻，又每易致食积之证，故湿热夹食者最为常见。

学生：老师，湿证夹杂有哪些证型，如何诊治？

老师：具体来说有以下 4 种证型。①湿热夹食证：有消食化滞方，常用山楂炭、建曲、莱菔子、藿香梗、川厚朴、陈皮、焦栀子、滑石等。方由保和丸的变法，所不同的是，加川厚朴、焦栀子、滑石促使中焦之湿食得化而下泄，既利小便以泻湿浊，又通大便以导食积。方中不用峻药攻下，无伤正之虞，且能祛除因湿去不尽而遗留复发之祸根。②湿温夹表证：如药后无汗或汗而不畅，则解表利湿，希冀汗出而解。常用薄荷、荆芥疏表透邪，再以川厚朴、半夏、滑石、大豆卷、焦栀子、连翘壳、荷叶等清热利湿的药物。③下利兼有阴亏者：清利则阴易伤，养阴则邪愈闭，较为棘手。"绍派伤寒"方宗仲景猪肤汤化裁。方中猪肤甘而微寒，润燥入肾；白蜜清虚热、润燥以止咽痛；知母、生地黄、黄连并用，清化利湿而不燥，养阴扶正而不腻。全方祛湿热而不耗阴，利止而病自安。④湿热过甚不能纳食之噤口痢者：以冬瓜仁、石菖蒲、紫丹参、川黄连、砂壳、荷叶化湿开膈醒脾，以祛内蕴之湿，祛邪扶正相互协调。

学生：老师，那藿香正气汤中"正气"两字作何解？

老师：气，原为古代哲学用语。正气，古人认为是充塞于天地之间的至大至刚之气。易家认为，由东方和南方直出之气，才称为正气。《素问·刺法论》通过对运气失常的论述，说明"其气不正，故有邪干"，同时又指出"正气存内，邪不可干"。正气一般是与邪气相对而言的，中医学将致病的六淫之气称为邪气，把机体的生理活动和抗病能力称为正气。本方名为"正气"者，含有正其不正之意，用解表化湿、理气和中之剂以"正其不正之气"，使气机通畅，而诸症自愈。

学生：哦，明白了，藿香正气汤中"正气"两字应理解为"纠正不正之气"，这个"正"是纠正的意思。

老师：是的。

学生： 老师，中医讲"正气足，百病无"，在日常生活中，如何提高正气？

老师： 简单归纳，就是顺应自然、效法自然、顺应四时变化。过劳、熬夜、思虑过度、极端情绪、三餐不规律、饮食不当、嗜烟嗜酒等都是伤正气的。养成好的生活习惯，饮食有节，情志畅达，配合运动升发自身的阳气，正气自然有所提高。

学生： 老师，除了藿香正气汤，预防和治疗胃肠型感冒，疗效好又服用方便的方剂是什么？

老师： 疗效好又服用方便的，我推荐午时茶。午时茶祛风解表、化湿和中，用于外感风寒、内伤食积证，症见恶寒发热、头痛身楚、胸脘满闷、恶心呕吐、腹痛腹泻。

学生： 老师，午时茶主要由哪些药物组成？

老师： 午时茶的主要成分有苍术、柴胡、羌活、防风、白芷、川芎、广藿香、前胡，还有连翘、陈皮、山楂、枳实、炒麦芽、甘草、桔梗、六神曲、紫苏叶、厚朴、红茶。

学生： 老师，午时茶有哪些优点？

老师： 对于感冒夹湿的胃肠型感冒，午时茶效果还是可以的，且服用方便，老少皆宜。尤其对一般儿童的感冒疗效较好，或是天气变化大的时候用于预防风寒感冒等。

学生： 老师，如何预防胃肠型感冒？

老师： 预防胃肠型感冒，要注意气候温度变化，关键是不要贪凉。应注意从生活环境上和饮食上给胃肠"防寒"，如慎用空调、电扇，也不宜夜间露睡，避免受到冷风侵袭；注意饮食不能贪凉、贪甜，宜多食新鲜食物，尽量少食辛辣、油腻、生冷食物。另外，胃肠型感冒的病毒很容易通过手与口腔的接触进入身体，因此一定要勤洗手，防止"病从口入"。做到居住的房间空气流通，少去人多拥挤的公共场所。

学生： 谢谢老师！

六、感冒发热阴虚证　俞氏加减葳蕤汤

【案例回顾】

张某,男,62岁,于2015年9月2日初诊。主诉:发热7天,伴头身疼痛。自诉1周前中午搭乘电动三轮车吹热风所致,翌日即发热,体温37.6~38.8℃。自行口服头孢拉定胶囊、清开灵颗粒,未见明显疗效。刻诊:发热无汗,微恶风寒,头身疼痛,干咳咽痛,尤以夜间为甚,咳少许黄色黏痰,咳之不爽,口渴,小便黄赤,大便干结,体形清瘦,舌红少津,舌面有小裂纹,脉浮细数。查体:体温38.5℃,精神欠佳,咽充血,双侧扁桃体无肿大,双肺呼吸音清,未闻及啰音,心率92次/min,心律齐。辅助检查:血常规未见异常。心电图:窦性心动过速。

西医诊断:急性上呼吸道感染。

中医诊断:感冒(阴虚型)。

辨证:阴虚津少,外受风热。

治法:滋阴清热,辛凉解表。

处方:生葳蕤15g,淡豆豉10g,葱白10g,薄荷(后下)6g,桔梗10g,白薇10g,天花粉10g,瓜蒌皮10g,淡竹叶10g,玄参10g,大枣2枚,炙甘草3g。3剂,水煎温服。

患者服用1剂后周身似有汗出,头身疼痛减轻,体温37.4℃。2剂后周身微汗,头身疼痛基本消失,体温37.0℃。3剂后热退身凉,体温恢复正常,小便转清,大便通畅,仍有少许干咳咽痛,无痰。原方去淡竹叶、玄参、瓜蒌皮,再进2剂,咳嗽咽痛不再,余症悉除。

【师生问答】

学生:老师,中医治疗感冒的原则是"解表达邪",一般情况下,表证未解,不宜早用滋阴之品,以免留邪,有碍解表。而这个案例,方以滋阴药葳蕤为主药,该如何理解?

老师:本案例患者体形清瘦,素体阴虚,复感风热之邪,酿生此病。外感风热之邪,侵袭肌表,故见发热、微恶风寒、头身疼痛、干咳。阴虚之体感受外邪,易于热化,炼液为痰,且阴虚者多生内热,故见干咳咽痛、痰黏难出、心烦口渴、小便黄赤、大便干结。舌红少津、脉浮细数乃阴虚外感之象。治以辛凉解表兼以养阴之法,方用加减葳蕤汤化裁。方中生葳蕤味甘性寒,入肺、胃经,滋阴益液而资汗源、润肺燥,为君药。葱白、桔梗、淡豆豉、薄荷解表宣肺,止咳利咽,为臣药。白薇凉血清热而除烦渴,为佐药;炙甘草、大枣甘润滋脾,亦为佐药。加天花粉、瓜蒌皮清热生津,润肺化痰;加淡竹叶、玄参清热除烦利尿,润燥通便。诸药合用,共奏滋阴清热、发汗解表之功。

现在你提出的那个问题,也就迎刃而解了。通常情况下,表证未解,不宜早用滋阴之品以免留邪,有碍解表。但是,对于素体阴虚复感外邪之证,因其汗源相对不足,若单用发汗解表,不仅表邪不为汗解,反有涸竭阴液之弊,唯有滋阴与解表兼顾,才能切中病机。在临床应用本方时,还可以根据肺阴虚、心阴虚、胃阴虚、肾阴虚等不同情况而随症加减。

学生:老师,明白了。那对于虚体感冒而言,应该怎样运用解表法?

老师:一般而言,感冒的病位在卫表肺系,治疗应当因势利导,从表而解,遵《素问·阴阳应象大论》"其在皮者,汗而发之"之意,以"解表达邪"为治疗总则。然感冒分实体感冒和虚体感冒,虚体外感不可过于辛散、单纯祛邪,若强发其汗,即重伤正气,应当扶正祛邪,在疏散药中酌加补正之品。

学生:老师,该案例讲的是滋阴发汗法。我知道"绍派伤寒"论伤寒之汗法,多有创新,您作为绍派伤寒学术流派代表性传承人,在这方面能具体讲讲吗?

老师:好的。汗法,《伤寒论》首创麻黄、桂枝之辛温解表法,开伤寒汗散法之先河。明代张景岳发皇经义,发展汗法,"伤寒之愈,未有不从汗解者",把汗法提高到伤寒证治的首要位。张氏认为伤寒之治"法虽有六(指汗、补、温、清、吐、下六者),汗实统之,而汗外五法,亦无非取汗之法也"。这一见解对清代乾隆、嘉庆年间崛起的"绍派伤寒"有很大的影响,医家多据此发展与创新。清代俞根初著《通俗伤寒论》,把伤寒证治归纳为六法,而把汗法列为六法之首,并创立诸法及效方,丰富了中医学的内容。俞根初吸取景岳汗法的精髓并加以发挥,立辛温发汗、益气发汗、养血发汗、滋阴发汗等十二法。因内容偏多，具体请详见《通俗伤寒论·六经方药》。

综上所述，伤寒之汗法运用广泛。然而汗散法的运用，亦应因人、因时、因地之异而灵活变通。尤其是正胜于邪或邪盛于正者，最为紧要。诚如张景岳所说"然取汗之法，又当察其元气、病气之虚实"，实为至理名言。

学生：老师，据我所知，加减葳蕤汤源自《备急千金要方》葳蕤汤，能否讲讲这个方子的衍变与化裁？

老师：好的。加减葳蕤汤出自俞根初《通俗伤寒论》，为俞氏滋阴解表的经验方。它确实是由《备急千金要方》卷九之葳蕤汤加减化裁而来的。《备急千金要方》葳蕤汤是在麻杏石甘汤的基础上，加独活、川芎、青木香、葳蕤、白薇组成，是发表清里、气血并治之剂。但于温热病证，张璐《千金方衍义》说："多有热伤津液，无大热而渴者，不妨裁去麻、杏，易入葱、豉，以通阳郁；栝楼以滋津液；喘息气上，芎、独亦勿轻试。虚不胜寒，石膏难以概施，或以竹叶清心、茯苓守中，则补救备至，于以补《千金》之未逮。"俞根初受张氏之论的启发，保留《备急千金要方》之葳蕤、白薇、甘草，另配入葱白、豆豉、薄荷、桔梗、大枣，以发表清里。此亦是解表滋阴之剂，既补《备急千金要方》葳蕤汤之未备，又创阴虚外感风热证之治法，是对《备急千金要方》葳蕤汤的发展，也丰富了绍派伤寒的内涵。

学生：老师，加减葳蕤汤的应用应注意哪些？

老师：加减葳蕤汤为滋阴解表之剂，外感初起兼见阴虚者宜用，如无阴虚证候则不宜使用，否则表邪留恋难去。

学生：老师，加减葳蕤汤现代临床有哪些新用？

老师：现代常用于老年人及产后感冒、肺结核、急性扁桃体炎、咽炎等属阴虚外感风热者。

学生：老师，感冒有哪些常用药对？

老师：感冒的常用药对如下。①麻黄、桂枝：麻、桂为宣肺发汗的首选药对，相须为用，邪从汗出。②荆芥、防风：荆、防二药也是表证疏散风邪之首选药对，相须为用。③柴胡、葛根：柴、葛二药性皆轻扬升散，长于达表散邪。柴胡既散风寒，又散风热，长于退热；葛根能起到缓解肌肉痉挛的作用。④生姜、薄荷:姜、薄药性相反,一温一凉,治疗风寒、风热感冒都可用之。生姜可入汤剂,协同麻、桂、荆、防发散风寒;薄荷辛凉透表发汗,适宜风热感冒或温病初起而有表证者,常与金银花、连翘同用。⑤金银花、连翘:二药为银翘散的君药,既能辛凉透表,清热解毒,又能芳香辟秽,透解卫分表邪,同时,兼顾了温热病邪多夹秽浊之气的特点。对于春温感冒,多以银翘散加减。

学生:老师,诊治感冒您认为应注意哪些?

老师:普通感冒虽不是大病,有其自限性,但重者如治疗不及时或治疗不当,且原有鼻、咽、喉等疾病者,往往难愈,或反复发作。因此,治疗时要注意局部与整体的关系,"肺开窍于鼻",鼻喉是肺的门户,所以有治肺不能忽视鼻腔疾病之说。

学生:老师,除鼻喉与肺同治外,还有哪些方面?

老师:感冒之证,解表宣散应注意分寸,选择合适的方药与剂量。对感冒患者勿表散太过,发汗过度易导致津液耗伤,尤其体虚患者不胜药力,更易气随汗脱,出现气阴两伤。对老年患者,不仅内伤病易本虚标实,外感病往往也是本虚标实,是正气亏虚而感受了外邪,即"邪之所凑,其气必虚"。故在治疗老年人外感病时,要重视审察患者的气血阴阳的虚损状况,做到"老年人勿忘扶正",扶正以达邪。

学生:谢谢老师!

流行性感冒

流行性感冒,简称流感,是由流行性感冒病毒引起急性呼吸道感染的疾病,也是一种传染性强、传播速度快的疾病。其主要通过空气中的飞沫、人与人之间的接触或与被污染物品的接触传播。典型的临床症状是起病较急,病情较重,高热,全身疼痛,显著乏力和轻度呼吸道症状。根据流行性感冒的特点,其属于中医学温疫中"春温""时行感冒""伏气温病""疫疠"等的范畴。

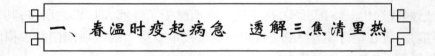

一、春温时疫起病急　透解三焦清里热

【案例回顾】

春温是感受春季温热病邪而引起的一种急性热病。一般起病急骤,病情较重,变化较多。初起以高热,烦渴,甚则神昏,痉厥等里热证候为主要表现。

先来看林珮琴医案。族某,温邪内郁,头眩热渴,手心似烙,舌苔淡黄,寸脉浮大而数,是邪留上焦,宜肃清太阴气分,用黄芩(酒炒)、川贝母、杏仁、山栀、瓜蒌仁、麦门冬、嫩桑叶、荷叶边,煎汤,一啜眩渴稍定。原方去芩、栀,加鲜石斛、玄参、花粉、蔗汁(冲),二服愈(《类证治裁》)。

【师生问答】

学生:老师,本案是否为温邪上受,热在气分,当解气分热?

老师:是的。温邪上受,热在气分,当解气分之热。林氏用黄芩苦寒泻火,清除上焦之热;栀子清热泻火,除烦凉血,解三焦火毒;川贝母、杏仁、瓜蒌仁清热化痰润肺,避免温邪炽盛,耗损肺津;麦冬、石斛、玄参、花粉等滋阴生津,以免里热伤阴过盛。

学生:老师,春温里热伤阴呢?

老师:春温初起里热伤阴之时,当以清热为主,坚阴为辅,同时注意清热与滋阴的比例;后期里热得从气分而解,则重在生津,顾护阴液。

学生:谢谢老师!

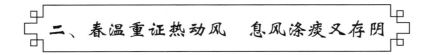

二、春温重证热动风　　息风涤痰又存阴

【案例回顾】

肝阴素亏,温邪扰之,发为痉病,神昏骱齿,瘛疭不定。法当滋肝养阴,以荣筋脉,清涤痰热,以安神明者也。若能应手,尚无可虑。投以羚羊角、茯神、钩藤、贝母、阿胶、鲜菖蒲、竹沥。(尤在泾医案)

【师生问答】

学生:老师,从案例看是春温重证?

老师:是的。此案为春温重证,热盛动风。尤氏以急则救其标为治则,予羚羊角、钩藤息风清热,鲜竹沥、鲜菖蒲清热生津,贝母清热化痰,茯神安神,阿胶补虚,多为治标之品。若表证未解,当去阿胶,加鲜生地黄以滋阴存津。

学生:老师,春温重证,邪从何去?

老师:本案险重,邪势猖狂,柳宝治说:"凡遇此重证,第一先为热邪寻出路、如在经者,从斑、汗解;在腑者,从二便出是也"。在清营养阴之中,适当加入开达、直透或通下之品,助以扶正养阴,使正气立,邪热退,随经清泄,随虚补养,固守阵地,步步为营,使邪难以反攻,方可全面获胜。

学生:谢谢老师。

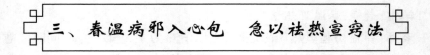

三、春温病邪入心包　急以祛热宣窍法

【案例回顾】

城东章某,得春温时病,前医不识,遂谓伤寒,辄用荆、防、羌、独等药,一剂得汗,身热退清,次剂罔灵,复热如火,大渴饮冷,其势如狂。更医治之,谓为火证,竟以三黄解毒为君,不但热势不平,更变神昏瘈疭。急来商治于丰。诊其脉,弦滑有力,视其舌,黄燥无津。丰曰:此春温病也。初起本宜发汗,解其在表之寒,所以热从汗解,惜乎继服原方,过汗遂化为燥,又如苦寒遏其邪热,以致诸变丛生,当从邪入心包、肝风内动治之。急以祛热宣窍法,加羚羊、钩藤。服一剂,瘈疭稍定,神识亦清,唯津液未回,唇舌尚燥。守旧法,除去至宝、菖蒲,加入沙参、鲜地,连尝三剂,诸恙咸安。(雷丰医案)

【师生问答】

学生:老师,从案例看,患春温时病,似乎前医治法上有误?

老师:应该说春温之病,因寒触动,温在里,寒在表,在外之寒应当透解,故用一剂荆、防、羌、独而汗出表解。然再用之,过汗化燥,津液亏少,加之温邪在里,遂复热,此时应滋阴生津,补充损耗之津液,并给邪热以出路。但诊治之人非但未补津液,更以苦寒耗液伤津,使得肝肾阴虚,虚风内动,变证丛生。

学生:老师,那出现变证,如何挽救?

老师:肝肾阴虚,虚风内动,变证丛生,以急则治标、缓则治本为治则,先以羚羊角、钩藤息风止痉、宣窍除热,给邪热以出路,再生津养液,缓缓调和,以使胃气来复。医者治病救人,辨证之时当一丝不苟,用药之时要

合理进退,中病即止。出现变证、坏证时,雷氏认为应胆大心细,抽丝剥茧,找出最合理方法解决问题,这才是为医之道。

学生:老师,本案乃春温时病,前医误诊为伤寒、火证,以致变证丛生,绍派伤寒是寒温一统,您怎样认为?

老师:绍派伤寒主张寒温融合。伤寒和温病的病因,从狭义上说,有一寒一温的不同,但从广义上说,则都包括六淫在内。六淫具有外内之分,既具有病因意义,也具有病机意义,结合起来看,才能全面深刻地理解它。

学生:老师,本案例当从邪入心包、肝风内动的病机治疗吗?

老师:邪入心包,心包为心之包膜,具有保护心脏之功能。疫疠之邪从肺入内,由气犯营,传入心包,扰乱神明,则出现肝风内动、神昏等症状,病转危殆。

学生:老师,肝风内动如何诊治?

老师:热动肝风,为温病常见之证。肝为风木之脏,其合在筋,温热久羁,津液耗伤,则肝失涵养,出现搐搦拘急,手足瘛疭颤抖,甚则惊悸,角弓反张,目瞪口噤,种种险候,无所不有。《通俗伤寒论》之羚角钩藤汤极效,雷丰祛热息风法亦佳。两方均用羚羊角,此角须先煎一二小时,药性始出,并须药房炮过。再看绍兴名医俞岳真治验。

鲍某,男,20岁。病温日久,延至神志不清,两目瞪视,手足颤抖瘛疭,身亦微微动弹不止,牙关紧闭,脉弦数。诊为热动肝风,与羚羊钩藤汤加味1剂。次日复诊,风定神清,再与清养生津之品而痊。其效神速。

学生:老师,如何认识给邪热以出路?

老师:温为阳邪,最易伤阴,在整个发病过程中,邪正的斗争,形成了温热亢盛—阴液损伤—邪热更炽—津液更耗的恶性因果关系。可见津液的盛衰,决定了邪正斗争的胜负,直接关系到疾病的预后,故有"留得一分津液,便有一分生机"之说。在治疗中,清热护阴为第一要法。但绝不可理解为护阴就是滋阴。温病滋阴与杂证不同,其目的并非在滋补阴血,而是在于生津增液,使津液得复以制胜邪热。

学生：老师，给邪热以出路有何方法？

老师：温病是多种急性热病的总称，具有发病急，变化多，传变速，初起即见热象偏盛，且多伴口渴的特点。在病变过程中，由于热盛易伤津化燥，发展到后期往往出现阴液枯涸的临床表现，甚至危及生命。所以《素问·玉版论要》说"病温虚甚死"。由于津液的盛衰与温病的预后有着极为密切的关系，因此在温病各阶段的治疗中，虽然有解表、清气、化湿、通下、清营、凉血、开窍、息风等不同治法，但应时刻顾护津液，以护阴为重要大法。

学生：老师，鉴于以上众多不同治法，用通腑法是否妥当？

老师：通腑法也是不错的选择，如见高热恶寒外感患者，往往伴有津液亏损、口渴心烦、腑气实而大便坚、舌质红干、苔垢黄腻等证候，此时多投以大承气汤猛下之剂，急下存阴，俗谓"大便一通，百病轻松"，有助于外感症状的好转，体现了"肺与大肠相表里"这一论述。

学生：老师，给邪热以出路用何方药？

老师：《伤寒论》第六条说："若发汗已，身灼热者，名风温。"指出了温病误汗后的演变，告诫后世温病应清泄里热，切不可误用辛温发汗，重伤其阴。此外创立白虎汤、承气汤、黄连阿胶汤等方剂，凡表证已解而里热郁结，只要有可下之证，就应急用下法，下其里热，以救其阴。

学生：谢谢老师！

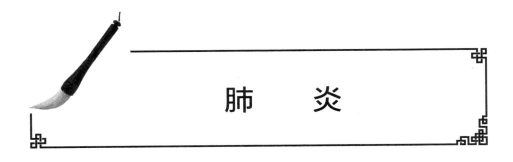

肺　炎

肺炎是指发生在终末气道、肺泡和肺间质的炎症,由细菌、病毒、支原体、立克次体以及霉菌等致病微生物的原发性或继发性感染所引起的呼吸道疾病。主要临床证候为寒战、高热、咳嗽、咯痰、胸痛、气急,或咯铁锈色痰,甚则发绀或休克等。本病属中医学"风温""咳嗽""肺热病"等范畴。

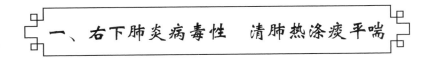

一、右下肺炎病毒性　清肺热涤痰平喘

【案例回顾】

劳某,女,38岁,2013年2月23日初诊。反复发热伴咳嗽1周余。1周前,无明显诱因下出现咳嗽咯痰,痰黄黏,伴发热,体温最高时39℃。在当地卫生院就诊,诊断为"上呼吸道感染",经抗感染、消炎、化痰止咳治疗,发热未退,用激素后热退又升,后经介绍欲中医治疗。刻诊:咳嗽,咳黄稠黏痰,且有胸痛、气喘、发热、口干、大便硬,数日未解大便,舌红苔黄糙,脉滑数。血常规检查:白细胞$3.5×10^9$/L,红细胞$5.5×10^{12}$/L,血红蛋白110g/L,血小板$300×10^9$/L,淋巴细胞百分比45%,中性粒细胞百分比55%。胸片提示:右下肺炎。体温38.8℃,脉搏90次/min,呼吸18次/min,血压130/85mmHg。

西医诊断:右下肺炎(病毒性)。

中医诊断:肺热病(肺热炽盛,痰热交阻)。

治法:清泄肺热,涤痰平喘。方以麻杏石甘汤合苇茎汤加减。

处方:麻黄 9g,杏仁 10g,生石膏(先煎)30g,芦根 24g,薏苡仁 30g,桃仁 10g,鱼腥草 30g,冬瓜仁 15g,瓜蒌皮 15g,瓜蒌仁 15g,黄芩 10g。3 剂,每日 1 剂,水煎服。

二诊:胸痛、气喘、咳嗽减轻,咯痰仍不畅,大便坚未解,热未退。治法清热通腑泻浊,化痰止咳。

处方:麻黄 9g,杏仁 10g,生石膏(先煎)30g,芦根 24g,薏苡仁 30g,桃仁 10g,鱼腥草 30g,冬瓜仁 15g,瓜蒌皮 15g,瓜蒌仁 15g,黄芩 10g,牛蒡子 15g,大黄(后下)10g,大腹皮 15g。3 剂,每日 1 剂,水煎服。

3 剂后,热退,余症基本好转,复查血常规正常。继以清热健脾养阴之剂善后。X 线复查提示肺部炎症基本吸收,随访未见复发。

【师生问答】

学生:老师,本案病毒性肺炎,肺热病(肺热炽盛,痰热交阻)为何选用麻杏石甘汤合苇茎汤?

老师:本案肺炎为中医肺热病(肺热炽盛,痰热交阻),初诊时有咳嗽咳黄稠痰,且有发热、气喘、胸痛,当辨其为肺热炽盛、痰热交阻,当用以麻杏石甘汤合《千金》苇茎汤加减。方中麻黄、杏仁宣肺化痰,配石膏清泄肺热;芦根、薏苡仁、杏仁、桃仁、冬瓜仁清热化痰解毒;痰热壅盛,以鱼腥草、瓜蒌皮、瓜蒌仁、黄芩等加强清热解毒之功,方证相符。

学生:老师,《伤寒论》载"发汗后,不可更行桂枝汤,汗出而喘,无大热者,可与麻黄杏仁甘草石膏汤",及"下之后,不可更行桂枝汤,若汗出而喘,无大热者,可与麻黄杏仁甘草石膏汤"。从条文中可以看出,本证具有两个症状,"汗出而喘""无大热"。在实际应用中,有汗无汗都可以用吗?

老师:从条文来看,《伤寒论》原用麻杏石甘汤方治疗太阳病发汗未愈,风寒入里化热,汗出而喘者。此时有汗无汗,或者和患者本身津液充足与否有关,或者与邪正抗争相对的内外程度(如内热表现偏重郁于肌表和郁于肺)有关。总的治疗原则就是要把肺热清透出去,麻杏石甘汤后世用于风寒化热,或风热犯肺,以及"寒包火",但见邪热壅肺之身热喘咳、口渴脉数即可,有汗、无汗都可以本方加减。

学生:老师,那如何加减呢?

老师：肺中热甚，蒸迫津液，固然有汗，如津液大伤，则汗少或无汗，此时当加重石膏用量，或加炙桑皮、芦根、知母之属。如无汗而见恶寒，是虽邪已入里化热，但在表之风寒未尽，或是风温而夹风寒所致，当酌情加解表之品，如荆芥、薄荷、淡豆豉、牛蒡子之类，在以清泄肺热为主的同时，开其皮毛，使肺热得泻而愈。所以临证用本方，不必拘于"汗出而喘"，但当细审无汗之故，或加清热生津之品，或加辛散解表之属，药证相符，自然应手而效。

学生：老师，临床所见很多高热患者也可以出现麻杏石甘汤证，那原文记载的"无大热"如何理解？

老师：原文"无大热"指的是表无大热，不代表里无大热，所以此方有无大热皆可应用。另外，也有学者认为，此处"无大热"告诉我们如果不是大热，可以用少量的石膏，换句话说，这是想告诉我们这里面的热没有白虎汤证的热那么严重。

学生：老师，所以不管有汗无汗，有无大热，只要以肺经为病位，以内郁肺热、肺热壅盛为病机，就是本方临床应用的依据吗？

老师：是的，方证相符方可使用。

学生：老师，麻杏石甘汤清肺热的作用机制是什么呢？

老师：麻杏石甘汤方中，麻黄起着不可替代的作用，作为君药，其能开宣肺气而泻邪热，是为"火郁发之"之意，是清透肺经在里之气分郁热的关键点。但方中最有用的，还是入肺大清气热的生石膏。因麻黄性温，故配伍辛甘大寒之石膏为臣药，而且用量倍于麻黄，使宣肺而不助热，清肺而不凉遏，肺气肃降有权，喘急可平，是相制为用。杏仁降肺气，用为佐药，助麻黄、石膏清肺平喘。甘草既能益气和中，又与石膏合而生津止渴，更能调和于寒温宣降之间，所以是佐使药。综观本方，药虽四味，但配伍严谨，用量亦经斟酌，尤其治肺热不在于麻黄一味之力，而在于麻黄、石膏相配以宣泄肺经之郁热。

学生：老师，麻杏石甘汤麻黄和石膏的比例在原方中为 1∶2，这一比例是否固定不变？

老师：关于麻黄与石膏配伍的用量之比例，则当视病情而定，不必拘泥于仲景原方用量之比。王绵之教授认为,可以根据热的情况、汗的有无来调整石膏和麻黄的比例。如果是有汗而肺热盛,可以适当地加重一些石膏的用量;如果没有汗,麻黄的量不要过小,同时可以考虑用桔梗配合来开肺气,这样就可以减少一些麻黄的用量而收到相同的效果。

学生:为何《伤寒论》中太阳阳明同治,仲景多用石膏配伍麻黄,而非黄芩、黄连?

老师:石膏虽为矿物类药物,但其清解里热的同时有透邪外达的趋势,故多用石膏配伍麻黄,而芩、连苦寒却有郁遏邪气不能透达之趋势。正如《得配本草》所说:"生石膏味辛而散,使邪气外达于肌肤。若误用芩、连,苦燥而降,反令火邪内结,渐成不治之症。"吴人驹有言:"发散表邪,以石膏同用者,盖石膏性寒,寒能胜热,其味薄,薄能走表;非若芩、连之辈,性寒,味苦而厚,不能升达也。"故《伤寒论》中,表里双解药多用石膏来配伍麻黄,如大青龙汤等。

学生:麻杏石甘汤亦可清内攘外,以治外寒内热。与大青龙汤有何区别?

老师:麻杏甘石汤证表寒轻而里热重,以汗出而喘为主症,故重用石膏;大青龙汤证表寒重而里热轻,以无汗烦躁为主症,故重用麻黄。

学生:为何麻黄在原文中"先煮麻黄,去上沫"?

老师:历代医家多解释为"沫令人心烦"。心烦也包含心悸、心慌。生麻黄量大容易出现心律失常,所以必须先"去上沫"。而且剂量也需要控制好,避免发汗过度,出现仲景所说的"汗出流离,病必不解"。如果10g也达到同样效果,就不用加到10g以上了。现代药理学研究表明,麻黄具有类肾上腺素的作用,可以扩张支气管,但由于其作用部位还包括心脏和外周血管,所以高血压、心脏病、青光眼的患者都应慎用,或者使用蜜炙麻黄。

学生:老师,那石膏的使用应注意哪些?

老师:生石膏使用时最好打成粉末状,这样才能充分溶解,发挥药效,不然效果会大打折扣。石膏药性寒凉,易伤及脾胃,对于脾胃虚寒患者,特别是儿童和老年人应限制其用量,避免空腹服用,或者在熬药时加少许粳米呵护脾胃也不失为一个好的方法。使用石膏还应注意中病即止,不可长期服用。

学生：老师，麻杏石甘汤是治疗肺炎的名方，还用于哪些病证？

老师：无论是肺炎、支气管炎、鼻炎、麻疹、还是皮肤病等，只要符合邪热壅肺、外邪未解的郁热病机，都可以运用麻杏甘石汤，特别是以喘、咳为主的肺经病症，疗效显著。但与此同时，仍需考虑是否合并他经病证。

学生：老师，患者二诊时虽有疗效，但热未退、大便仍坚而未解，加了大黄是通腑泻热之意吗？

老师：是的。俗话说"大便通，百病轻松"。因肺与大肠相表里，肺热可传大肠而致肠燥结，同样，肠热亦可上攻聚肺，而成肺热咳喘之证。肺气的肃降需借助大肠的传导，单清热则邪无去路，故在清肺泻热、化痰的基础上加入大黄、大腹皮、牛蒡子，上开肺气，下通腑气，使腑气得通，邪有去路，热邪得清，有釜底抽薪之妙。

学生：老师，麻杏石甘汤和《千金》苇茎汤有何现代药理学研究？

老师：现代药理学研究表明，麻杏石甘汤对流感、副流感病毒感染具有一定的抵抗作用，对肺炎双球菌、金黄色葡萄球菌感染有显著抑制作用，还能抗过敏。而《千金》苇茎汤具有抗炎、抗纤维化、改善肺功能和清除气道黏液、保护血管内皮系统、增强机体免疫等作用，从而达到抑制病原菌的目的。二者合用，能更好地清除炎症介质及内毒素，消灭病原菌，促进炎症吸收。

学生：谢谢老师！

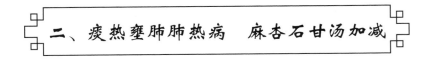

二、痰热壅肺肺热病　麻杏石甘汤加减

【案例回顾】

王某，男，89 岁，2006 年 4 月 14 日初诊。患者因外感引起咳嗽、喘憋

半个多月。今日症状加重,并出现喘憋,痰量增多,伴低热,体温37~38℃。胸片示:右肺纹理增多增重。胸部CT示:右肺上叶大片实变影,提示病变可能为肺炎,右侧胸腔积液,双肺重度小叶中心型肺气肿。入院后予以抗菌、消炎、排痰等治疗,病情略有好转。现仍见咳嗽,喘促憋气,咯白黏痰,体温正常,精神较差,气短无力,纳少,二便调;舌质红,苔薄腻,脉滑数。既往患慢性阻塞性肺疾病、轻度肺间质纤维化、冠状动脉粥样硬化性心脏病、高血压病、慢性肾功能不全、原发甲状腺功能减退(治疗中)、椎基底动脉供血不足、多发性腔隙性脑梗死。查体:唇甲无发绀,胸廓饱满,下肢不肿。

西医诊断:右上肺炎伴肺炎旁胸腔积液,慢性阻塞性肺疾病,慢性肺源性心脏病。

中医诊断:肺热病,属痰热壅肺、宣降失司证。

治法:清肺化痰,以宣通肺气为主,扶正为辅。方拟麻杏石甘汤加减。

处方:太子参、金银花、生石膏各20g,桑白皮、炙百部、炙百合、冬葵子各15g,橘络、杏仁、款冬花、炙枇杷叶各10g,炙麻黄、生甘草各3g,羚羊角粉(分冲)0.6g。7剂,水煎服,每日1剂。

复诊:服药7剂后,咳嗽、喘憋减轻,仍气短,活动后明显,痰量减少,纳可,睡眠可,精神可,大便调;舌质红,苔腻,脉弦滑数。出院前查血白细胞$6.57×10^9$/L,中性粒细胞百分比69.8%。复查胸部CT:示肺炎较前吸收。继续予清热宣肺化痰治疗。方拟射干炙麻黄汤加减。

处方:茯苓30g,丹参20g,炙前胡、炒白术、桑白皮各15g,紫苏梗、桔梗、炒远志、射干、炙枇杷叶、橘红各10g,炙麻黄3g,生甘草3g。7剂,水煎服,每日1剂。

三诊:服药7剂后,咳嗽、喘憋明显减轻,仍气短,活动后明显,口干,纳可,睡眠可,精神好,夜尿每日3次,大便调;舌质偏红,苔薄腻欠润,脉沉弦。病情好转,但肺中痰热尚未尽除,而气阴已伤。遂以益气养阴、清肺化痰之剂善后。(李辅仁医案)

【师生问答】

学生:老师,老年人肺炎的病机特点有哪些?

老师:老年人肺炎的病机特点可归纳为"毒"与"虚"。老年人体质虚弱且多有宿疾,宿疾之中又以喘病、肺胀为多。肺部宿疾缠绵不愈,不但影响肺主一身之气的功能,以致全身正气亏虚;而且影响气道局部抵御外邪的能力,使外邪更易入侵。

学生:老师,已知老年人肺炎的病机特点,如何临证?

老师:临证应根据疾病的不同阶段,分别采用解表、解毒、化痰及扶正等方法灵活辨治。老年人肺炎初起,邪在肺卫,多见风热表证,治宜辛散外邪、宣肺开闭为主,亦可见风寒表证、风温肺热证。老年人正气亏虚,感邪后正邪交争不剧,故发热不重。就临床症状来看,老年人肺炎卫分症状表现短暂,有的无明显卫分症状,而见卫气同病或肺热壅盛之证,此也与老年人正气亏虚、抗邪无力、邪毒内陷有关。由于老年人正气本虚,温邪传变迅速,易生伤阴耗气之变,故老年人肺炎初起使用辛凉解表法治疗时,应酌加清热解毒药,体现治未病思想,以控制病情传变,防止病情恶化。

学生:老师,宿疾感新邪如何辨析?

老师:患者素患肺病,又感外邪,致使肺气失于宣降,加之痰热壅盛,阻滞胸膈,气机愈发不能通达,而见咳嗽、喘憋、痰多而黏;患者又平素体弱,既往患有多种慢性疾病,正气本已亏虚,现又有痰浊邪热内蕴,致正气更虚,而见纳少神疲,气短无力;舌红苔腻、脉滑数均为热象。老年肺炎属凶险之证,尤其是高龄老年人,极易并发心脏衰竭、呼吸衰竭、肾衰竭等危重病症,预后较差。即使病情得到缓解,其炎症也不易很快吸收,甚至迁延日久,遗留局部病灶。

学生:老师,肺炎的宿疾感新邪临证时应注意哪些?

老师:肺炎,尤其是基础疾病多而重感新邪,多由于年老体弱,正气衰竭,抗邪无力,外邪长驱直入或羁留不去所致。治疗须注意,既不可过早收敛,防闭门留寇、邪羁不去,又不可过用苦寒或发散,恐败胃气、亡阴亡阳,要及时配伍补益之剂,以适时顾护正气。

学生:老师,老年人肺炎发病急骤如何处理?

老师:对于发病急骤的老年人肺炎,一开始即出现卫气同病者,更应表里双解,辛散通达于外,寒凉清解于内。治疗过程中还应考虑患者的基础状态,防止过用苦寒而影响宣肺开闭及损伤脾胃阳气。临床常可用参苏饮加连翘、薄荷、蝉蜕、芦根等辛凉解表之品,既保持益气解表,又有辛凉解表之功,符合老年人肺炎初期的病理特点。如疾病发展到里热实证的明显阶段,则应以清热解毒为主。老年人不宜过用苦寒,应灵活配伍辛凉、甘寒、苦寒之品。清热解毒的同时,适当运用通腑药物,使邪毒自下而去。化痰、祛痰亦使邪有出路,有利于疾病恢复。

学生:老师,老年人肺炎多因痰热互结,肺气壅塞,累及心脉如何治疗?

老师:老年人肺炎的辨治,除了运用清热解毒、宣肺化痰、益气养阴治法外,还注重通达心脉的治疗。老年肺炎患者长期痰热互结,肺气壅塞,累及心脉,心脉运行不畅,脉络瘀阻,再加上患者年老体弱,多罹患多种慢性疾病,往往并发血瘀、痰饮停聚之证,故在治疗当中必须兼顾疏通、调畅心脉。临床常用麻黄、桑白皮、葶苈子、白芥子、紫苏子宣泄肺气,攻逐痰饮,以通达心气,丹参、地龙、牡丹皮活血通脉,达到痰瘀同治的目的。

学生:老师,老年人肺炎后期如何治疗?

老师:老年人肺炎后期,伤阴耗气的情况较为多见,益气养阴是此阶段的治疗之重,常用药物如人参、黄芪、天冬、麦冬、五味子、石斛、生地黄、玄参、沙参等,适当应用养阴法,有利于痰液的湿化及排出,且无滋腻生痰碍胃之弊。

学生:谢谢老师。

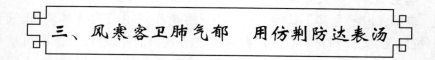

三、风寒客卫肺气郁　用仿荆防达表汤

【案例回顾】

袁某,男,31岁。因旅途跋涉,当风冒寒,1周前开始恶寒,发热,无汗,咳逆痰少,不易咯出,咳甚则引及胸部作痛,且欲泛吐,咽痒,鼻塞,流清涕,头痛,全身骨节酸楚,口唇觉干,欲饮不多,舌苔白腻,脉紧而数,身热不退。体温39.3℃。胸片:左上肺内带有大片状阴影延及左侧肺门。印象为左上肺部炎症。查血常规:白细胞总数$18.3×10^9$/L,中性粒细胞百分比 86%。痰培养 2 次,均为肺炎双球菌。

西医诊断:左上肺部炎症。

中医诊断:风温(风寒证)。证属风寒客于卫表,肺气郁而不宣。

治法:疏散风寒,宣肺化痰。仿荆防达表汤加减。

处方:豆豉 12g,法半夏、紫苏叶、光杏仁各 9g,炒枳壳、桔梗、陈皮、前胡、荆芥、防风各 4.5g,生姜 2 片。

药入身得畅汗,汗罢,体温降至 37.5℃左右,鼻塞流涕亦已,唯咳嗽气急,舌苔白腻。表邪虽解,肺经痰浊不净。

处方:法半夏、光杏仁各 9g,炒枳壳、桔梗、陈皮、前胡各 4.5g,薏苡仁、冬瓜子各 12g,茯苓 9g,生姜 2 片。继续服用,每日 1 剂。

经 3 天后低热亦平,1 周后复查白细胞总数及分类正常。除偶有轻微咳嗽外,余无不适。胸透复查,左上肺炎基本吸收。(周仲瑛医案)

【师生问答】

学生:老师,案例风温证(左上肺部炎症),但风寒证亦可见,如何辨证?

老师:案例病因已很明了,由长途跋涉劳累导致体虚,卫表不固,感受风寒邪气所致。"邪之所凑,其气必虚"。风寒外袭,邪郁肌表,腠理闭塞,正邪交争而恶寒、发热、无汗;表寒入里直犯肺经,肺气为风寒所郁遏,失于宣降,气道不利,邪阻肺络,则咳嗽、咳逆痰少、胸痛;肺开窍于鼻,肺失宣发,鼻咽不利,则鼻塞、流涕、咽痒;风寒犯表,凝滞经络,经气不利,则头身骨节酸楚;风寒客于胃腑,胃失和降,则口欲泛吐;口唇觉干,欲饮不多,舌苔白腻,为寒痰内阻肺络、水津不化的表现;脉紧而数为风寒之象。

学生:老师,"邪之所凑,其气必虚",其深层次说明了什么?

老师:"邪之所凑,其气必虚"出自《素问·评热病论》。意思是说当人体正气相对虚弱时,卫外不固,抗邪无力,邪气方能乘虚而入,使人体脏腑经络功能紊乱,阴阳失调,发生疾病。这强调了正气在发病过程中的重要作用和主导地位。正气不足是内在因素,是发病的根本;而邪气的侵入是外部因素,是致病的重要条件。

学生:老师,那肺炎发病中所谓"虚"指的是什么?

老师：这里的"虚"主要是指因劳倦受凉、起居不慎等引起一时性的卫外不固，不一定都是素体正虚。如果邪毒过盛，超过人体防御功能的极限，虽然正气不虚亦能致病。

学生：老师，肺炎风寒之证临床有哪些表现？
老师：初期恶寒、无汗、周身疼痛，苔白或白腻，脉浮或浮紧。

学生：老师，风寒表证也见有数脉吗？
老师：一般来说，数脉多对应热证，但风寒表证因寒邪束表，阳气郁遏，鼓动血行，亦可见到数脉。其特点为脉浮紧而数，与风热表证脉浮数同中有异。

学生：老师，本案肺炎没有风温特征吗？
老师：是的。肺炎（主要是细菌性肺炎）的临床表现、演变过程、好发季节等均与中医风温病有较大的相似之处。故名家周仲瑛指出：一般认为肺炎多属风温范畴，应从卫气营血辨证。但也有少部分病例，并不具备风温特征，临床上有时感、咳喘、类疟。这类病例多无卫气营血的传变过程，部分患者是在原有慢性肺系疾病的基础上复感外邪而继发，所以要审证求因施治。

学生：老师，何谓肺炎"类疟"？
老师：至于肺炎"类疟"病例实为少见，从邪伏募原治疗更属特殊。周仲瑛从吴又可解释达原饮之说"其时邪在夹脊之前，肠胃之后"，无非言其邪深而痼，乃属原本痰浊素盛，复感时邪，湿热秽浊深伏少阳、募原所致。故临床当结合辨证，不可拘泥。

学生：老师，那肺炎不属风温如何辨治？
老师：首先表现为时感症状的患者，其中有属风热者，与风温卫分证基本相似，治疗亦大致相同，但病情轻，病程短，肺热症状不突出；属风寒者，经用辛温解表法治疗，不但汗出热解，且肺部炎症亦获消散吸收。其次宿有久咳或咳喘的患者，由于痰浊素盛，肺卫功能不强，复加新感，引发肺炎，表现为风寒外束、痰浊（热）壅肺的咳喘证，症见咳嗽声重，气急而喘，痰黏量多或黄稠，恶寒身楚，身热不著，无汗，烦躁，舌苔厚腻，脉滑而数。治宜解表清里、宣肺化痰，方如华盖散、越婢加半夏汤、定喘汤。痰浊盛者，合葶苈大枣泻肺汤、三子养亲汤。

学生：老师，肺炎多属风温范畴，在风温初期多有风热之邪乘袭肺卫，是否可与表热证相对应？

老师：可以。风温初期，外邪由口鼻而入，或由皮毛内侵，肺卫受感，可见卫表不和、肺失宣肃的表热证。

学生：老师，风温初期的临床表现有哪些？

老师：风温初期临床表现为发病急，发热，微恶风寒，无汗或少汗，头痛咽痛，咳嗽痰黄黏，胸痛不适，口干微渴，舌边尖红，苔薄白或微黄，脉浮数。

学生：老师，风温初期如何辨治？

老师：风温初期治宜辛凉解表，疏风透热，轻宣肺气。轻者可以辛凉轻剂桑菊饮为主，较重者选辛凉平剂银翘散，常用药如豆豉、薄荷、荆芥、冬桑叶、菊花、金银花、连翘、桔梗、牛蒡子。咳嗽较甚，加前胡、杏仁、贝母、枇杷叶；痰多而黏，加瓜蒌皮、冬瓜仁、姜竹茹；胸痛，加郁金、枳壳；夹湿而见胸闷，头重身困，口黏苔腻者，酌加藿香、佩兰、半夏、橘红、茯苓、薏苡仁；兼暑而见身热心烦，汗出不畅，头昏胀，尿黄灼热者，配新加香薷饮，或加六一散、鲜荷叶、金银花露等。

学生：老师，风温初起为卫分表证如何辨治？

老师：风温的病变中心在手太阴，"肺主气属卫"，故肺炎患者初起主要表现卫分表证，治疗首应求得汗解。另有少数患者因寒凉起病，表气郁闭，化热不显，出现短暂轻微的表寒证，此时若投辛凉清解，反有凉遏之弊，故应先予辛而微温之剂，疏散表寒以取汗，继再循其病理演变施治。

学生：老师，桑菊饮、银翘散在早期肺热病中如何应用？

老师：早期肺热病，发热不高，咽痛不甚，以咳嗽为主者，选用桑菊饮。发热较高，以咽痛为主，咳嗽不重者，选用银翘散。

学生：老师,早期肺热病与普通感冒都有肺卫的症状,该如何鉴别?

老师：普通感冒一般病情轻微,发热不高或不发热,病势少有传变,服解表药后多能汗出热退,病程较短。而风温肺热病多病情较重,咳嗽较甚,或咳则胸痛,甚或咳铁锈色痰,必有发热,甚至高热寒战,服解表药后热虽暂减,但旋即又起,多有传变,由卫而气,入营入血,甚则神昏、谵妄、惊厥等。

学生：老师,肺炎初期卫分证似乎时间较短,是否传变较快?

老师：是的。大多数情况邪在卫表时间短暂,或无明显卫分症状,临床上常出现尚未来得及服药,病情已向深一层发展,或卫气同病,或很快入里化热,出现热壅于肺,或痰热壅于肺证。

学生：老师,肺炎早期卫分证治疗应注意哪些?

老师：肺炎早期,即使邪在卫表,也不能仅当表证治疗,否则表邪去而里热依然炽盛。宜发表药与清热药同时应用,多选用金银花、连翘、牛蒡子、桔梗、重楼、桑叶、菊花、芦根、黄芩、鱼腥草等。加用清热解毒药,可阻断邪热进展,防其传里生变。

学生：肺炎初起,邪在表,可采用"汗法"吗?

老师：可以。"肺主气属卫",故肺炎患者初起主要表现为卫分表证,治疗首应求得汗解。外邪在表,宜因势利导,宣散其邪,据风寒、风热之不同性状,择辛温、辛凉剂散之。

学生：老师,肺炎初起采用"汗法",是单一的发汗吗?

老师："汗法"并不是只在发汗,而在宣通气血、开其郁闭。

学生：老师,案例方药的豆豉有什么特色?

老师：淡豆豉辛凉微苦,甘而力缓,疏散宣透,入肺、胃经,具有解表、除烦、宣发郁热的功效。淡豆豉能疏散表邪,且发汗解表之力颇为平稳,多用于外感表证,无论风寒、风热表证,皆可使用。但单用则力薄,多配伍其他解表药。如外感风寒之证常与葱白配伍,即葱豉汤;外感风热及风温初起,发热、头痛之证,多配伍薄荷、荆芥、牛蒡子等,如银翘散。此外,淡豆豉有护胃和中之功,可防苦寒之品伤胃。而淡豆豉作为主药在肺炎中的运用,体现了"宣""透"治法。

学生:老师,风温气分证病机是如何转化的?

老师:气分证是病机转化的重要阶段,此时多能热退邪解,也可内传心营。肺与大肠相表里,如肺经热盛,或气营两燔,清之不解,常可传至阳明而见腑实,通过泻下,使邪从下泻,热退病除。揣测其机制,似属邪热从腑下泻而身热随之得到顿挫,提示应用下法治疗肺炎有其一定的作用。

学生:老师,有气分证案例吗?

老师:有,请看案例分享。史某,男,39岁。病经5天,始觉恶寒,身热,无汗。继则寒罢,身热,有汗不解,入暮因热盛而见谵语,咳嗽,咯痰黏黄欠爽,夹有铁锈色,呼吸不利,稍有气急,左胸疼痛,咳则尤甚,左唇角簇生疱疹,头痛身楚,大便每日二行,质稍溏,色褐,小溲色黄,舌苔中后部黄腻,质较红,脉滑数。检查:体温38.5℃,急性病容,呼吸急促,胸部左下叩诊音浊,语颤增强,听诊呼吸音低。胸片:左肺中下部见一片浓密暗影,左肋膈角消失。印象为左肺部炎症。查血:白细胞12.8×10^9/L,中性粒细胞百分比92%,淋巴细胞百分比8%。痰培养3次,均为草绿色链球菌。

辨证分析:时值春令,温暖多风,风热犯肺,肺气有闭,宣降失常,热蒸液聚为痰,痰热壅阻,肺络为伤,且有热传心包趋势。治予辛凉重剂,清热宣肺化痰。仿麻杏甘膏汤加味。

处方:鲜芦根30g,生石膏(先煎)30g,鱼腥草18g,光杏仁、连翘、焦山栀、瓜蒌皮各9g,炙麻黄、甘草各3g。每日2剂。

药后汗出量多,经6小时后身热降至正常。查血:白细胞及分类已趋正常。继因咳嗽,痰黏色黄夹有血色,胸痛,汗多,表现痰热壅肺之候,转用清肺化痰法。

处方:上方去炙麻黄、连翘、瓜蒌皮,加白茅根15g,炙桑白皮、金银花各9g,广郁金、知母、炒黄芩各6g。

连服3天,咳轻,痰转黏白,痰血消失,胸痛缓解,仅有闷感,苔腻亦化。续以止咳化痰和络之品调治善后。经治5天,胸片复查,左肺下部炎症已完全吸收。

学生：老师，风温病有顺传、逆传之分，以哪个为多，如何辨治？

老师：风温病有顺传、逆传之分，以顺传为多；如邪毒过盛，正气不支，在临床上偶见逆传心包的变证。逆传的表现，一为从卫入营，出现邪陷心包的闭证；一为出现短暂的卫分证后即见到邪陷、正虚欲脱的危象，与"直中三阴"类同，如休克型肺炎。

学生：老师，卫气同病有哪些症状，用何方药？

老师：卫气同病，症见发热，汗出，不恶寒，咳嗽，鼻翼煽动，胸痛气闷，口唇发绀，咯痰黄黏，或带血丝与铁锈色痰，口干咽燥，脉数，舌红边绛，苔黄。重则进入气营两燔。方拟加味麻杏石甘汤。

处方：生石膏（先煎）30g，藕根30g，白茅根15g，炙麻黄10g，瓜蒌12g，葶苈子12g，杏仁9g，浙贝母9g，甘草6g，黄连6g。

学生：老师，何谓气营两燔？

老师：气营两燔是指气分未解，并继续深入发展，波及营（血）分，形成气分热邪未罢，营分（血）热毒又盛的气营两燔之证。

学生：老师，气营两燔有哪些症状，用何方药？

老师：气营两燔症见咳喘发热，午后为甚，咯痰带血，口渴欲饮，唇干裂，鼻燥气灼，心烦不寐，小便赤黄，大便干；脉洪大，舌红，苔黄。治宜加减玉女煎。

处方：生石膏（先煎）30g，生地黄30g，白茅根30g，麦冬12g，瓜蒌仁12g，知母10g，玄参10g，牡丹皮9g，贝母6g，枇杷叶12g，黛蛤散15g，甘草6g。

学生：老师，有气营同病的典型案例吗？

老师：请看案例。张某，男，24岁。月初因感寒而致恶寒发热，投辛凉解表剂，汗出热不衰，予住院治疗。症见壮热，有汗不解，不恶寒，咳嗽气急，胸闷，右胸作痛，痰多色白质黏起沫，面赤心烦，口干苦，喜饮但饮水不多，入暮时有错语，尿黄，大便近数日下稀水，色深黄气臭，日二行；舌尖红，苔淡黄浊腻，脉浮滑数。检查：体温40.5℃，脉搏120次/min，血压90/60mmHg。胸片示：右肺第一、二前肋间可见大片状密度增加阴影。

查血:白细胞计数 $11×10^9/L$,中性粒细胞百分比 85%,淋巴细胞百分比 15%。痰培养:草绿色链球菌 4 次,肺炎球菌 1 次。

辨证:温邪上受,风热夹痰浊痹阻于肺,邪恋气分,内传心包,热入营血,邪闭正脱生变。先予辛凉重剂以清热宣肺,仿麻杏甘膏汤加味。药后汗出蒸蒸,但夜间身热,仍在 40~40.5℃,痰热郁阻肺气。翌晨取白虎汤合《千金》苇茎汤意,入晚身热持续,咳嗽痰黏,胸痛气粗,神识不爽,似清非清,言语应对异常。痰热闭肺,内传心营,加宣表清里、透热转气之剂,仿三黄石膏汤意增减。处方:石膏(先煎)60g,杏仁 9g,豆豉、栀子、连翘心、天竺黄、郁金各 9g,黄芩 6g,炙麻黄、甘草、黄连、胆星各 3g。另万氏牛黄丸 1 粒化服。

第三日体温 39.6℃,神清,邪热从营转气,再投大剂清化痰热药。处方:金银花、鱼腥草、芦根各 30g,葶苈子、全瓜蒌、天竺黄、黄芩各 9g,川贝母 6g,连翘 5g,黄连、郁金、桑白皮、焦栀子各 9g。

早晨体温降至 38.6℃,气急得平,咳嗽亦减。处方:原方去川贝母、桑白皮,加荸荠 7 枚,海蜇 60g。暮夜神情安静,胸痛得减。至第五日热平,继而转予清宣泄化之品。1 周后胸部 X 线检查复查,示右上肺部炎症吸收。

学生:老师,三诊时为何加荸荠、海蜇?

老师:请看药食同源的两种食物就知道其用意之所在。荸荠味甘,性寒,入胃经,具有清热止渴、利湿化痰、凉血生津、利尿通便、消食除胀的功效,用于热病伤津烦渴、咽喉肿痛、口腔炎、肺热咳嗽、湿热黄疸、小便不利、便秘、痔疮出血等。海蜇味咸,性平,入肝、肾、肺经,具有清热化痰、行瘀消积、软坚散结、补心益肺、滋阴平肝、降血压、去湿邪、解渴醒酒、止嗽除烦、润肠的功效,主治肺热咳嗽、痰热哮喘、食积痞胀、肠燥便秘、瘿瘤、瘰疬、丹毒、脚气、甲状腺肿、淋巴结结核、高血压。《绛雪园古方选注》有"雪羹",用海蜇 30g,荸荠 4 枚,煎汤服,治阴虚痰热、大便燥结。《食物中药与便方》载:荸荠、海蜇适量,煮汤常服,治肺热咳嗽、痰浓黄稠。

学生:老师,明白了。那如何提高人体抗病功能,使祛邪外出?

老师:风温,在卫的解表法,在气的清宣法、下法,以及营分证的透热转气法均寓此意。如药过病所,即使未致引邪深入,但毕竟不利于对病邪的祛除,因此一般不宜早用、过用寒凉滋腻之剂。诚如叶天士所说:"在卫汗之可也,到气才可清气,入营犹可透热转气。"应根据人体素质及邪正情况,注意扶正固表,益气养阴,适当食疗等,以促进身体康复,减少肺炎的复发。

学生:谢谢老师!

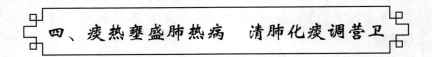

四、痰热壅盛肺热病　清肺化痰调营卫

【案例回顾】

唐某,男,53 岁,2008 年 9 月 17 日初诊。发热、咳嗽 1 个月。1 个月来发热、咳嗽,胸片提示右中肺炎,已于外院进行抗菌治疗,胸片提示右中肺炎有所吸收,但发热、咳嗽依然,故来诊。刻下见咳嗽、咳吐白色黏痰,乏力,怕冷,自汗,盗汗,潮热(每日下午体温37.5℃),口干,夜寐易惊,大便调。舌质红,苔薄黄,脉小弦。

西医诊断:右中肺炎。

中医诊断:肺热病(痰热壅盛)。

辨证分析:痰热壅肺,则咳嗽,咳吐白色黏痰;营卫不和,则畏寒、发热;舌质红,苔薄黄,脉小弦为痰热壅肺之证。

治法:清肺化痰,调和营卫。

处方:鹿衔草 18g,地锦草 12g,佛耳草 12g,黄芩 12g,柴胡 9g,前胡 9g,平地木 30g,白茅根 30g,芦根 30g,淮小麦 30g,川桂枝 6g,白芍 18g,赤芍 18g,金荞麦 15g,六月雪 9g,姜竹茹 9g,炙甘草 9g,炒酸枣仁 9g。7 剂。

二诊:服药 3 天后热退,晨起有黄脓鼻涕,稍咳,痰黄,盗汗减少;舌质红,苔薄白,脉小弦。检查:鼻腔黏膜、咽后壁有黄色分泌物。拟法祛风平肝,清肺化痰。

方药:荆芥 9g,防风 9g,柴胡 9g,前胡 9g,平地木 30g,白茅根 30g,芦根 30g,鹿衔草 18g,金荞麦 15g,地锦草 18g,佛耳草 12g,黄芩 12g,桃仁 9g,杏仁 9g,藿香 9g。14 剂。

三诊：2008 年 10 月 8 日。稍咳，咽痒，口干；舌质红，苔薄白，脉小弦。拟法清肺平肝，化痰止咳，养阴润燥。

处方：桑白皮 9g，冬桑叶 9g，桑葚子 12g，桑寄生 12g，平地木 30g，功劳叶 12g，青皮 9g，陈皮 9g，姜半夏 9g，金荞麦 15g，白茅根 30g，芦根 30g，桃仁 9g，杏仁 9g，黄芩 12g，款冬花 9g，天冬 9g，麦冬 9g。14 剂。

随访：2 周后，患者咳嗽、咳痰均愈，偶有胸闷、口淡、乏力，继续健脾化湿以善其后（邵长荣医案）。

【师生问答】

学生：老师，痰热壅盛所致肺热病，为何用清肺化痰、调和营卫之法？

老师：患者感受外邪，发热、咳嗽已经 1 个月，出现发热、痰黄，且舌质红、苔薄黄、脉小弦。虽痰热壅肺，但正气尚存。所谓"治嗽大法，盛者下之，久则补之，风则散之"。邵老选用鹿衔草、地锦草、佛耳草、黄芩、金荞麦等清肺化痰药物，配合桂枝、芍药调和营卫取效。

学生：老师，如何解读"治嗽大法，盛者下之，久则补之，风则散之"？

老师：临床应本着审证求因、辨证论治的原则，去其咳嗽之因，则咳嗽自止。《小儿卫生总微论方》将咳嗽分为"肺盛"和"肺虚"两类，认识到肺与痰关系之密切，并总结了治咳大法，即"盛则下之，久则补之，风则散之，更量大小虚实，以意增损"的治疗原则，如"有肺盛者，咳而后喘，面肿，欲饮水，有不饮水者，其身即热，以泻白散泻之""有肺虚者，咳而哽气，时时长出气，喉中有声，此久病也，以阿胶散补之"。

学生：老师，处方中以藿香开窍，是否有肺、鼻同治之意？

老师：是的。呼吸道还包括鼻、咽、喉和气管，邵长荣认为应重视鼻、咽对肺部疾病的影响。该患者有鼻炎史，鼻腔分泌物流至下呼吸道是导致肺炎不愈的原因之一。鼻、咽是肺之门户，处方用药中以藿香开窍，肺、鼻同治，体现了用药的整体观。

学生：谢谢老师！

间质性肺炎

　　间质性肺炎是肺部慢性疾病。肺间质纤维化病损早期以肺泡壁的炎症为主，中期以弥漫性肺间质纤维化为主，晚期以肺泡壁纤维化为主。晚期的病理改变，是间质性肺炎的重要影像学表现，所以常常以肺纤维化来代指间质性肺炎，而间质性肺炎又称间质性肺病，属于中医学"肺痿"的范畴。

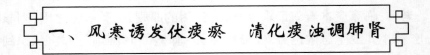

一、风寒诱发伏痰瘀　清化痰浊调肺肾

【案例回顾】

　　王某，男，59岁，2006年2月17日初诊。患者活动后喘息1年余，常因反复外感而病情加重。患者自2004年12月始反复发热，静脉滴注消炎药后则热退，无呼吸道症状。2005年3月再次发热，静脉滴注抗生素9天无效，3月15日住院呼吸科，静脉滴注、口服激素，住院10天后热退，夜间憋气，活动后喘，不咳，咯少量脓痰。1个月出院后，口服泼尼松30mg，逐渐减量至7.5mg，症状逐渐减轻。住院诊断：间质性肺病，特发性肺纤维化，肺部感染。现活动后喘息明显，极易感冒，咳黄脓痰，1~2口/日，可登楼4层，偶憋气。查体：面色如常，神疲，双肺可闻及呼气末爆裂音；舌质淡红，舌苔白厚，脉弦。诊为肺痿（肺纤维化），证属肺肾气虚、痰热内阻证。治当攻补兼施。拟调补肺肾、清热化痰为治。

　　处方：紫菀、金荞麦、山茱萸、薏苡仁各15g，杏仁、紫苏子、紫苏叶、前胡、炙枇杷叶、地龙、五味子、黄芩、枸杞子、丹参、佩兰各 10g,蝉蜕 8g。22
剂,水煎服,每日 1 剂。

复诊:服用 22 剂后,咳大减,痰色由黄转灰,继以理肺化痰,佐以固
表敛汗。处方:浮小麦、炒生龙骨、牡蛎各 30g,紫菀、金荞麦、山茱萸、瓜
蒌、太子参各 15g,杏仁、紫苏子、紫苏叶、前胡、地龙、五味子、黄芩、百部各
10g,蝉蜕 8g。30 剂,水煎服,每日 1 剂。

三诊:服 30 剂后,咳、痰俱除,大效。舌体胖大、动则汗出减轻,痰基
本消失,为脾肺之气渐复之象。然安静时胸憋,乃痰气阻于胸中之象。其
后在理肺化痰基础上佐以宽胸理气。处方:浮小麦、炒生龙骨、牡蛎各
30g,葛根 25g,紫菀、金荞麦、山茱萸、瓜蒌、太子参各 15g,杏仁、紫苏子、
紫苏叶、地龙、五味子、薤白、百部各 10g,蝉蜕 8g,甘草 5g。30 剂,水煎服,
每日 1 剂。

四诊:守方调治,扶正祛邪。患者病情明显好转,现仍坚持服用上方
治疗,动喘继续减轻,泼尼松已停用,至今未再发生复感情况。(晁恩祥
医案)

【师生问答】

学生:老师,肺痿(肺间质纤维化)病理特点是什么?

老师:肺痿(肺间质纤维化)病位在肺络,病机为肺络痹阻,多因肺肾
亏虚致络中气血不足,或因邪毒入络,血行不畅,络脉失养,痰瘀互结,阻
于络中而成。虚、痰、瘀是其主要病理特点。

学生:老师,肺痿(肺间质纤维化)早期的病机是什么?

老师:肺痿(肺间质纤维化)早期主要是肺泡壁的炎症阶段,肺气虚
冷,气滞痰阻,脾虚运化失常,湿聚生痰,痰阻肺络;或肺气虚冷,宣降失
司,痰凝毒聚,肺叶通气不畅。

学生:老师,肺痿,外受风寒诱发如何辨治?

老师:肺痿常见虚实夹杂,多为外受风寒诱发内伏之痰瘀,宜先去外
邪,后调补肺、脾、肾三脏,兼以化痰、祛瘀以治之。

学生:老师,从案例看,病情较为复杂,为何从肺肾气虚、痰热内阻证

论治？

老师：患者年逾半百，正气渐衰，肺肾气虚，又反复外感，致使邪舍于肺，肺气痹阻，日久诸邪蓄积，遂痰瘀胶结而形成痼疾，此次又因外感风热之邪而诱发，实为宿疾兼夹风热而发，证见肺肾气虚、痰热内阻，本虚而邪实，故当攻补兼施，以调补肺肾、清热化痰为法。

学生：老师，肺间质纤维化早期如何治疗？
老师：肺间质纤维化早期应采用补肺化痰、活血通络的方法。有人用补阳还五汤加减，方中黄芪益气补肺，赤芍、桃仁、当归、川芎为活血通络之药，可改善血液循环，疏通脉管，促进病情好转。

学生：老师，补阳还五汤加减治疗肺间质纤维化的作用机制是什么？
老师：据报道，补阳还五汤加减方中的川芎、丹参除促进肺泡炎症的吸收，防止胶原纤维化的形成之外，还可增强免疫功能，减少肺部感染次数及严重程度；当归能延缓博来霉素诱导的肺间质纤维化程度，对肺间质纤维化有防治作用；桃仁对纤维母细胞增生有明显抑制能力，有明显抑制肺间质纤维化的作用。有人还以补阳还五汤加刺五加治疗，效果明显。

学生：老师，刺五加能改善肺间质纤维化，其作用机制是什么？
老师：资料表明，刺五加有补益肝肾、益气活血之功效，其不仅具有增强机体免疫、抑制早期局部炎症和后期迟发性变态反应所致的全身炎症作用，从而抑制肺泡壁炎症的功能；而且还能够清除氧自由基及提高人体超氧化物歧化酶，促进蛋白质的合成，有利于组织修复，对改善肺间质纤维化患者受损的肺泡上皮细胞及血管内皮细胞有益，也在一定程度上抑制了肺间质纤维化。

学生：老师，肺间质纤维化是呼吸系统的疑难疾病，与哪些脏器最为密切，治疗上应注意哪些？
老师：肺间质纤维化往往与肺、脾、肾三脏的虚损有关。这三脏的虚损发展先后有序，常常是先由肺及脾，再由脾及肾，或直接由肺及肾。本病在肺的初期，病情较轻，肺组织器官的损害比较浅表，肺功能影响不是最大。此时虽然临床虚象不是很显著，但不能等肺虚发展到脾虚、肾虚时才注意补虚。慢性肺病从肺虚发展到脾虚、肾虚往往需要经过一段时间,此时应及时给以益肺补气,提高肺的防御功能,阻断病情进一步发展。

学生: 老师,常用哪些中草药可以益肺补气,提高肺的防御功能?

老师: 常用益气补肺中药如太子参、玄参、沙参、黄精、功劳叶、黄芪、脱力草、白芍、玉竹、丹参、川芎。但邵老认为,肺痿沉疴,属无形之气,宜徐徐理之,切忌行峻补以图速效。

学生: 谢谢老师。

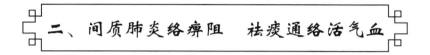

二、间质肺炎络痹阻　祛痰通络活气血

【案例回顾】

张某,女,48岁,2007年3月14日初诊。患者半年前开始咳嗽不愈,经肺科医院胸片及肺部CT检查诊断为间质性肺疾病。入院治疗,经检查排除肺部恶性肿瘤。现口服醋酸泼尼松片每日30mg,仍咳嗽,夜间尤甚,侧卧症状加重,声哑,喘促。脉弦滑,苔薄白。

西医诊断:间质性肺疾病。

中医诊断:咳嗽。证属肺络痹阻。

治法:祛痰通络,益气活血。

处方:三棱15g,莪术15g,片姜黄10g,胡颓子叶15g,女贞子30g,生半夏15g,生南星15g,野荞麦根30g,蜈蚣3g,全蝎3g,海藻15g,黄荆子30g,重楼10g,党参30g,黄芪20g。14剂。

二诊:服上方后,夜间咳嗽明显好转,可控制。白天咳嗽仍剧烈,多次阵咳,痰不易咯出,气促,右胁肋前胸部疼痛。苔薄,脉弦细。

处方:三棱15g,生地黄20g,女贞子30g,款冬花15g,法半夏15g,生南星15g,野荞麦根30g,黄芪20g,黄荆子30g,桂枝15g,炒白芍30g,当归15g,紫菀15g,蜈蚣3g,全蝎3g。14剂。

三诊:服上方后,咳嗽好转,夜间咳嗽1次,活动后气促,苔薄白,中染红色,脉细缓。2007年4月4日肺CT片与2006年12月22日对比,较前部分吸收。

处方:三棱15g,生地黄8g,女贞子30g,制何首乌15g,法半夏15g,干蟾皮9g,蜂房9g,知母9g,胡颓子叶15g,野荞麦根30g,黄荆子30g,甘草9g,党参30g,黄芪18g。14剂。

服上方后,咳嗽、气促均好转,激素逐渐减量,病情较稳定。

【师生问答】

学生:老师,间质性肺疾病是呼吸系统的疑难病症,已知是主要累及肺实质、肺泡和(或)细支气管的一组具有不同程度炎症和纤维化的肺部弥漫性疾病。肺肾亏虚、痰瘀互结是本病的主要病理特点,中医治疗有何优势?

老师:中医治疗间质性肺炎具有一定的优势,可改善症状,调整体质,纠正激素引起的不良反应,延缓病情进展,延长生存期。

学生:老师,间质性肺炎中医治疗有何特色?

老师:间质性肺炎的病位在肺络,病机为肺络痹阻,多因肺肾亏虚致络中气血不足,或因邪毒入络,血行不畅,络脉失养,痰瘀互结,阻于络中而成。虚、痰、瘀为其主要的病理特点,以通补肺络治疗为大法。从案例看,以络虚宜通补,采用化瘀祛痰通络、益气养阴、补肾填精等治法。

学生:老师,本案例为何用峻烈之药?

老师:间质性肺炎,为痰瘀阻络,凶险恶疾。故方中三棱、莪术破血化瘀;蜈蚣、全蝎、蟾皮等虫类药物,窜通经络,搜剔络邪;黄芪、党参、生地黄、女贞子、何首乌益气养阴,补肾填精;紫菀、款冬花、胡颓子叶、黄荆子止咳平喘。生半夏、生南星祛痰通络,两者均辛、温,有毒,燥湿化痰,生半夏消痰散结,生南星专走经络,善祛风痰。野荞麦根、重楼、知母等清热解毒。其中重楼苦,微寒,有小毒,具有清热解毒、凉肝泻火之效。

学生:老师,阻痹肺络用活血化瘀、破血之品有哪些特点?

老师:对于阻痹肺络之瘀血,非三棱、莪术等破血之品不能为功。其中三棱化瘀之力优于莪术,而理气之力莪术优于三棱,两者相伍,理气化瘀,破血消坚,对瘀血内阻之患,疗效卓著。

学生:老师,络虚阴血不足,必有内热,如何处理?

老师:络虚阴血不足,必有内热者,可用知母、生地黄、鳖甲、龟甲等滋阴清热,桑白皮、白果仁、野荞麦根、胡颓叶、莱菔子等清肺平喘止咳。

学生:老师,有毒药物究竟有哪些毒副作用?

老师:半夏与南星功能相似,《神农本草经疏》载"半夏治湿痰多,南星主风痰多,是其异矣"。二者均有毒,如半夏煎剂毒性最小,内服中毒量为30~90g。生半夏与南星均可使声音嘶哑,以至失音。生半夏刺激消化道黏膜则引起呕吐或腹泻,也有因服生半夏多量而永久失音者。

学生:老师,半夏的中毒症状有哪些?

老师:半夏中毒症状为口内苦涩、流涎、不能发音、头痛、眩晕、恶心、呕吐,并有水样腹泻、心悸、乏力,严重者可有呼吸困难,或呈潮式呼吸,继而呼吸微弱、意识不清、瞳孔散大、对光反射消失、牙关紧闭、血压下降、全身发生痉挛,最后因呼吸中枢麻痹而死亡。

学生:老师,如何预防和救治中毒?

老师:中毒原因主要是服用生品。故内服应选制半夏,而且要控制用量。一般疗法,应迅速洗胃,饮服蛋清、面糊或少量稀醋以阻止胃黏膜吸收。痉挛者,可给予解痉剂;有呼吸麻痹者,应予以吸氧,给予中枢兴奋剂。

学生:老师,那么对有毒药物的应用,您有何认识?

老师:有毒药物的使用,尤其是生品,原则上按《中华人民共和国药典》规范使用,注意控制用量。生用时应先煎,按剂量的多少确定煎煮的时间,一般为30~60分钟。案例或临床个案报道超量的应用,以慎用为好,切忌盲目效仿。

学生:谢谢老师!

三、虚实夹杂间质肺　调补肺肾平气喘

【案例回顾】

王某,男,76岁,2004年3月19日初诊。患者咳嗽1个月,活动后气短10余日。患者有慢性支气管炎病史60年,吸烟史累计1年。1982年被某部队医院诊断为:肺气肿、肺源性心脏病。1个月前受凉后患者出现咳嗽,咯黄痰,痰量多,发热(体温38.6℃),无喘憋,无气急。肌内注射青霉素半个月,体温逐渐降低(体温37.4℃),黄痰量减少,逐渐转变为白痰,但是出现活动后气短、喘息,休息后可以缓解。逐渐活动的耐受力减低,稍动即喘,难以耐受日常生活的活动量。2004年3月8日于某部队医院胸部CT检查结果:两肺弥漫网格状阴影,纵隔淋巴结肿大,双肺间质纤维化,间质性炎症。肺功能检查:限制性通气功能障碍,弥散功能下降。血气分析:二氧化碳分压35mmHg,氧分压50mmHg。血常规:白细胞16×10^9/L。住院治疗:口服泼尼松每日30mg,3天后体温恢复正常,咳嗽减轻。

现症见咳嗽,咯白色黏痰,不易咯出,活动后气短、喘息,伴有唇甲紫暗,日常活动后即有明显症状,休息后可自行缓解,伴咽痒,夜间口干,易疲乏,恶风,易汗出,食欲可大便干;舌略红,苔薄黄,脉沉弦。诊为肺痿(肺间质纤维化),属肺肾气虚、痰浊阻滞证。治宜调补肺肾,化痰降气,宣肺平喘。

处方:鱼腥草25g,紫菀、女贞子、麦冬各15g,炙枇杷叶、杏仁、紫苏子、紫苏叶各12g,前胡、五味子、山茱萸、枸杞子、菟丝子、百部、黄芩、地龙各10g,蝉蜕8g。21剂,水煎服,每日1剂。

二诊(2004年4月16日):服药14剂后,咳嗽明显减轻,晨起咯多量白黏痰,活动后仍喘息,时胸闷憋气,可平卧。服药21剂后不咳嗽,晨咯少量白黏痰,但不易咯出,活动后喘息减轻。泼尼松减量至每日20mg。效不更方。因咳嗽、咳痰减轻,去前胡、百部、黄芩、鱼腥草、麦冬,加淫羊藿以加强调补肺肾之力。

处方:葛根25g,菟丝子、紫菀各15g,杏仁、紫苏子、紫苏叶、半夏、地

龙、淫羊藿、莱菔子、山茱萸、五味子、枸杞子、橘红各 10g,蝉蜕 8g。

三诊(2004 年 5 月 14 日):病情稳定,可散步慢行;舌淡红,苔白,脉弦。调整治则,以益气活血、调补肺肾为法。

处方:太子参、麦冬、紫菀各 15g,五味子、黄精、丹参、杏仁、紫苏子、紫苏叶、地龙、前胡、橘红、淫羊藿、菟丝子、山茱萸各 10g,川芎 8g。继续服药 2 个月后,可游泳 200m,爬 3 层楼时有气短的感觉,晨咯少量白痰,泼尼松减量至每日 15mg。

四诊(2004 年 11 月 9 日):病情平稳,不咳,咯少量灰色痰,可散步 1 小时无喘息,纳可,二便调,双下肢浮肿。前方加冬瓜皮 30g,茯苓 25g,车前子 15g。服药 2 个月后,水肿消失,喘息无加重。

五诊(2005 年 1 月 11 日):4 天前感冒后咳嗽加重,咯吐白黏痰,咽微痒,仍见活动后喘憋,但无加重迹象,食纳不佳,二便调;舌质淡红,苔白,中间厚,脉弦。血常规检查结果:白细胞 9.6×10^9/L,中性粒细胞分类正常。治宜调补肺肾,疏风宣肺化痰。

处方:紫菀、山茱萸各 15g,葶苈子、地龙、杏仁、橘红、佩兰、紫苏子、紫苏叶、炙枇杷叶、五味子、半夏、前胡、鸡内金各 10g,蝉蜕 8g。服药 14 剂后,咳嗽明显缓解,夜间不咳嗽,动则喘甚如前,咽有时痒,痒即咳嗽。继续服药 2 个月。

六诊(2005 年 5 月 13 日):一般情况好。泼尼松每日减至 3/4 片,服半个月。无咳嗽,咯少量白黏或稀痰,有时咯出不爽,动则喘甚好转,日常生活中行走已无困难,无喘憋,纳可,眠可,二便调。血气分析:pH 7.43,氧分压 94.3mmHg,二氧化碳分压 30.5mmHg。肺功能检查结果:FEV 1%,FEF 25%。继续服用上方 14 剂。

七诊(2005 年 6 月 24 日):停服泼尼松 1 周,病情无明显变化,每日咯吐白痰 4~5 口,不咳嗽,剧烈活动(连续上三楼、快速行走)后出现气短,可正常生活。继续以调补肺肾、益气化痰法治疗。(晁恩祥医案)

【师生问答】

学生:老师,该患者患慢性支气管炎 60 年,反复发作频繁,如何梳理、辨证?

老师:反复发作的肺脏病变致使肺的生理功能改变。肺肾两虚、痰阻气滞是慢性支气管炎的两大病理表现。晁老认为,新感与"痼疾"内外结合,共同致病,临床表现为外邪未解,实证还在,但同时存在有明显的虚象。肺肾气虚、痰浊阻滞证,为宿有痰浊阻肺,肺失宣降,正气暗耗,加之外感六淫之邪侵袭,邪气客肺,肺失清肃,故见咳嗽、咯白色痰等实证表现;病久正气已虚,肺失正常宣肃,肾虚不能纳气,故活动后气短、喘息、易疲乏、易出汗等虚象。治宜调补肺肾,化痰降气,宣肺平喘。

学生:老师,案例"痼疾"施治有何特色?

老师:针对如此虚实夹杂的情况,晁老是顺应肺的生理功能,提出了调补肺肾的观点。不仅补益肺肾,同时还注意宣肺与敛肺相结合,升发与肃降相结合,化痰与养阴相结合。中期及时调整治则,以益气活血、调补肺肾为法,不仅提高了补益肺肾的功效,同时可清肃肺气,又以疏风宣肺化痰为法,使"痼疾"不留外邪。这就是本案施治的特色。

学生:谢谢老师。

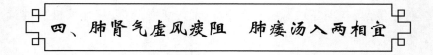

四、肺肾气虚风痰阻　肺痿汤入两相宜

【案例回顾】

杜某,女,49岁,2006年3月10日初诊。患者半年前被诊为肺纤维化,平素容易感冒,常咳嗽、咯吐黏痰。患者半年前被某市医院诊断为肺纤维化,曾服中药治疗有效。现已停药1个月余。近1周来气短较前加重,晨起咳嗽明显,咯吐黄色黏痰,量少,对异味、冷空气敏感,咽部发紧,时汗出,易外感,手足不温,平卧时即咳,受凉后起皮疹,色红,伴腰酸痛,时遗尿,纳食不香,眠可,大便日行1~3次,时稀;舌质暗红,舌苔白腻,脉弦细。诊为肺痿(肺纤维化),属肺肾气虚、风痰内阻证。治当疏风宣肺,调理肺肾。方拟肺痿汤加减。

处方:紫菀、金荞麦各15g,杏仁、紫苏子、紫苏叶、前胡、黄芩、地龙、五味子、山茱萸、枸杞、制附子、巴戟天各10g,蝉蜕、干姜各8g,炙麻黄6g。15剂,水煎服,每日1剂。

二诊：服药 15 剂后，咳嗽减轻，咽部发紧感减轻，咯黄痰量少，憋气不明显，受凉后起皮疹之症状明显好转，纳食、睡眠可，大便如常，自感腿软无力。腰为肾之府，肾司二阴，故咳而遗尿，腿软无力，为下元亏虚之表现，拟在上方基础上加重补肾之力，去干姜，加淫羊藿 10g。7 剂，水煎服，每日 1 剂。

三诊：服药 7 剂后，症状明显好转，病情基本平稳。

【师生问答】

学生：老师，肺痿是以肺肾气虚为主，兼夹痰瘀气滞为病，在治疗上何以兼顾？

老师：肺纤维化，属中医学"肺痿"范畴。治当标本兼顾，以疏风宣肺、调理肺肾法治疗。肺、脾、肾俱虚，当宜补肾为先。

学生：老师，但患者又表现为受凉后起皮疹、咽痒、对异味敏感，为何？

老师：患者表现有受凉后又起皮疹、咽痒、对异味敏感，实为风邪上受，肺气壅滞之表现，遂疏风宣肺以去壅滞之气，调补肺脾肾以培元固本。以补虚疏风为本案治法，标本兼顾，实为本案奏效之理。

学生：老师，肺痿汤是如何组方的呢？

老师：肺痿汤方有二，一方出自《脉症正宗》卷一，以天冬、百合、薏苡仁、玄参、麦冬、熟地黄、杜仲、五味子组成，主治肺痿。另一方出自《镐京直指》卷二，以北沙参、生地黄、白及、葶苈子、炙桑白皮、炙兜铃子、生薏苡仁、川贝母、炙紫菀、石膏、杏仁、陈海蜇头组成，主治肺叶糜烂，咳吐臭痰，右胁隐隐而痛，右寸脉数无力，甚则脉伏。

学生：老师，肺间质纤维化中期，肺泡炎向肺间质纤维化进展，如何治疗？

老师：肺间质纤维化中期，是由外邪内侵，导致肺气宣降失司，壅郁不宣，气滞血瘀，肺络受阻。故治疗以益气健脾、化痰活血为主。

学生：老师，那如何选方呢？

老师：方用芪丹汤加减，药物组成为黄芪、白术、丹参、川芎、党参、半夏等。现代中医学认为，黄芪益气，可促进机体非特异性免疫和细胞免疫功能，还有抗细菌、抗病毒作用；丹参、川芎可活血化瘀，抑制肺间质纤维化；半夏可止咳化痰，并软坚散结；党参、当归可增强机体免疫力，提高氧自由基清除系统功能，阻断脂质过氧化。以上诸药并用，可以整体上对肺间质纤维化形成的诸多环节进行综合调整，减弱或阻断肺内持续进展的微小上皮损伤及炎症细胞聚集，并使多种细胞因子合成与分泌减少，调整致纤维化细胞因子与抗纤维化细胞因子之间的平衡，减弱或阻断肺损后的异常修复过程，延缓或阻断肺间质纤维化的发生与进展。

学生：老师，除了芪丹汤，还有哪些方剂可用？

老师：除芪丹汤外，还可采用六君子汤以培土生金、消除痰瘀。药用人参、白术、陈皮、半夏、甘草、当归、熟地黄、芍药，及川厚朴、谷麦芽、焦六曲、鸡内金等加减。

学生：老师，肺间质纤维化中期，主要治法还是培土生金、消除痰瘀吗？

老师：是的。在治疗肺间质纤维化过程中，处方用药尤重保护脾胃，加入谷芽、麦芽、焦六曲、鸡内金等助胃健脾之品。因为脾胃为后天之本，饮食入胃，需要脾的运化升清；同样汤药入胃也需要脾胃的输布，如脾胃受损或因虚不升，则方药再切证，也无法取效，康复病体更无从可谈。所以，对于脾胃素亏者，要注意健脾和胃；而脾胃素无亏者，因呼吸道疾病的治疗，尤其是肺间质纤维化的治疗，方药中往往加入活血化瘀及苦寒清热药，容易耗伤胃气，故方中加入护胃之品可以防患于未然。

学生：谢谢老师。

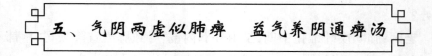

五、气阴两虚似肺痹　益气养阴通痹汤

【案例回顾】

王某，男，52 岁，2006 年 5 月 3 日初诊。活动后喘息、干咳两年余，加重伴间断发热3周。患者两年前无明显诱因出现活动后喘息,未予重视。今年2月症状加重,就诊于某医院,临床诊断为间质性肺病、外源性过敏性肺炎、2型糖尿病。予泼尼松(25mg,1日2次)、左氧氟沙星、莫西沙星治疗,症状好转后出院。现口服泼尼松15mg,1日2次。近3周来喘息加重,咳嗽,咳痰,胸闷气短,间断发热,体温最高达39℃。无吸烟史。刻下:活动后喘息,气促,不能平卧,咳嗽咳痰,量少,色白,饮食可,二便调。胸片示:双肺间质性纤维化合并感染;心脏向左扩大。血常规:白细胞 10.81×10^9/L,中性粒细胞百分比62.6%,血红蛋白153g/L,红细胞 5.28×10^{12}/L。查其舌质红,苔黄,脉滑数。

诊断:肺痿或肺痹(间质性肺病),证属气阴两虚。患者素体气虚,由于长时间服用激素,耗伤肺阴,故见咳嗽、胸闷、气短;阴虚阳亢,则见发热,活动后喘息、气促,不能平卧;舌红,苔黄,脉沉等是气阴两虚之舌脉。治宜益气养阴,活血化瘀。自拟益气通痹汤。

处方:黄芪45g,熟地黄、白芍各30g,当归、牛膝、枇杷叶各15g,三棱、莪术、旋覆花、甘草、杏仁、桔梗各10g。7剂,水煎服,每日1剂。患者无药物过敏史,遂加用阿奇霉素(0.25g,每日1次)、泼尼松(15mg,每日2次)。嘱避风寒,饮食有节。

复诊:服药7剂后,咳嗽减轻,咳痰量增加,活动后气短好转,食欲欠佳;舌红,苔黄稍腻,脉小滑。继用前法。原方之生地黄易熟地黄,以防滋腻碍胃,加茯苓健脾化湿,紫苏子化痰。继服14剂,泼尼松减量至10mg,每日2次。

继续复诊,患者症状缓解,继以泼尼松每日5mg维持治疗。随访2个月,病情无反复。(许建中医案)

【师生问答】

学生:老师,间质性肺病为何常以肺痹论治?

老师:肺痹由外邪闭阻肺气或因"疲痹"日久不愈,病情发展所致。《圣济总录》谓:"风寒湿三气杂至,合而为痹。以秋遇此者为皮痹,皮痹不已,复感于邪,内舍于肺,是为肺痹。其候胸背痛甚,上气烦满,喘而呕是也。"间质性肺病患者典型表现:一为呼吸困难,早期仅在活动时出现,随着疾病进展可呈进行性加重;二为慢性咳嗽。其多有肺痹特征性表现,故可以"胸痹"论治。

学生：老师，何以形成肺痿？间质性肺病为何亦可以肺痿论治？

老师：肺痿是多种肺系疾病的慢性转归，肺痈、肺痨、久咳、哮喘等皆可转化为肺痿。《外科正宗》指出："久嗽劳伤，咳吐痰血，寒热往来，形体消削，咯吐瘀脓，声哑咽痛，其候传为肺痿。"《金匮要略·肺痿肺痈咳嗽上气病脉证治》："寸口脉数，其人咳，口中反有浊唾涎沫者何？师曰：为肺痿之病。"间质性肺病常有咳嗽表现，可见少量白粘痰，伴随如食欲减退、体重减轻、消瘦、无力等症状，有肺痿临床特征性表现，故可以肺痿论治。

学生：老师，"肺痿"与"肺痹"有何区别？

老师：中医学认为，肺痿即肺叶痿弱不用，临床以咳吐浊唾涎沫为主症，为肺脏的慢性虚损性疾病。《金匮要略》指出"痿者，萎也，如草木之萎而不荣"。孙思邈《备急千金要方》将肺痿分为热在上焦和肺中虚冷两类，认为肺痿虽有寒热之分，但无实热之例。肺痹，名源于《内经》，为五脏痹证之一。其主要症状为恶寒、发热、咳嗽、喘息、胸满、烦闷不安等。主要是因肾气不足、房劳伤肾、营卫气逆、风寒湿邪入舍于肺而成肺痹。

学生：本案论治有何特点？

老师：间质性肺病中肺间质纤维化可肺痹或肺痿论治。本案例在通痹活血的同时，应注意肺间质纤维化患者往往兼有气阴两虚证候，治疗时应当兼顾。许建中自拟益气通痹汤，以黄芪配熟地黄益气养阴，熟地黄配牛膝滋补肝肾；三棱、莪术、当归、白芍活血通络；杏仁、桔梗、枇杷叶化痰止咳；旋覆花降逆化痰。全方共奏益气养阴、活血化瘀之功。

学生：谢谢老师。

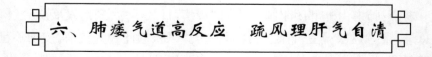

六、肺痿气道高反应　疏风理肝气自清

【案例回顾】

陶某，男，60岁，2006年3月21日初诊。诉间歇性咳嗽5~6年，加重

伴气短 2 年余。患者间歇性咳嗽于 2003 年 10 月加重,至 12 月住院,被诊为"间质性肺炎"。经治疗,1 个月后好转,后间歇性咳嗽,痰不多,上楼气短,未用激素,服中药及抗感染治疗。2005 年 4 月某医院 CT 提示:慢性支气管炎合并感染,肺间质纤维化。2006 年 2 月在当地 CT 检查提示:肺间质纤维化合并感染。现阵发干咳,咯吐白色黏痰,不易咯出,黏于咽部,上三楼即喘促,对冷空气、油烟敏感,言多咳嗽,咽干痒,易感冒,后背发凉,情绪波动亦咳嗽;纳可,眠可,二便调;舌质暗红,舌苔白中后部厚腻,舌下脉络纡曲,脉沉细;无杵状指。

诊为肺痿(肺间质病变),属肺肾气虚、气滞血瘀证。此患者年事已高,脏腑渐衰,复感外邪,致咳嗽缠绵不愈,病机转化由气及血,由肺及肾,肺肾两虚,气血不充,络虚不荣,络虚成痿。本病属肺肾气虚、气滞血瘀之证,治当调理肺肾、降气活血。

处方:紫菀、麦冬、沙参各 15g,杏仁、炙枇杷叶、紫苏子、紫苏叶、地龙、五味子、山茱萸、枸杞子、巴戟天、赤芍、香附各 10g,蝉蜕、炙麻黄各 8g。7 剂,水煎服,每日 1 剂。

二诊:服药 7 剂后,咳嗽减轻,每日午后 2~3 时仍感胸部憋闷,咯吐少量白痰,质黏难咯,咽干痒,登楼梯 3 层而喘息,气不接续。2006 年 3 月 22 日肺功能检查结果:小气道通气障碍。激发试验:阳性(抵抗上升开始时最小浓度为 195μg/ml)。血气分析:pH 7.39,氧分压 85.6mmHg,二氧化碳分压 44.7mmHg。胸闷因于胸中壅滞之气,致病之由,因于肝也。激发试验阳性,提示同时伴有气道高反应性,故当疏风理肝,风去肝调而肺气自清。动则喘息因肺肾气虚,咽干可知气阴双亏。故以金水相生之法调补,治宜疏风宣肺、止咳利咽、育阴润肺。

处方:紫菀、麦冬、沙参各 15g,杏仁、炙枇杷叶、紫苏子、紫苏叶、地龙、五味子、山茱萸、白芍、巴戟天、淫羊藿各 10g,蝉蜕、炙麻黄各 8g。上方调服 48 剂。

三诊:服 48 剂后,咳、痰、喘、气道敏感等症基本缓解,病情明显好转。复查激发试验:阳性(抵抗上升开始时最小浓度为 1 563μg/ml),较前明显改善。随访至今,咳痰、喘憋均未再复发。

【师生问答】

学生:老师,何谓气道高反应性?

老师：气道高反应性主要是气道对正常时不引起或仅引起轻度应答反应的刺激因子出现过强或过早的收缩反应。引起气道狭窄和气道阻力增加，从而引发咳嗽、胸闷、呼吸困难和喘息等症状。常见于慢性支气管炎和哮喘患者。

学生：老师，那么气道高反应性如何治疗？

老师：肺间质病变同时伴有气道高反应性，属中医学"肺痿"范畴。肺痿之为病，既有外邪，又有内伤，权衡轻重后可祛邪扶正同时进行。本案患者临床表现的阵咳、咽痒、气道敏感等症状，具有典型的风邪为患的特点；检查气道高反应性阳性，动喘因肺肾气虚，咽干痒可知气阴双亏，用金水相生之法调补。

学生：老师，为何用补肾助阳的巴戟天、淫羊藿？

老师：巴戟天、淫羊藿为补肾助阳药，金水相生，可增强自身机体免疫力，调补肺肾同施，肺气自清。

学生：老师，肺间质纤维化晚期如何治疗？

老师：肺间质纤维化晚期，即肺泡壁纤维化，此阶段正气内虚，肺、脾、肾三脏受累，脾肾阳虚，瘀血水犯。治宜温补脾肾、化瘀行水，采用肾气汤（熟地黄、山药、山茱萸、泽泻、茯苓、牡丹皮、桂枝、附子）。方中附子辛热，为温阳诸药之首；桂枝辛甘温，为温通阳气之要药，二药相合，补肾阳之虚，助气化之复而为主药。熟地黄、山茱萸、山药补肾纳气，茯苓、泽泻健脾泻火益肾，牡丹皮清肝活血通络。全方共奏补肾纳气、益肺宣痹之功效。

学生：老师，肺间质纤维化晚期用肾气汤，有何特色？

老师：在肺间质纤维化晚期，病情重，病程长，加重了机体生理功能退化，出现了多脏器损害征象，免疫力极其低下，又极易经常反复感染和出现并发症，加重病情。此时患者由阴病及阳，出现阴阳两虚，治疗重点放在提高患者免疫力、振奋脏腑功能方面，以减少感染，减轻痛苦，延长寿命。因为在这个阶段，除肺功能明显减退外，还多兼有肾虚症状，如腰酸耳鸣；或呼吸喘促、动则气促，即属于肾不纳气阶段。故用补肾药，可以使症状稳定，防止病情的恶化。肾虚中又以肾阳亏虚表现最早，常用的温肾药物有补骨脂、菟丝子、杜仲、狗脊、附子、巴戟天、淫羊藿之类，温补真阳使肾气充足，气能归原。这就是以上临证运用巴戟天、淫羊藿的用意。

学生:老师，如何解决肺间质纤维化补虚的问题？

老师:肺间质纤维化补虚的问题，临诊既要分清肺、脾、肾三脏不同的证候，熟知证候的传变，又要时刻意识到针对原发疾病的早期急性症状要及时治疗，急性症状缓解后又要及时补虚以防其传变，晚期补不嫌迟。肺间质纤维化的临床表现多虚实夹杂、寒热错杂，时有不定期发作，治需标本兼顾，攻补兼施。

学生:老师，肺间质纤维化温肾阳药，临床如何运用？

老师:西医防治肺间质纤维化首先使用皮质激素、抗生素、转移因子等。但使用激素有不少副作用，破坏呼吸道自洁功能、防御功能，使患者易感冒，或导致疾病复发、加重，形成恶性循环。因此，激发和调节机体免疫力及修复病变环境很重要。中药内许多温肾阳的药物有类激素样作用，可提升人体促肾上腺皮质激素含量，延缓或阻断肺间质纤维化进程。资料表明，附子、黄芪、熟地黄、地龙、防己、甘草、僵蚕等药物有增强垂体-肾上腺功能的作用，可提高 T 淋巴细胞在体液中的含量，促进健康人淋巴细胞的转化，参与细胞免疫，有望替代激素类药物而免除激素的副作用。

学生:谢谢老师！

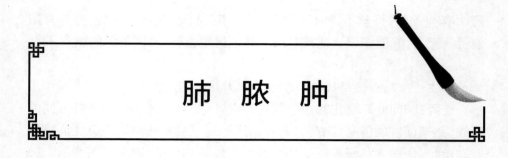

肺 脓 肿

肺脓肿是由多种病因所引起的肺组织化脓性病变。早期为化脓性炎症,继而坏死,形成脓肿。临床上以高热,咳嗽,咳大量臭脓痰,甚至咳吐脓血痰为其特征。根据发病原因,肺脓肿分为经气管感染型、血源性感染型和多发脓肿及肺癌等堵塞所致的感染型三种。本病属中医学"肺痈"范畴。主要由于热邪犯肺,内蕴不解,壅滞肺络,以致血败肉腐而化脓成痈。

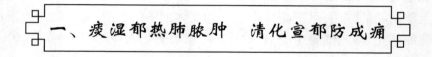

一、痰湿郁热肺脓肿　清化宣郁防成痈

【案例回顾】

崔某,男,58岁,于1989年10月9日初诊。患者自2周前因患感冒,自觉发冷发热,3天后出现咳嗽,有白泡沫痰,胸痛胸闷,遂去某医院就诊,检查血白细胞 $21.3×10^9/L$,中性粒细胞百分比80%,X线片示右下肺大片浓密阴影,提示右下肺炎。用抗生素治疗1周,仍高热不退,症状加重。患者要求请赵老会诊。诊时见:身热恶寒,阵阵汗出,咳嗽气喘,痰多黄浊,胸闷且痛,舌质紫暗,苔白腻垢厚,脉濡滑且数,体温38.5℃。中医辨证属痰湿郁热互阻,肺失宣降。治宜清热化痰,宣郁肃降,以防成肺痈。饮食宜清淡,忌食辛辣肥甘。

处方:紫苏叶、紫苏子、浙贝母、杏仁、枇杷叶、白茅根、芦根、冬瓜仁、薏苡仁、葶苈子、焦三仙、海浮石各10g,前胡6g。

二诊：10月11日。服上方3剂，咳嗽气喘、发热胸痛见轻，唯咳吐大量脓痰，腥臭无比，体温37℃。肺痈已成，用清热化痰、化瘀解毒消痈方法。

处方：苇茎、瓜蒌仁各30g，冬瓜仁20g，薏苡仁、葶苈子、紫苏叶、杏仁、浙贝母、枇杷叶、桔梗、生甘草、牛蒡子各10g，桃仁、黄芩、前胡各6g。另加西犀黄丸6g，分二次服。

三诊：10月21日。服上方5剂，热退，痰量减少，臭味减轻。又服5剂，咳嗽脓痰以及臭味皆止，精神振作，纳食较佳，舌红苔白，胸透（－），体温36.5℃，血白细胞$5×10^9$/L，中性粒细胞百分比70%。肺痈已愈，饮食当慎，防其复发。再予宣肺肃降、养阴清热之法。

处方：苇茎30g，杏仁、浙贝母、沙参、桔梗、茯苓、炒莱菔子、焦三仙、水红花子各10g，前胡6g。服药10剂，以巩固疗效。（赵绍琴医案）

【师生问答】

学生：老师，本案患者就诊时似乎肺痈将成。肺痈临床分为几期？

老师：肺痈一般分为四期。①风热熏肺，肺失清肃（肺痈初起）；②痰浊互阻，肺失清肃（肺痈将成）；③热毒壅肺，血瘀成痈（肺痈已成）；④肺痈溃后，余邪未尽（肺痈后期）。

学生：老师，四期各有哪些临床表现？

老师：肺痈四期的具体临床表现如下。①肺痈初起：症见外感风热，内迫于肺，肺热不清，身热头晕，微有寒热，咳嗽咽干，胸膺作痛，痰多黄稠，舌红苔腻，脉滑数。②肺痈将成：症见肺热痰湿不化，咳喘不平，胸胀且痛，咳嗽吐痰黄黏，舌红，苔腻根厚，脉象滑数有力，两寸尤盛。③肺痈已成：症见肺热蕴久，咳嗽痰吐黄稠，其状如脓，臭秽难闻，身热烦躁，胸痛，夜寐不安，溲黄，大便不畅，脉弦滑而数，舌红口干，甚则皮肤近似甲错。④肺痈后期：症见肺痈脓吐已尽，痰已无味，咳嗽未止，形气瘦弱，低热不退，脉小弦细而数。

学生：老师，各期如何诊治，如何处方用药？

老师：各期的诊治不妨来看刘渡舟的诊治经验。

1. 热毒初犯肺叶期。治疗用银翘解毒汤。处方：金银花18~30g，连翘9g，桔梗9g，生甘草节9g，冬瓜仁18g。如果痰多，需加川贝母、杏仁。

2. 毒热成痈期。治疗用苇茎汤。处方：苇茎 6~30g，桃仁 9g，冬瓜仁 30g，薏苡仁 15~30g，用鱼腥草 30g 煎汤煮上药。体温在 39℃以上者，可加黄芩、黄连、栀子；痰臭甚，服犀黄丸 9g；痰多喘甚，合用葶苈大枣泻肺汤。

3. 溃脓期。治予葶苈大枣泻肺汤。处方：葶苈子、大枣。葶苈子用 9~15g，大枣用 12 枚。如果不见喘不得卧，病势较缓者，可用保肺汤。处方：薏苡仁、金银花各 30g，白及、贝母、陈皮、苦桔梗、苦葶苈子各 9g，甘草节 6g。

葶苈大枣泻肺汤与保肺汤皆有葶苈子，其区别在于：葶苈大枣泻肺汤中的葶苈子用量大，药少力专，通泻肺中脓毒，对体实毒盛、喘甚、胸满不得卧者效果为佳。保肺汤的葶苈子剂量小、药味又多，对肺痈脓毒较缓、喘满不甚者为宜。

4. 脓溃而正虚期。治宜桔梗汤。处方：桔梗 30g，甘草 30g。刘老认为，本方应与《千金》苇茎汤合用，其桔梗、甘草用量均为 60g，且用济生桔梗汤更合病机。济生桔梗汤：桔梗、贝母、当归（酒浸）、瓜蒌仁、枳壳（麸炒）、薏苡仁、桑白皮（炒）、百合各 4.5g，甘草节、防己、黄芪、杏仁各 1.5g。用水 2 杯，姜 5 片，煎八分，食后服。属于肺阴虚者，亦可选用桔梗杏仁煎。处方：贝母、红藤各 9g，百合、夏枯草、连翘各 6g，枳壳 4.5g，桔梗、杏仁、甘草各 3g，阿胶（烊冲）10g，金银花 10g，麦冬 12g。用水 500ml，煎至 300ml，空腹时服。火盛兼渴者，加天花粉 6g。亦可用保肺汤加党参、黄芪，效果亦佳。

学生：老师，肺痈初期用何治法？

老师：肺痈初起，其病理特点为风热所伤，表卫受邪，邪热郁肺，正邪交争。其表现多为发热恶寒、咳嗽胸痛、咳时尤甚、呼吸不利、喘促等，治以清肺热之法。

学生：老师，肺痈初起为风热所伤，易与风热感冒相混，二者如何鉴别？

老师：风热感冒，发热，微恶风寒，鼻塞流黄浊涕，有咽痛，口干欲饮，无汗，头痛，或有咳嗽黄痰。而肺痈虽有恶寒，但发热较重，多在39℃以上，呈高热状态，呼吸道症状与发热多同时并见。

学生：老师，肺痈初起以清肺热之法，用哪些方药？

老师：清热泻肺之剂，如蒲公英、鱼腥草、连翘、鹿衔草、金荞麦、黄芩等,多能明显缓解病势,缩短发热时间。如治疗得当,肺内病灶得以吸收消散,有截断病情发展之意。

学生:老师,肺痈初起,邪热郁久,生痰化火,如何处置?

老师:肺痈初起,邪热郁久,生痰化火,则见咳喘胸满,痰中带血,脉浮数。"痈者壅也",痰得气壅而化火,在清肺药中加泻肝疏理之品,如桑白皮、地骨皮、柴胡等,如泻白散。

学生:老师,肺痈初起与通肠腑的关系是什么?

老师:肺痈初起,应注意保持大便通畅。如兼见大便秘结、口渴欲饮,可用大黄、芒硝,并重用瓜蒌,清泻肠道,以解肺热。热散则肉不腐,痈难成。

学生:老师,毒热成痈期为何用犀黄丸?

老师:犀黄丸,现名西黄丸,源自《外科证治全生集》。方中牛黄清心化痰,通窍散结,为清热解毒的良药,对热毒引起的疮痈肿痛功效奇佳;辅药麝香,通经络,散结滞,辟恶毒;再以乳香、没药之活血止痛。四药配伍起到了清热解毒、活血散结的功效,能使热毒引起的肿痛消散。根据刘老的经验,在毒热成痈或溃脓期,用葶苈大枣泻肺汤峻攻脓毒,务求毒解热清,不留后患;有条件者可服用犀黄丸9g(一次量),配合汤药治疗,效果比较理想。

学生:老师,诊治肺痈,除脉、舌、色、症合参外,还有哪些值得辨认?

老师:根据病史和症状,辨痰浊和口味。赵老认为,肺痈验痰,古代就有倡用者。如明代王绍隆《医灯续焰·肺痈脉证》载:"凡人觉胸中隐隐痛,咳嗽有臭痰,吐在水中,沉者是痈脓,浮者是痰。"咳嗽咳痰,一般为外感所共有,肺痈辨痰,着重注意起病急骤、热势亢盛、咳痰量多、气味腥臭诸方面。此外,赵老认为试验口味也有助于诊断,如《红炉点雪》认为"口啖生豆不腥",便是肺痈的真候。

学生:老师,肺痈的治法除了上面谈到的,还需采取哪些相应的治法?

老师:肺痈治法是清热散结,解毒排脓以祛邪。针对不同病期,分别采取相应治法。如初期宜清肺散邪;成痈期宜清热解毒,化瘀消痈;溃脓期宜排脓解毒;肺痈后恢复期,阴伤气耗者,宜养阴益气。久病邪恋正虚者,当扶正祛邪。

学生:老师,泻肺法治肺痈有何特色,用什么方剂?

老师:肺痈表邪已解,出现咳逆上气、喘鸣、不能平卧、胸满痛、脉滑证实者,可用葶苈大枣泻肺汤,以排除肺内壅滞痰涎。

学生:老师,一诊宜清热化痰,宣郁肃降,以防成肺痈;二诊时肺痈已成,所以用苇茎汤出入吗?

老师:是的。肺痈是一种肺叶生疮形成脓疡的病证。此患者平素嗜酒不节,恣食厚味,湿热互结,上蒸于肺,肺失清肃,宣降不利,又复感燥热之邪,内外之邪相引,蕴郁成痈,肉腐血败成脓。

学生:老师,苇茎汤是肺痈成痈期的主方吗?

老师:是的。成痈期身热转甚,时时振寒,继则壮热不寒,汗出烦躁,咳嗽气急,胸满作痛,转侧不利,咳吐浊痰,呈黄绿色,自觉喉间有腥味,口干咽燥,舌苔黄腻,脉滑数。苇茎汤中用苇茎清解肺热;薏苡仁、冬瓜仁化浊祛痰;桃仁活血化瘀。全方共奏化痰泻热、通瘀散结消痈之功。

学生:老师,成痈期如何除去顽痰?

老师:肺痈已成,咳逆吐浊,胶痰稠黏不易咯出,又坐不得眠者,可用皂荚、菖蒲、胆星等药以除其顽痰。

学生:老师,肺痈溃脓期主要用哪些方剂?

老师:肺痈溃脓期治宜排脓解毒,予加味桔梗汤。张仲景《金匮要略》中谓:"咳而胸满振寒,脉数,咽干不渴,时出浊唾腥臭,久久吐脓如米粥者,为肺痈,桔梗汤主之。"方中桔梗宣肺祛痰,排脓散结,为排脓的主药,用量宜大;薏苡仁、贝母、橘红化痰散结排脓;金银花、甘草清热解毒;葶苈子泻肺除壅;白及凉血止血。

学生:老师,成痈期如何排脓?

老师： 排脓法主要用于成痈化脓期，一般可分为四种。①消肿排脓：穿山甲（临床已禁用）软坚散结，消肿溃痈，止痛排脓，可使肿毒未成即消，已成即溃，用于治痈肿初起，或脓成不溃；用皂角刺溃散痈疽，消肿排脓。②祛痰排脓：桔梗，入肺经气分，清肺热，善开宣肺气，祛痰作用强，祛痰排脓血，治肺痈咳吐脓血；瓜蒌壳，宽胸利膈，清热散结排脓，消痈肿疮毒，用于肺痈肿痛但未成脓者。③清热化湿排脓：薏苡仁，善清肺中之热，下利肠胃之湿，清热排脓消痈；冬瓜仁，清热化痰，利湿排脓，散热毒痈肿。④托脓生肌排脓：托脓法用于溃脓期，如气虚而无力排脓者，予托脓法，常用生黄芪助金托邪。

学生： 老师，肺痈如何调护？

老师： 在治疗上当分层次、按阶段辨证施治。但是，无论是哪一期、哪一阶段，应将宣展肺气，保持气道通畅，贯彻始终。如肺痈服药致脓腥臭痰已除，血少痰少，而咳嗽未已，此时应予以益气养阴之药。治疗肺痈，不单纯是在用药上注意，饮食调养尤为重要，饮食宜清淡，忌一切辛辣厚腻以及助湿生热之品。赵氏指出，绝对卧床休息并非上策，须适当活动，有利于痰的排出，促进康复。

学生： 谢谢老师。

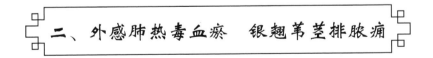

二、外感肺热毒血瘀　银翘苇茎排脓痈

【案例回顾】

姚某，女，50岁。咳吐腥臭脓痰1周，恶寒发热，身热灼手，汗出浸湿衣衫，咳嗽痰黏，不易咯出，呼吸气促，咳引右胸部疼痛，舌苔薄黄，脉滑数。血常规：白细胞总数16 000/ml，中性粒细胞百分比80%。肌内注射青霉素、链霉素未见显效。证属外感风热，热毒蕴结，灼肺成痈。治以疏风散热、清肺化痰、消痈散结之剂。

处方：金银花20g，芦根18g，瓜蒌15g，连翘、炒杏仁、炒牛蒡子、橘红各 12g,桔梗 10g,黄芩、柴胡各 9g,甘草 5g。

二诊:服上方 3 剂,恶寒即止,发热减轻,仍有胸痛,咳嗽痰多,腥臭味渐消,舌苔转薄白,脉滑数。再拟清热解毒、宽胸排脓之法治之。

处方:金银花、芦根各 20g,瓜蒌 15g,连翘、橘红、麦冬各 12g,桔梗、炒杏仁、川贝母、枳壳各 10g,甘草 5g。

三诊:咳嗽减轻,脓痰减少,口干少饮,肺经蕴热渐退。再拟润肺止咳、清热化痰、宽胸止痛之剂。

处方:金银花 15g,瓜蒌、橘红、麦冬、连翘各 12g,枳壳、川贝母、桔梗、炒杏仁各 10g,甘草 5g。服上方 3 剂。肺中蕴热已清,诸症痊愈。

【师生问答】

学生:老师,本案患者是急性肺脓肿,血象又这么高,如何用药?

老师:温病初起,邪在卫分,卫气被郁,开合失司,故发热、恶风寒、汗出;肺居最高位而开窍于鼻,邪自口鼻而入,上犯于肺,肺气失宣,则见咳嗽;风热搏结气血,蕴结成毒,热毒侵袭肺系门户,呼吸气促,咳引右胸部疼痛;舌苔薄黄、脉滑数均为温病初起之佐证。外感风热,表证明显,热毒蕴结,灼肺成痈,以银翘苇茎汤治之。故方中金银花、连翘辛凉解表,清热解毒;柴胡、黄芩性苦寒,清肺泻热;芦根、炒牛蒡子疏散风热,利咽喉;瓜蒌、桔梗、橘红、炒杏仁宽胸理气,止咳化痰;甘草配桔梗,增强排脓解毒功能。

学生:老师,从组方来看药不多,似乎由三个方组成?

老师:是的。银翘散,苇茎汤,甘草配桔梗名为桔梗汤。

学生:老师,银翘散多用于温病初起的风热袭肺之证吗?

老师:是的。银翘散具有辛凉透表、清热解毒之功效,用于温病初起,见发热无汗,或有汗不畅,微恶风寒,头痛口渴,咳嗽咽痛,舌尖红,苔薄白或薄黄,脉浮数者。

学生:老师,银翘散组方有什么意义?

老师:吴鞠通《温病条辨》载:"本方谨遵《内经》'风淫于内,治以辛凉,佐以苦甘;热淫于内,治以咸寒,佐以甘苦'之训,又宗喻嘉言芳香逐秽之说,用东垣清心凉膈散,辛凉苦甘。病初起,且去入里之黄芩,勿犯中焦;加银花辛凉,芥穗芳香,散热解毒,牛蒡子辛平润肺,解热散结,除风利咽,皆手太阴药也。……此方之妙,预护其虚,纯然清肃上焦,不犯中下,无开门揖盗之弊,有轻以去实之能,用之得法,自然奏效。"本方所用药物均系清轻之品,加之用法强调"香气大出,即取服,勿过煮",体现了吴氏"治上焦如羽,非轻不举"的用药原则。

学生:老师,治疗热毒蕴结肺脓肿,银翘散如何运用?

老师:银翘散加减。方中金银花、连翘、竹叶清热透邪,牛蒡子、薄荷、枇杷叶疏风宣肺,芦根清热生津,焦栀子、侧柏叶、仙鹤草凉血止血。诸药使用,有疏风清热宣肺之效。风寒未净,恶寒鼻塞者,加荆芥、前胡、金沸草以温散宣肺;痰热壅肺而见发热,痰多,咳痰黄稠,加黄芩、鱼腥草清热肃肺,或合《千金》苇茎汤既能清肺热,又可化瘀滞,又甘草配桔梗,可增强排脓解毒功能;表邪已解,津伤较甚,干咳痰少带血,舌红少津,去薄荷之辛散,加天冬、天花粉、玄参养阴生津;燥热犯肺,身热痰少,口鼻咽喉干燥,心烦,脉浮数,加桑叶、杏仁、南沙参、石膏以润肺生津;胸膈闷者,为夹湿邪秽浊之气,加藿香、郁金以芳香化湿,辟秽祛浊。

学生:老师,那银翘散现代可应用于哪些疾病?

老师:此方现代运用很广,急性发热性疾病的初起阶段,如感冒、流行性感冒、急性扁桃体炎、上呼吸道感染、急性支气管炎、肺炎、麻疹、流行性脑膜炎、乙型脑炎、腮腺炎等辨证属温病初起、邪郁肺卫者皆可用。

学生:老师,银翘散配伍有何特点,治疗上应注意哪些?

老师:《温病条辨》称银翘散为"辛凉平剂",是治疗外感风热表证的常用方。本方配伍特点有二:一是辛凉之中配伍少量辛温之品,既有利于透邪,又不悖辛凉之旨;二是疏散风邪与清热解毒相配,具有外散风热、内清热毒之功,构成疏清兼顾,以疏为主之剂。在使用上,凡外感风寒及湿热病初起者禁用。因方中药物多为芳香轻宣之品,不宜久煎。

学生:谢谢老师!

三、热毒瘀结酿成痈　苇茎清燥救肺汤

【案例回顾】

　　林某某,男,34岁,1980年7月15日初诊。恶寒发热3天后,口干咳嗽,痰稠黏而带黄,就诊于某卫生院,给予中西药治疗已半个月,症状未见改善。近日咳嗽加剧,痰稠黏而带腥味,时带血丝,咳时胸痛加剧。经西医检查,胸片:示右肺上叶后壁肺脓疡,空洞液平形成。血常规:白细胞$19×10^9$/L,中性粒细胞百分比83%。诊断为"肺脓疡"。诊查:呼吸短促,眠、食不佳,口苦而干,喜冷饮,小便深黄,大便干燥,脉滑数。

　　中医诊断:肺痈,证属风热犯肺,热毒瘀结,酿脓成痈。

　　方药:《千金》苇茎汤合喻氏清燥救肺汤加减。

　　处方:薏苡仁30g,红藤20g,金银花、鱼腥草、冬瓜仁各15g,桑白皮、麦冬、枇杷叶、苦杏仁、桔梗各10g,桃仁7g。另生茅根300g,苇茎、生石膏各60g,糙米20g,水五大碗先煎开20分钟,去渣,将汤分二次煎上药,每日服1剂。加用福建漳州出产"片仔癀",每次服二分,早、晚各服一次,开水送下。

　　服药3剂,诸症悉减,热退身凉,咳嗽减轻,痰不带血,腥臭之味已愈,唯觉全身无力,胃纳欠佳。正气未复,继用养阴理脾之法,以善其后。

　　处方:薏苡仁20g,北沙参、茯苓、怀山药各15g,生百合、石斛各10g,桔梗、陈皮、甘杏仁、白术各8g,川贝母7g,甘草3g。12剂,每日1剂。体力日渐恢复,调理月余而健。(盛国荣医案)

【师生问答】

　　学生:老师,从案例分析看,此肺痈为实热证吗?

　　老师:是的。肺脓疡是由各种病原菌引起的肺部感染,早期为化脓性炎症,继而坏死形成脓肿,临床上以高热、咳嗽、咳大量脓臭痰为特征。盛国荣认为,辨证总属实热证,为热毒壅肺,肺气不利,痰浊瘀热郁蒸成痈,继则酿脓,而成此病。治法当以祛邪为原则,采用清气解毒、化瘀排脓法。脓未成者,重清肺消痈;脓已成者,需排脓解毒。两者皆以利肺气为目的,前者通过清法,使肺气利而痈消,后者通过排脓,使热毒清、壅结解而肺气清。

学生：老师，案例是以苇茎汤、清燥救肺汤出入，为何用片仔癀？

老师：片仔癀列入国家中成药保护名录，具有清热解毒、凉血化瘀、消肿止痛功效。盛国荣以《千金》苇茎汤配合鱼腥草、桔梗之类，佐以具有清热解毒、凉血化瘀，消肿止痛之功效的"片仔癀"，疗效更佳。

学生：老师，清燥救肺汤的方证是什么？

老师：清燥救肺汤出自喻嘉言的《医门法律》，所治温燥伤肺之重证。燥热伤肺，致头痛身热；肺为热灼，气阴两伤，失其清肃润降之常，故干咳无痰、气逆而喘、口渴鼻燥；肺气不降，故胸膈满闷，甚则胁痛。舌干少苔、脉虚大而数均为温燥伤肺征象。治当清宣润肺与养阴益气兼顾。

学生：老师，清燥救肺汤组方意义是什么？

老师：清燥救肺汤，方中重用桑叶质轻性寒，轻宣肺燥，透邪外出；温燥犯肺，温者属热宜清，燥胜则干宜润，以石膏辛甘而寒，清泄肺热，其用量轻，使宣中有清，清中有润；麦冬甘寒，养阴润肺；人参益气生津，合甘草以培土生金；胡麻仁、阿胶助麦冬养阴润肺，肺得滋润，则治节有权；杏仁、枇杷叶苦降肺气；甘草兼能调和诸药。

学生：老师，清燥救肺汤有何特点？

老师：清燥救肺汤宣、清、润、降四法并用，气阴双补，且具有宣散不耗气、清热不伤中、滋润不腻膈的特点。附国医大师周有信诊治肺痈医案一则，供大家分享。

李某，男，65岁，1996年7月15日初诊。患者吸烟史达30余年，平素咳声不断，有时咯吐大量脓血痰，或如米粥，腥臭异常。胸中满闷而痛，甚则气喘不得卧，身热烦渴，喜饮，舌红苔黄腻，脉滑数。于7月13日做胸部透视，X线片上呈大片浓密模糊阴影，边缘不清。西医诊断：肺脓肿。中医诊断：肺痈，证属热毒蕴肺，热壅血瘀，肉腐血败，化脓成痈。治法：化痈排脓，清热解毒，利肺祛痰。处方：苇茎30g，金银花、连翘、鱼腥草、冬瓜仁、生薏苡仁各20g，沙参15g，黄芩、杏仁、桔梗、桃仁、赤芍各10g，牡丹皮、贝母各9g，甘草6g。水煎，日服3次。二诊：7月25日。服药10剂，咳痰减轻，痰液变稀。原方加瓜蒌9g，继服药10剂。三诊：8月5日。仍有间断咳嗽，但不咳痰，口内无异味。原方继服10余剂，以巩固疗效，并嘱其戒烟、戒酒。按:本例患者症见咯吐大量脓血痰,或如米粥,且腥臭异常,为肺痈之溃脓期,治疗以排脓祛毒为主,重点应用清燥救肺汤施治。

学生:老师,消痈排脓,除以苇茎汤加减外,还有哪些方法?

老师:消痈还常用以下五法。①消痈散结:连翘,透热解毒,清火散结,能消痈毒;蒲公英,长于清热解毒,溃坚散结消肿;重楼,苦泄凉血,清解郁热,解毒消肿。②凉血消痈:牡丹皮,苦寒色赤入血分,清热凉血,泻血、行血、化瘀,疗痈疮。③清热消痈:芦根,性凉善清肺热,能理肺气,专治肺痈咳吐腥臭脓痰。④解毒消痈:鱼腥草,辛散而行,性寒清热解毒,长于清肺热、消痈退肿,善疗肺痈,为治痰热壅肺发为肺痈吐脓血之要药;红藤,清热解毒,活血止痛,消痈散结。⑤活血消痈:桃仁,破诸经之血瘀,专治血结,去血中之坚,活血消痈。

学生:老师,肺痈热陷心营如何诊治?

老师:肺痈,热陷心营,出现持续高热,咳嗽胸痛,咯血痰或脓臭痰,干呕,口燥不欲饮水,喉中痰声,心烦易怒,神志模糊不清或时时谵语,手足抽搐,面潮红,舌苔干黑芒刺,脉沉弦数。治以清营开窍之法,用水牛角粉、牡丹皮、赤芍、生地黄,以清营降火、化痰开窍。如喉中有痰声,加牛黄清心丸2粒,分两次服,以清热化痰。

学生:谢谢老师!

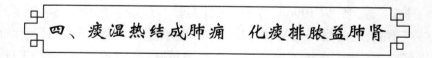

四、痰湿热结成肺痈 化痰排脓益肺肾

【案例回顾】

张某,女,38岁,2007年3月25日初诊。咳嗽3年,伴胸痛。3年来频发咳嗽,胸部闷痛,发作时间长短不一,与气候无明显关系。始用麦迪霉素、螺旋霉素、氨苄西林等稍能缓解,继用无效。近半年来,咳嗽频繁加剧,辗转数地,经中西医多方诊治,病情如故。2005年8月行胸片、支气管纤维镜等检查,诊断为"右支气管化脓性炎症伴右上肺感染性化脓性肺不张"。给予抗炎、祛痰、抗过敏及对症处理,症状无明显改善。1个月后患者要求出院。出院结论:右肺支气管壁大量白色坏死物附着,无法清除,仍频繁咳嗽。随后来院就诊。刻诊所见咳嗽频作,无一息之停,咳嗽时小便失禁,彻夜难眠,唯靠镇咳、镇静药方能入睡2~3小时,痰少咽痒,咯痰不畅,胸部疼痛,口干且苦,不欲饮食,精神疲惫。舌脉:舌质红苔薄黄,脉细弦数。

西医诊断:化脓性支气管炎。

中医诊断:肺痈。证候属痰湿热结,肺气失宣,内外合邪。

治法:化痰排脓,宣肺止咳。

处方:炙枇杷叶、冬瓜子各15g,川贝母、炙紫菀、杏仁、桔梗、蒸百部、白前、橘红、车前子各10g,紫苏梗、通草各6g。7剂。

二诊:2007年4月1日。服上方后,咳嗽减轻,夜间能睡4~5小时。原所依赖之镇静西药完全停用。唯觉胸部闷痛,舌质红苔薄黄干,脉细弦数。仍宗上法,适当参入宽胸散结、清肺生津之品。

处方:瓜蒌皮、冬瓜子、芦根各15g,紫苏梗、前胡、蒸百部、炙紫菀、炒枳壳各10g,通草6g。7剂。

三诊:2007年4月8日。咳嗽已止,胸痛消失,精神转佳,唯感纳食稍差,舌质红苔薄黄有津,脉弦细。守上方,加炒谷麦芽15g,续服20余剂。1个月后做支气管纤维镜复查,示"右侧化脓性支气管炎,与前支纤镜检比较,明显好转"。继以清肺化痰、理气健脾之法调治而愈。随访3个月,未见复发。(邵长荣医案)

【师生问答】

学生:老师,临床常说咳甚时会小便失禁,那是为何?

老师:《素问·咳论篇》有外邪入肺,寒热内合,肺失清肃,故频发咳嗽。肺主气,心主血,两脏同居上焦,而肺朝百脉之说。肺气失宣,血脉失和,则胸闷疼痛;咳嗽剧烈,心神不宁,则彻夜不寐。又肺司呼吸,肾主纳气,肺气不利,吸入之气不能下纳于肾,肾失封藏,则咳甚时小便失禁。

学生:老师,肺痈(化脓性支气管炎)治疗上有何特色?

老师:从化痰排脓、宣肺止咳入手,清肺达邪,佐以滋益肾阴。方中川贝母、蒸百部、炙紫菀润肺止咳;杏仁、白前宣肺降气,祛痰止咳;桔梗、橘红宣肺理气,利咽化痰;瓜蒌皮、炙枇杷叶宽胸散结,清肺化痰;冬瓜子、芦根清热排脓,兼能生津;用通草者,妙在泻肺热而助气下降,使邪从下去也;据邵老经验,车前子一味,开合同功,双向调节,既可养阴滋肾,治遗尿遗精,又能通利小便而消湿利水。如此则肺气清,咳自平,邪自出,而病可愈矣。

学生:老师,泻肺通肠法对肺痈有何意义?

老师:在流行性感冒章节已经说到"大便一通,百病轻松",肺与大肠相表里,不但肺热可下移大肠,大肠之热亦可上移于肺。故往往肺愈热,肠愈燥,痰愈黏臭,此时用泻肺通肠法,使大便通利,肺热可以下降,脓痰浊毒渐渐减少或排出,病势易于好转。

学生:老师,在肺痈的治疗过程中应注意什么?

老师:肺痈,是肺之热极而成病,病理基础以热、痰、瘀壅结于肺,血败肉腐而成痈脓,病位在肺,属于实热证候,法宗清热解毒,化瘀排脓。根据其病机演变已知分为四期。初期首重清透,法当清解,若专用苦寒沉降之品,则有凉遏之弊,邪无出路,反于病不利;将成期注重清化痰热;痈脓已成,当解毒排脓;恢复期脓毒尽除,以清养为主,不可一味滋补,防灰中有火,死灰复燃。在溃脓期,要密切观察病情变化,对发生大量咳血、咯血者,严防血块阻塞气道,应参照"血证"治疗,并采取急救措施。邵老认为,病势渐缓,脉、色、舌逐渐正常,吐血不多,可于原方加活血化瘀之品。此为将愈之象。

学生:老师,肺痈施药应避免哪些?

老师:肺痈为热壅血瘀的实热病证,即使风寒所致也已经化热,故切忌用辛温发散之品退热,恐以热助热,邪热鸱张。同时,亦不宜早投补、敛之剂,以免助邪资寇,延长病程。即使见有虚象,亦当分清主次,酌情兼顾。

学生:老师,如何解决肺痈补的问题?

老师:恢复期脓毒尽除,以清养为主,不可一味滋补,避免邪留不去,或灰中有火,死灰复燃。肺痈的治疗过程中,要坚持在未成脓前给予清肺消痈之品,以力求消散;已成脓者,当解毒排脓,按照"有脓必排"的原则,尤以排脓为首要措施;脓毒消除后,再予以补虚养肺。

学生:谢谢老师。

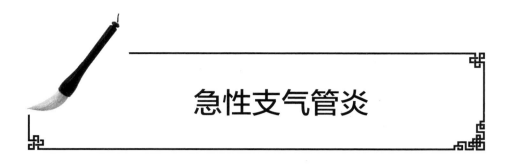

急性支气管炎

急性支气管炎是病毒或细菌等病原体感染所致的支气管黏膜炎症,往往继发于上呼吸道感染之后,也常为肺炎的早期表现。本病多同时累及气管、支气管,故正确命名应为急性气管支气管炎。急性感染性支气管炎往往先有急性上呼吸道感染的症状,如鼻塞、寒战、低热、背部和肌肉疼痛以及咽喉痛,以咳嗽伴有支气管分泌物增多为特征,属中医学"咳嗽"范畴。

一、风寒束肺急支炎　疏风散寒化痰饮

【案例回顾】

王某,女,36岁。咳嗽1个月余,喉痒即咳,自服多种止咳药未见减轻。曾在某医院行胸部X片检查,提示两肺纹理增多、增粗,考虑支气管炎。后因外出作业,复感外邪,鼻微塞,咳剧则呕吐,痰少,胃纳甚差。舌质淡,苔薄腻,脉小滑数。此患者咳虽日久,但外邪未清,为肺失清宣所致。

西医诊断:支气管炎。

中医诊断:咳嗽(外邪未清,肺失清宣)。

治法:疏风宣肺,化痰止咳。方以三拗汤加减。

处方:前胡9g,桑叶9g,炙紫苏子9g,杏仁9g,炙紫菀15g,白前9g,苍耳子9g,陈皮9g,半夏9g。5剂,每日1剂,水煎服。

服数剂而愈。

【师生问答】

学生：老师，如何识别咳嗽（急、慢性支气管炎）的外感与内伤？

老师：首先从咳嗽的病因说，有外感、内伤两大类。外感咳嗽为六淫外袭于肺；内伤咳嗽为脏腑功能失调，内邪干肺。不论邪从外入，还是自内而发，均可引起肺失宣肃，肺气上逆作咳。

学生：老师，咳嗽的外感与内伤的病机是什么？

老师：外感咳嗽，属于邪实，为六淫外邪犯肺，肺气壅遏不畅所致。内伤咳嗽，病理因素主要为"痰"与"火"。而痰有寒热之别，火有虚实之分。痰火可互为因果，痰可郁而化火（热），火能炼液灼津为痰，多由脏腑功能失调，内邪上干于肺所致。本病常反复发作，迁延日久，脏气多虚，故属邪实与正虚并见。

学生：老师，咳嗽（急性支气管炎）与流行性感冒、急性上呼吸道感染如何鉴别？

老师：流行性感冒，呼吸道症状较轻，全身中毒症状较重，如高热、全身肌肉酸痛、头痛、乏力等，常有流行病史，须根据病毒分离和血清学检查结果确诊。急性上呼吸道感染，鼻咽部症状较为突出，咳嗽、咳痰一般不明显，肺部无异常体征，胸部 X 线检查正常。

学生：老师，咳嗽如何类证鉴别？

老师：鉴别咳嗽，应根据病史的新久、起病的缓急、是否兼有表证来判断外感或内伤。外感咳嗽，起病急，病程短，常伴肺卫表证。内伤咳嗽，常反复发作，病程长，多伴其他兼证。

学生：老师，咳嗽的外感与内伤可相互为病吗？

老师：是的。外感咳嗽与内伤咳嗽可相互为病。外感咳嗽如迁延失治，邪伤肺气，更易反复感邪，而致咳嗽屡作，肺脏益伤，逐渐转为内伤咳嗽。内伤咳嗽，肺脏有病，卫外不强，易受外邪引发或加重，在气候转冷时尤为明显。久则肺脏虚弱，阴伤气耗，由实转虚。因此，咳嗽虽有外感、内伤之分，但两者可互为因果。

学生：老师，咳嗽如何辨证论治？

老师：咳嗽虽有外因内因之别，然皆与肺有关。陈修园谓："肺如钟，撞则鸣。"外感咳嗽，多为实证，应祛邪利肺，按病邪性质分风寒、风热、风燥论治。内伤咳嗽，多属邪实正虚，标实为主者，治以祛邪止咳；本虚为主者，治以扶正补虚，并按主次酌情兼顾。同时除直接治肺外，还应从整体出发，注重治脾、肝、肾等。

学生：老师，外感咳嗽，如何认识宣肺与肃肺的关系？

老师：外感咳嗽，宜温凉相配，宣肃同用。因为外感咳嗽既见喉痒、咳嗽、痰多等症，又常兼有发热恶寒。一般认为偏风寒宜辛温，偏风热宜辛凉，咳嗽初起宜宣肺，咳嗽日久宜肃肺。但不必过分拘泥于辛温与辛凉、宣肺与肃肺的界限，常以辛温与辛凉相配，宣降与肃肺同用，可以取得退热、止咳的效果。

学生：老师，三拗汤加减，为何不用麻黄？

老师：三拗汤为宣肺的代表方，常用的宣通药为桔梗、甘草等，发散药轻者有荆芥、防风、前胡等。麻黄、桂枝同样是发散药，但又有表实、表虚之不同，表实无汗者用麻黄，表虚汗出者用桂枝，两者当有所区别，这就是不用麻黄的意思。

学生：老师，那本案以三拗汤为主方的含义是什么？

老师：患者是复感外邪，鼻塞，喉痒即咳，咳剧则呕吐，痰少，可见于偏热，药用桑叶、苍耳子、炙紫苏子，发散药用荆芥、前胡等，达到宣肺解表之功效。

学生：老师，三拗汤加减以偏表实吗？

老师：临床上表实者，表现为咳嗽咳痰，痰白清稀，鼻塞流涕畏寒身热，头痛，肢体酸疼，脉紧。治当解表散寒，温化痰饮。三拗汤加减：麻黄6g，杏仁9g，甘草6g，前胡9g，桔梗9g，紫菀9g，款冬花9g，荆芥6g，姜半夏9g，陈皮6g。

学生：老师，三拗汤主治感冒风邪有何特色？

老师：加味三拗汤，出自河南名家吕靖中。方由麻黄 3g、杏仁 6g、防风 6g、茶叶 2g、甘草 3g 组成，具有宣肺平喘之功效，主治小儿感受风寒，发热或无热，喘促气粗，张口抬肩，舌质淡，苔薄白，脉浮紧者。方中用麻黄宣肺平喘；杏仁止咳平喘；配防风辛开解表，使风寒外散，逆气得以平复；配茶叶清心肃肺，正与肺主清肃合拍；用甘草调和诸药，缓麻黄慓悍之性，使之无过汗伤正之弊。诸药合用，共奏宣肺平喘之功，使逆气得以平复，而收表解喘定之效。

学生：老师，咳嗽风寒束肺型如何诊治？
老师：本案为咳嗽之风寒束肺，本证常见于急性支气管炎及慢性支气管炎继发感染时。风寒痰饮闭阻肺系，因此以三拗汤解表逐寒、祛痰化饮最为适宜。方中加入荆芥，可增强解表散寒之力，其他诸药均为化痰镇咳之用。如气急痰多者，可酌加紫苏子、白芥子、茯苓、五味子等；头痛较甚者，可加蔓荆子、川芎、制延胡索等；腹胀、纳差者，则加鸡内金、山楂、麦芽以行滞消食健胃。

学生：老师，久咳不愈有何方法？
老师：久咳不愈，辛散与收敛可同用。治疗咳嗽，每忌敛涩之剂，恐收敛邪气。但用之合度，每获显效。《医门法律》说："凡邪盛咳频，断不可用劫涩药；咳久邪衰，其势不脱，方可涩之。"所谓"邪盛"，是指表证未罢，痰浊未清；所谓"邪衰，其势不脱"，是指外无寒热表证，内无痰浊留恋，而咳势仍剧。必须抓住这两个辨证要点，方能使用收涩之剂。

学生：谢谢老师！

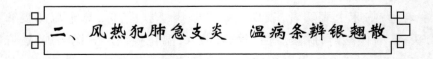

二、风热犯肺急支炎　温病条辨银翘散

【案例回顾】

朱某，女，38 岁，2012 年 6 月 11 日初诊。反复感冒，间歇性咳嗽 1 年有余。此次因 1 周前外感风热,咳嗽加重,咳痰,痰黄稠而黏,量不多,夜间咳甚,纳可,小便可,大便偏干;舌边尖红,苔微黄,脉滑数。胸部正位片示:两肺纹理增多。

西医诊断:急性支气管炎。

中医诊断:咳嗽,证属风热犯肺。

治法:辛凉解表。方用银翘散加减。

处方:连翘 12g,金银花 12g,桔梗 10g,鱼腥草 24g,焦栀子 10g,薄荷 3g,淡竹叶 10g,浙贝母 15g,荆芥穗 12g,淡豆豉 15g,牛蒡子 12g,生甘草 6g。5 剂,每日 1 剂,水煎服。

【师生问答】

学生:老师,温病初起为何用银翘散?

老师:温病初起是由于温热邪毒外袭,卫表郁闭,肺失清肃,往往出现发热无汗,或有汗不畅,微恶风寒,头痛口渴,咳嗽咽痛,舌尖红,苔薄白或薄黄,脉浮数的症状。银翘散具有辛凉透表、清热解毒之功效。

学生:老师,银翘散与葱豉桔梗汤的组方药物有些相似,是吗?

老师:是的。在风温感冒里已经说过,二者都用于风温初起。银翘散少葱白、焦栀子、牛蒡子,葱豉桔梗汤缺金银花、荆芥。同属辛凉,前者偏于透表,清热解毒;后者以疏表,偏于清肺泻热。

学生:老师,银翘散的方义是什么?

老师:银翘散方中金银花、连翘气味芳香,既能疏散风热,清热解毒,又可辟秽化浊,故重用为君药。薄荷、牛蒡子辛凉,疏散风热,清利头目,且可解毒利咽;荆芥穗、淡豆豉辛而微温,解表散邪,此二者虽属辛温,但辛而不烈,温而不燥,配入辛凉解表方中,增强辛散透表之力,是为去性取用之法。以上四药俱为臣药。淡竹叶清热生津;桔梗开宣肺气而止咳利咽,同为佐药。生甘草既可调和药性,护胃安中,又合桔梗利咽止咳,是属佐使之用。

学生:老师,临床上温病初起以银翘散为基础方,如何加减?

老师:症见渴甚者,为伤津较甚,加天花粉以生津止渴;项肿咽痛者,系热毒较甚,加马勃、玄参以清热解毒,利咽消肿;衄者,由热伤血络,去荆芥穗、淡豆豉之辛温,加白茅根、侧柏炭、栀子炭以凉血止血;咳者,是肺气不利,加杏仁苦降肃肺,以加强止咳之功;胸膈闷者,为夹湿邪秽浊之气,加藿香、郁金以芳香化湿,辟秽祛浊。

学生:老师,如何避免辛凉太过?

老师:吴鞠通谓银翘散"谨遵《内经》'风淫于内,治以辛凉,佐以苦甘;热淫于内,治以咸寒,佐以甘苦'之训。又宗喻嘉言芳香逐秽之说,用东垣清心凉膈散,辛凉苦甘。病初起,且去入里之黄芩,勿犯中焦;加银花辛凉,芥穗芳香,散热解毒,牛蒡子辛平润肺,解热散结,除风利咽,皆手太阴药也。……此方之妙,预护其虚,纯然清肃上焦,不犯中下,无开门揖盗之弊,有轻以去实之能,用之得法,自然奏效。"

学生:老师,银翘散方乃清轻之品,用药、煎煮有什么讲究吗?

老师:就银翘散而言,其所用药物均为清轻之品,加之用法,吴鞠通强调"香气大出,即取服,勿过煮",体现了吴氏"治上焦如羽,非轻不举"的用药原则。

学生:老师,什么叫"治上焦如羽,非轻不举"?

老师:"治上焦如羽,非轻不举",这是吴鞠通在《温病条辨·治病法论》中总结的上焦病治疗原则。意思是上焦部位最高,而近于表,因此宜用如羽毛那样轻清升浮之品,否则药过病所。而"治上焦如羽,非轻不举",亦是上焦温病选药组方及中药服法的准绳。

学生:老师,那"非轻不举"在选药组方中的含义呢?

老师:"非轻不举",可以指处方用量"非轻不举"。方剂中所用药量的大小,直接影响其功效。病位不同,病种有异,用药量就有区别。根据中药的"升降沉浮"理论,药物的升降沉浮趋向,除与药物的气、味、药用部分、质地轻重有关外,亦受到药用量大小的影响。也就是说,同一味药,量轻可上达向表,量重可下降走内。

学生:老师,"非轻不举"在中药煎服法中的含义?

老师:"非轻不举",亦指煎药时间"非轻(短)不举"。温病初起,邪在上焦肺卫,所选方药气味均薄,煎煮时间宜短,久煎则药性挥发,气味耗散,走表上达之力减弱,不能发挥治疗作用。

"非轻不举",还指服药方法"非轻(频、少)不举"。温病邪在上焦者,宜频服,少服,可使药力在上焦持续不断地产生作用。少量服者,量少则质轻,质轻则如羽而走上,轻清升浮,药液入口下咽,流连胸中,有利于邪从表从上解。

学生:老师,那"治上焦如羽,非轻不举"仅适应温病初起上焦之证吗?

老师:是的。话要说回来,吴鞠通"治上焦如羽"的治疗原则,只适用于风热、燥热、湿热等邪袭肺卫表证,而对邪入气分的邪热壅肺、燥热伤肺、肺热发疹等证,以及邪入心包之证,"如羽"的祛热邪、养阴存津力量就完全不够了。

学生:谢谢老师。

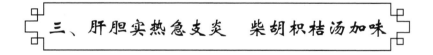

三、肝胆实热急支炎　柴胡枳桔汤加味

【案例回顾】

张某,男,38岁,2011年3月27日初诊。主诉:咳嗽、痰白黏稠20天。顿咳,夜重,咳则不得卧,牵及两胁作痛,烦躁,纳差,大便干结,舌红苔黄厚腻,脉弦滑。查体:双侧扁桃体无红肿,双肺呼吸音粗。血常规:白细胞7.8×10^9/L,中性粒细胞百分比67%,淋巴细胞百分比32%。胸部X线片示:双肺纹理增粗。

西医诊断:急性支气管炎。

中医辨证:咳嗽,肝胆实热型。

治法:柴胡枳桔汤加减。方加白芥子10g,桃仁10g,鱼腥草30g,羚羊角粉(冲服)0.3g。

服用 5 剂后,咳嗽、咯痰明显好转,入夜得平卧。原方去羚羊角粉,继服 5 剂后,症状及体征均恢复正常。临床观察发现,咽痛消失在第 3 天左右,咳嗽、咯痰、发热的消失在第 6 天左右,两胁疼痛、大便干燥、舌红苔黄厚腻在第 10 天左右明显改善。

【师生问答】

学生:老师,急性支气管炎为何会出现肝胆湿热型咳嗽?

老师:咳嗽是一个以症状命名的病症。其病变部位在肺。病因正如《景岳全书·咳嗽》所言:"外感之咳,其来在肺,故必由肺以及脏,此肺为本而脏为标也;内伤之咳,先因伤脏,故必由脏以及肺,此脏为本而肺为标也。"即通过"标""本"的论述,明确提出咳嗽的发生不仅与肺相关,并同所病脏腑密切相关。肝胆热盛咳,"本"在肝胆,"标"在肺,肝胆热盛咳为内伤咳嗽的一种主要证型。

学生:老师,为何顿咳,夜重?

老师:肝胆湿热型咳嗽以顿咳、暴咳及入夜零时后加重为表现特征。其发病一般儿童多于成人。中医学认为,"小儿肝常有余,脾常不足",而喂养不当,营养过剩,及过度过早厚衣防护,是导致现代都市儿童饮食积滞,痰湿内停,化火动肝,上渍于肺引发肝咳的主要原因。

学生:老师,临床如何治疗?

老师:基于上述,采用柴胡枳桔汤加减。

学生:老师,柴胡枳桔汤有何功效、主治?

老师:柴胡枳桔汤为《通俗伤寒论》中用来治疗少阳病往来寒热之两侧头痛的方剂,具有和解透表、畅利胸膈之功效。主治少阳经病偏于半表证,邪传少阳经证,往来寒热,两头角痛,耳聋目眩,胸胁满痛,舌苔白滑,脉右弦滑,左弦而浮大。

学生:老师,柴胡枳桔汤是小柴胡汤的变方吗?

老师:是的。小柴胡汤原方就有多个加减,后世据以加减化裁者更多,原谓本证系"邪郁腠理,逆于上焦,少阳经病偏于半表证也,法当和解兼表,柴胡枳桔汤主之"。仍以柴胡、黄芩为主药,两药一消一散,疏解少阳之邪,燮理枢机之变。桔梗宜利肺,开发上焦,炒枳壳下气除痞、宽胸行气,二者一升一降,配合柴胡、黄芩疏利枢机,使气机得以升降自如。佐以连翘散郁火、消壅结,荆芥"善治皮膜外之风邪",两味一温一凉,共行清热透邪之功;浙贝母凉润,消痰散结,对肺经燥痰疗效尤佳;川芎活血祛风,配柴胡助消阳之气,配浙贝母行活血化痰之力。使以焦神曲健脾和中,一助浙贝母化痰,二助荆芥发散,三助炒枳壳下气消积。诸药合用,共行和解疏表、化痰利咽、宽胸畅膈之功,可使枢机运转正常,肺气肃降得当,上逆之气得平,而咳嗽自止。

学生:老师,本案少阳经病肝胆热盛,柴胡枳桔汤的用意是什么?

老师:少阳经病偏于表证,治当促邪外透,故俞根初加枳、桔、陈皮畅胸膈之气,开发上焦。去枣留姜,亦是用其辛散之功,助柴胡透邪。雨前茶清热降火、利水去痰,助黄芩清泄邪热。此见配伍之妙,使少阳经证偏于半表者,得外透而解,升降复而三焦畅,自然诸症悉除。

学生:老师,本案临床应用的方义是什么?

老师:柴胡枳桔汤的柴胡、枳壳疏肝理气以调畅气机;黄芩、桔梗直降肺气,恢复失调的气机;瓜蒌味甘、微苦,性寒,清热化痰、宽胸散结、润肠通便,使热邪从大便排出;浙贝母味苦,性寒,消热化痰,开郁散结;生蛤壳味咸,性寒,清肺化痰,软坚散结。诸药共奏清热化痰之功效。

学生:老师,那临床如何加减?

老师:顿咳、暴咳上方加青黛,甚者羚羊角粉冲服;痰黏稠,不易咳出者,加白芥子、桃仁;痰量多者,加冬瓜皮、芦根;伴发热而舌苔厚腻者,加青蒿、半夏;咳声响亮,肺部可闻及干鸣或湿啰音者,加桑白皮、地骨皮;大便干燥者,加鱼腥草、莱菔子;咽痛者,加锦灯笼、皂角刺、射干。

学生:谢谢老师!

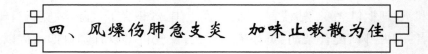

四、风燥伤肺急支炎　加味止嗽散为佳

【案例回顾】

邓某,男,54岁,2011年12月15日初诊。因咳嗽反复发作半年就诊。半年前受凉后开始咳嗽,之后常间歇、反复发作。曾在某医院就诊,诊为"支气管炎",用药后疗效不显。后到另外医院诊治,检查变应原无异常,配药服用后当时稍减,但停药又作。后曾又自购中西成药治疗,疗效不显。刻诊:咳嗽,咽痒则咳,咽喉不适,晨起明显,干咳无痰,纳、寐可,二便尚调;舌淡苔薄白,脉弦滑。

西医诊断:支气管炎。

中医诊断:咳嗽,证属风燥伤肺。

治法:润肺利咽,化痰止咳。方拟加味止嗽散。

处方:鱼腥草15g,重楼10g,桔梗10g,白前12g,炙百部12g,化橘红12g,蜜紫菀15g,炙款冬花12g,白僵蚕12g,蝉蜕6g,生甘草6g。7剂,每日1剂,水煎服。

二诊:药后咳嗽明显好转,咽喉不适不显,干咳仍有,偶觉咽干,纳、寐可,二便尚调,舌脉如前。前方出入。

处方:鱼腥草15g,重楼10g,桔梗10g,北沙参15g,白前12g,炙百部10g,化橘红12g,蜜紫菀15g,炙款冬花12g,蝉蜕6g,白僵蚕12g,白果10g,生甘草6g。7剂,每日1剂,水煎服。

三诊:咳嗽仅偶作,舌脉如前。守前方再服5剂而愈。

【师生问答】

学生:老师,本案咳嗽,证属风燥伤肺,您是怎么考虑用止嗽散的?

老师:止嗽散所治之证,原为外感咳嗽,服解表宣肺药后而咳仍不止者。其具有止咳化痰、疏表宣肺之功效,主治风邪犯肺,咳嗽咽痒,或微有恶寒发热,舌苔薄白等。本案虽咳嗽迁延日久,但主症为咳嗽,咽喉不适,咽痒则咳,结合舌脉,与止嗽散方主症相合,故用加味止嗽散。

学生:老师,止嗽散的含义为何?

老师:风邪犯肺,肺失清肃,虽经发散,其邪未尽,故仍咳嗽,此时外邪十去八九,而肺气失于宣降,治法重在理肺止咳,微加疏散之品。

学生:老师,止嗽散组方有何意义?

老师:止嗽散方中的紫菀、白前、百部止咳化痰,治疗咳嗽不分新久,均有疗效,紫菀、百部蜜炙则对久咳疗效较好;桔梗、化橘红宣降肺气,止咳消痰;紫菀、白前、百部与桔梗相配,更能清利咽喉。本案用白前疏风化痰止咳,并用鱼腥草、重楼清热利咽,化痰止咳。咳嗽日久,且干咳无痰,用炙款冬花与百部相配,润肺化痰。咳嗽而有咽喉不适、咯痰不爽者,用蝉蜕、白僵蚕二味,可入络搜邪,而蝉蜕与橘红相配又善治咽痒咳嗽,岳美中先生赞曰"橘红咳而喉痒者必用"。二诊时干咳为主,加北沙参、白果,润肺化痰、收敛止咳而收功。

学生:老师,止嗽散临证,为何咳嗽不论新久都适宜?

老师:程钟龄谓:"肺体属金,畏火者也,过热则咳。金性刚燥,恶冷者也,过寒亦咳。且肺为娇脏,攻击之剂,既不任受,而外主皮毛,最易受邪,不行表散则邪气留连而不解。"又谓止嗽散"温润和平,不寒不热,既无攻击过当之虞,大有启门驱贼之势。是以客邪易散,肺气安宁"。可见临证咳嗽,不论新久,只要寒热之症不显,以咳嗽咽痒为主症者,多以止嗽散进出,可获良效。

学生:谢谢老师!

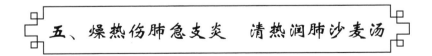

五、燥热伤肺急支炎　清热润肺沙麦汤

【案例回顾】

王姓老妇,67岁,2013年11月26日初诊。1个月前因受凉开始咳嗽,不间断咳嗽1个月。曾到某医院就诊,诊断为支气管炎,并输液治疗。1周后,

咳痰虽减少,仍咳嗽。X线片提示:支气管炎伴肺部感染,散在纤维灶。有10年失眠史,每日服艾司唑仑方可入睡。刻下:胸闷,气急,干咳无痰,口干,鼻燥喉痒,纳尚可,寐差,形体消瘦,二便调,舌红,少苔薄,脉细数。

西医诊断:支气管炎。

中医诊断:咳嗽(燥热伤肺)。

治法:清热生津,润肺止咳。方以沙参麦冬汤加减。

处方:北沙参12g,麦冬15g,制玉竹12g,天花粉15g,冬桑叶12g,川贝粉(分吞)3g,竹沥半夏10g,仙鹤草24g,百合15g,远志10g,鱼腥草18g,蝉蜕6g,甘草6g,化橘红10g。7剂,每日1剂,水煎服。

二诊:咳嗽明显减轻,胸闷不明显,口干可,夜寐一般,舌尖红,少苔薄润,脉细。此为肺阴亏虚,肾不纳气。治宜养阴止咳,佐以益肾。

处方:北沙参12g,太子参10g,麦冬15g,制玉竹12g,天花粉15g,冬桑叶12g,川贝粉(分吞)3g,竹沥半夏10g,仙鹤草24g,黛蛤散30g,益智仁10g,甘草6g,桑白皮10g,陈皮10g。7剂,每日1剂,水煎服。

三诊:咳嗽已瘥八九,气急已平,精神比前好转,时觉疲劳,服药后偶有胃脘不舒,时有口苦不舒,夜寐可,舌淡红,苔白微腻,脉细。治宜健脾化痰,清肺纳气。方以六君子汤加减。

处方:太子参12g,白术15g,竹沥半夏10g,黄芩10g,仙鹤草24g,陈皮10g,茯苓10g,甘草6g,冬桑叶15g,川贝粉(分吞)3g,蝉蜕6g,佛手10g,百合15g。7剂,每日1剂,水煎服。

【师生问答】

学生:老师,本型急性支气管炎好发于哪个季节?

老师:本型急性支气管炎多见于秋季,或有长期吸烟史的慢性支气管炎患者。

学生:老师,其为何好发于秋季?

老师:中医学认为,肺开窍于鼻,外合皮毛,直接与外界相通,故周围环境变化极易影响肺的生理功能,因而六淫之邪不论通过口鼻或皮毛侵袭人体,必先归于肺,从而出现肺系证候。一旦秋季当令,燥邪伤肺,最易耗阴灼液而致燥咳不已;至于吸烟的危害,前人早就指出"久服则肺焦",也同样可出现燥热伤肺的症状。

学生:老师,急性支气管炎(燥热伤肺)为何用沙参麦冬汤?

老师:沙参麦冬汤,为中医名方,出自《温病条辨》卷一。为润燥剂,具有甘寒生津、清养肺胃之功效。本方主治燥伤肺胃或肺胃阴津不足,症见咽干口渴,或热,或干咳少痰,临床上用于气管炎、肺结核、胸膜炎、慢性咽炎等属于肺胃阴伤者。当然"清燥救肺汤"也适宜。

学生:老师,沙参麦冬汤有"培土生金"之意?

老师:脾胃乃后天之本,脾胃津液得充,精微气血就能上奉于肺。方中北沙参、麦冬、制玉竹、天花粉为甘凉濡润之品,既能清肺养阴,又能益胃生津;甘草益气培中,甘缓和胃;配以冬桑叶,轻宣燥热。诸药合用,共奏益胃阴、润肺金、健脾土、清余热之功,总不失"培土生金"之旨。

学生:老师,此案治咳法是用"润法"吗?

老师:是的。中医治咳方法论述丰富,名家祝谌予有治嗽四法,分别是宣、降、润、收。对于润法,他认为:"久咳不已,耗气伤津,燥咳无痰,甚则伤及血络而见痰带血丝,咽喉干痛,便干尿赤,胸胁刺痛,舌红,脉细数,宜用润法,滋肺胃之津液,清肺肝之邪火。常用沙参麦冬汤、桑杏汤、清燥救肺汤等随证情轻重投之。可加川贝母、枇杷叶、黛蛤散等润燥化痰之品。"

学生:老师,那如何理解"润法"?

老师:肺的生理属性是"肺为娇脏,喜润恶燥",对于燥邪伤肺或阴虚久咳证,应充养津液,滋阴润燥,予"润法"以恢复肺的生理功能。治疗遵《内经》"燥者濡之"的原则,以润养肺阴为主。但因燥邪有温凉之分,故应于润肺同时分辨病邪的属性,温燥时予桑杏汤,凉燥时予杏苏散。若因肺阴亏虚致咳,治疗当以清养肺胃、生津润燥为要,可选用沙参麦冬汤、养阴清肺汤等。

学生:老师,润肺是否包含清肺热?

老师:肺热不清,则进一步灼伤津液,而见口干咽燥、咳嗽少痰、不易咯出、舌红等症。又因肺与大肠相表里,肺热伤津,则肠液亦少,故可出现大便秘结。

101

学生：老师，润肺药如何应用？

老师：寒包火之咳嗽，即使出现肺热伤津之证，亦不可早用润肺药。过早应用麦冬等，容易使外邪被遏，不易外达，而咳嗽亦不易痊愈。

学生：老师，这里的寒包火如何理解？

老师：寒包火是证名，指肺有郁热、复感外寒所致之咳嗽。一名寒暄。《类证治裁》卷二载："寒包热，热郁肺俞，遇秋冬寒凉辄发咳，寸脉坚，声音窒，但解其寒而热自散。麻杏石甘汤，或金沸草散。"临床可见寒包热咳嗽和寒包热哮两种病证。其病机是由于寒邪束缚了体表，体内原本蓄积的火热不能向体外宣散，就如同被体表的寒邪"包裹"起来，积在体内而呈现身体高热不退的现象。这种内有蕴热、外受寒邪所引起的外感病即寒包火。

学生：老师，寒包火的临床表现有哪些？

老师：寒包火临床症状可呈现寒热并见，既有恶寒、体痛、咳嗽、鼻塞等表寒现象，又有口干渴、尿黄、大便干燥等里热现象。部分患者可有高热，头痛，周身关节肌肉酸痛，咽部干痛，咳嗽少痰，舌红苔黄等。

学生：老师，寒包火如何论治？

老师：寒包火治当散表寒、清里热。方以麻杏石甘汤、柴葛解肌汤合荆防败毒散加减［炙麻黄、杏仁、生石膏（先煎）、甘草、黄芩、柴胡、羌活、防风、板蓝根、金银花、桑叶、紫苏叶］。

学生：老师，麻黄何以薄荷代之？

老师：薄荷是治疗儿科喘咳病的常用药。《医学衷中参西录》在解薄荷时说："如麻杏甘石汤中之麻黄，宜用薄荷代之。盖麻杏甘石汤原治汗出而喘，无大热，既云无大热，其仍有热可知，有热而犹用麻黄者，取其泻肺定喘也。然麻黄能泻肺定喘，薄荷亦能泻肺定喘，用麻黄以热治热，何如用薄荷以凉治热乎？"这是薄荷代麻黄的由来。《中药大辞典》亦引用《医学衷中参西录》麻杏石甘汤用薄荷代麻黄的论点，未加否定。小儿为稚阴稚阳之体，肺热喘咳多见壮热，如用辛温麻黄则有助热伤阴之虞，因而临证亦多用薄荷代麻黄，尤其是肺热痰喘。

学生：老师，处方中用仙鹤草一味有何用意？

老师：仙鹤草味苦、涩，性平，归肺、肝、脾经。仙鹤草既能补虚，又有收涩作用，扶正而祛邪，收涩而镇咳，尤其对久咳者有良好的疗效。现代研究发现，仙鹤草的鞣质有消炎抗菌、松弛平滑肌的作用，其咖啡酸有镇痉收敛的作用，对结核分枝杆菌、金黄色葡萄球菌均有杀灭作用和抑制作用。仙鹤草又有化痰、解除支气管痉挛的作用。这里用仙鹤草是取其健脾收敛之意。

学生：老师，您在利咽止咳用药方面有何经验？

老师：临床上很多慢性咳嗽往往同时存在急慢性咽炎症状，治疗不能见咳治咳，更重要的是利咽止咳，咽喉得利，气道通达，咳嗽自愈。临床多选用桔梗、牛蒡子、浙贝母、鱼腥草、金荞麦、金果榄、蝉蜕、木蝴蝶、僵蚕等以清利咽喉。

学生：老师，说到"润法"养阴生津的方药，有时对本证型的支气管炎疗效不够满意，特别是慢性支气管炎患者，过用养阴则有助湿碍脾之弊，如何应对？

老师：润肺之品大多属养阴药，养阴不当确有助湿碍脾之弊，这无疑是临床上用药的一个矛盾。故外感咳嗽使用润肺之品时需注意药物用量，避免过量留邪，延长病程。因补阴药物滋腻，故内伤咳嗽使用补阴药物时需避免滋腻碍胃，消运不力，助湿生痰，宜佐以健运中焦之法，可酌加扁豆、茯苓、薏苡仁、山药等健脾渗湿之品。

学生：老师，如何理解治咳不忘忌口？

老师：在急、慢性气管炎的治疗中，有一些患者咳嗽时而加重，除气候因素外，多是忌口疏忽，临床上实屡见不鲜。不少患者咳已向愈，因误食腌咸，如带鱼等"发物"，致咳增剧，甚则胸筑气闭，不能平卧。因此临床凡遇咳者，无问新久，均要饮食清淡，切忌腌咸，使患者能懂得必要的忌口是治愈咳喘的重要一环，主动配合。

学生：谢谢老师！

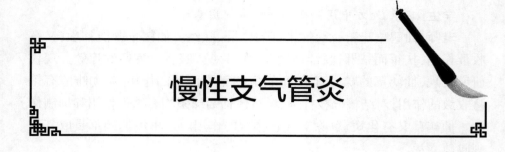

慢性支气管炎

慢性支气管炎是因气道慢性炎症,造成反复咳嗽、咳痰等一系列症状的疾病,属于中医学"痰饮""咳喘"等范畴。

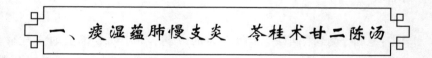

一、痰湿蕴肺慢支炎　苓桂术甘二陈汤

【案例回顾】

贾某,女,49岁,1998年3月21日初诊。原有慢性咳喘史16年,加重半个月,多次胸片示慢性支气管炎。平时易感冒,且经常引发咳嗽,甚则喘作。半个月前又因感冒发热致咳嗽加剧,痰多不爽,痰色黄,伴鼻塞脓涕,抗生素治疗后,痰色已转白,但仍咽痒咳嗽,痰多色白,伴胸闷气短,喘不甚,口干饮少,腰酸怕冷,动辄汗出,夜寐欠安,纳尚可,大便正常;舌苔薄白腻,脉弦细滑。

西医诊断:慢性支气管炎继发感染。

中医诊断:咳嗽(痰湿蕴肺型)。

治法:温化痰饮,健脾利湿。方以苓桂术甘汤合二陈汤加减。

处方:炙桂枝6g,炒白术12g,茯苓12g,甘草6g,陈皮6g,制半夏9g,川厚朴12g,杏仁9g,炙款冬花12g,炙紫菀12g,桔梗10g,重楼15g,虎杖30g。7剂,每日1剂,水煎服。

【师生问答】

学生：老师，本案为慢性支气管炎继发感染，为何属中医咳嗽的痰湿蕴肺型？

老师：从病史来看，易感冒，且经常引发咳嗽，甚则喘作，又因感冒发热致咳嗽加剧，痰多不爽，痰色黄，伴鼻塞脓涕，证候属余邪未清，痰随邪动，肺失宣肃之咳嗽的痰湿蕴肺型。

学生：老师，咳嗽之痰湿蕴肺的病机是什么？

老师：此型多因脾虚而致痰湿内盛，上渍于肺，阻塞气道，慢性支气管炎迁延期的患者表现最为突出。

学生：老师，为何咳嗽痰湿蕴肺以苓桂术甘汤、二陈汤合用？

老师：苓桂术甘汤为治疗痰饮病之主方，具有温化痰饮、健脾利湿之功效，主治中阳不足之痰饮病，症见胸胁支满，目眩心悸，或短气而咳者。《金匮要略》有"病痰饮者，当以温药和之"之法。而二陈汤为治湿痰之主方，具有燥湿化痰、理气和中之功，主治湿痰咳嗽，症见痰多色白易咯，胸膈痞闷，恶心呕吐，肢体困倦，或头眩心悸，舌苔白润，脉滑者。

学生：老师，苓桂术甘汤、二陈汤合用的含义是什么？

老师：苓桂术甘汤合二陈汤健脾助运，利湿化饮。加桔梗、川厚朴、杏仁、紫菀、款冬花，意在宣肺化痰、畅通气机；为防痰湿内蕴，日久化热，根据临床实践经验，适当酌加重楼、虎杖、金荞麦等清热解毒之品，一则有助于消炎防感染，二则有助于加强化痰止咳的功效。若气喘重者，可酌加麻黄、紫苏子、降香；神疲乏力，久治不愈者，加黄芪、党参以扶正祛邪；恶心欲呕、食欲不振者，酌加枳壳、姜竹茹、麦芽、鸡内金等消食止呕等药。

学生：老师，如何解读"生痰之源"？

老师：中医学有"脾为生痰之源，肺为储痰之器"之说，痰的产生主要与肺、脾两脏有关。肺主呼吸，调节气的出入和升降。当邪气侵袭肺时，容易导致肺内的津液凝聚成痰。脾主运化，即消化和运送营养物质至各脏器。如果湿邪侵犯人体，或思虑过度、劳倦、饮食不节，都能伤脾而使其失去运化功能,造成水湿内停,凝结成痰。

学生:老师,如何杜绝"生痰之源"?

老师:脾脏最怕受困,一是气困(生气不布),二是湿困。脾脏相当于全身气机的中央枢纽,负责水谷的转输。如果思虑耗神,元气受伤,生气不布,困厄脾阳,或久居湿地,淋雨涉水,外湿内侵,困厄脾阳,则津液转输不利,化成痰湿,上输于肺;同时,脾亦受痰湿之困,则气困愈重,两因相缠,脾越虚,痰越多。故有"脾为生痰之源,肺为贮痰之器"之说。而痰湿内盛的治疗重点,首先是健脾化湿以杜绝其"生痰之源",同时也必须注意宣肺化痰以治标,只有标本兼顾,才能提高其疗效。

学生:老师,如何标本兼顾,提高疗效呢?

老师:除了上述综合治疗外,若气困重于湿困,首选补中益气汤,健旺脾气(人参、白术、炙甘草),升补元气(黄芪、当归、升麻、柴胡),燥化湿邪(陈皮);若湿困重于气困,首选二陈汤,燥湿化痰(陈半夏、陈皮),理气和中(茯苓、甘草、乌梅、生姜)等。

再来分享国医大师郭子光一则临证慢性支气管炎(喘息型)的经典医案。冯某,女,48岁,1991年9月20日初诊。主诉及病史:素来痰多,常因受凉感寒引发喘咳。3天前起病,也不知何时何地受凉,咳嗽,气紧,胸闷,心悸,一身软酸不适,就近去本市某医院就诊,诊断为"感冒",注射庆大霉素,内服桑菊饮加减方2剂,无效。渐觉喘咳、心悸更甚,以致夜间因咳嗽频繁而不能入眠,于是去省级医院诊治,两次心电图检查,报告左心室下壁供血不足,并要其住院治疗。患者不愿意住院而来求治于中医。诊查:喉中作痒,咳嗽频繁,气喘甚,心悸动,上二楼都需歇息两次,胸前紧闷,痰多清稀,喘鸣显著,夜间频咳不能成寐,有时因咳而引起呕吐,恶风寒,周身不适。察其形体肥胖,呼吸短气,语言断续,舌质淡苔白润微黄,脉细数弱而歇止。

辨证:患者膈有久宿之痰,外有非时之感,内动壅滞之气,痰升气逆,发为喘咳,但其痰饮清稀而未化热,又恶风寒而表证未解,外寒内饮之证甚旺,其脉歇止不续为寒饮阻滞气机所致。

治法:散外寒,涤内饮。

处方:麻黄12g,桂枝18g,北细辛6g,干姜12g,制半夏15g,五味子

12g,白芍 20g,炙甘草 10g,杏仁 15g。嘱服 2 剂,每日 1 剂。

二诊:9 月 25 日。患者自诉,服上方当晚咳喘大减,并未出汗,服完 2 剂又就近自配 1 剂服完,自觉效果甚佳,各症均显著缓解,并正常上班。目前觉咽喉干燥,微咳,咯少量稠痰。察其神色佳良,舌苔薄白干而微黄,脉细较有力,脉律齐。温化寒饮,又有化燥之征,仍以小青龙加石膏 40g、麦冬 20g,与服 2 剂而愈。

学生:老师,就这么简单?

老师:是的,大师之作,以散外寒、涤内饮之法治愈难疾。郭老认为,慢性支气管炎患者,一般多有停痰宿饮,又因其肺卫多虚,易感外邪引动内饮而发病。以小青龙汤散外寒、涤内饮,有仲景"病痰饮者,当以温药和之"之意,对于寒性痰饮喘咳,效如桴鼓。本病仅指标证(痰、咳、喘)而言,其本在肺、脾、肾之虚。由于肺虚失通调之功,脾虚失输布之能,肾虚失气化之权,故其宿痰随去随生,缠绵不愈。所以,郭老认为本病发时治标,即治咳、治痰、治喘;平时治本,即补肺、补脾、补肾,结合体育锻炼,坚持治疗,缓图根治。

学生:老师,小青龙汤有这么神奇?

老师:小青龙汤八味相配,使风寒降,水饮去,肺气复疏,宣降有权,诸症自平。

学生:老师,小青龙汤临床应用应需要注意哪些?

老师:小青龙汤是以辛散温化为主,水寒相搏于肺者才适宜。

学生:老师,二诊加石膏,不是小青龙加石膏汤吗?

老师:是的。小青龙加石膏汤证,是外感与内饮相搏,兼有邪热所致,故用小青龙汤解表蠲饮,加石膏清邪热而除烦躁,郭老即取此意。

学生:老师,那喘咳心悸更甚,失眠,左心室下壁供血不足,临证应如何兼顾?

老师:本案例其脉歇止,随着痰饮涤去,其心悸、胸闷等症状缓解,脉律也恢复正常,但未再做心电图检查,尚不知其左心室下壁供血不足的情况是否改善。以郭老本人经验,凡冠心病心绞痛、高血压等,麻黄当慎用,因其有诱发心绞痛和升高血压的可能,是否因其辛温升散太过的缘故,当继续观察。

学生:老师,为何郭老提到麻黄当慎用?

老师:一是麻黄发汗力较强,故表虚自汗,阴虚盗汗,喘咳由于肾不纳气者均应忌用。二是麻黄有多种麻黄碱成分,使用不当或过量会对心血管系统产生不良的影响,当以慎用为好。

学生:好的。谢谢老师!

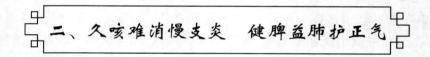

二、久咳难消慢支炎　健脾益肺护正气

【案例回顾】

张某,女,43岁,2013年3月4日初诊。原有支气管炎史。近2个月来咳嗽反复发作,1个月前曾到某医院拍胸部X线片,提示肺部纹理增多、增粗,支气管炎。静脉滴注盐水1周,治疗后咯痰稍少,咳嗽仍然。后就诊于别处中医,投以清热解毒、化痰止咳等药,治疗效果亦不显。诊时干咳少痰,遇劳加剧,神疲乏力,动则汗出,咽喉不适,纳、寐可,二便调,苔薄质淡,脉细弱。

西医诊断:慢性支气管炎。

中医诊断:咳嗽(肺气虚),证属咳嗽日久,损耗肺气,卫外不固,肺失肃降。

治法:补益肺气,利咽化痰。

处方:炒党参12g,炒白术15g,茯苓12g,生甘草10g,生黄芪18g,防风12g,浙贝母12g,牛蒡子10g,连翘12g,桔梗9g,橘络10g,白僵蚕12g,蝉蜕6g。7剂,每日1剂,水煎服。

二诊:咳嗽明显减轻,精神亦佳,汗出已减,唯咽喉不适仍作,苔薄质淡,脉细弱。药已对证,宜前方再投,加鱼腥草24g、穿心莲12g、粉重楼

10g。7剂,药后诸症均瘥。

孙某,女,44岁,2014年3月18日初诊。咳嗽阵作,咽痒则咳,痰稠难出,反复发作已有3个月余,神疲乏力,偶有气急,纳食不香,寐可,二便如常,苔中腻,质淡,脉细滑。

西医诊断:慢性支气管炎。

中医诊断:咳嗽(肺脾两虚),证属肺脾两虚,痰阻气逆。

治法:健脾益肺,止咳化痰。

处方:炒党参12g,炒白术12g,茯苓12g,生甘草10g,桔梗10g,牛蒡子12g,浙贝母12g,炙紫苏子12g,广地龙12g,炒莱菔子12g,白芥子10g,冬桑叶12g,炙百部15g,化橘红15g,橘络10g,大枣15g。7剂,每日1剂,水煎服。

二诊:药后咳嗽明显减少,已有痰出,精神明显转佳,气急已除,舌淡苔白,脉细。前方加姜半夏,再服7剂,后诸症消失而愈。

【师生问答】

学生:老师,这两则案例均为内伤咳嗽之肺虚型,其证有二,一为肺气虚,一为肺阴虚。请问两者在病因病机上有何不同?

老师:内伤咳嗽多见于慢性支气管炎。肺气虚证,是指由于肺脏正气不足,肺的生理功能活动减弱所致的一类肺系病证,多因咳嗽日久,伤耗肺气,或因脾胃功能失调,脾气亏虚,肺失充养所致。肺阴虚证,是指肺阴不足,也就是肺内的津液不能滋养肺脏所致的一类肺系病证,多因久咳伤阴,燥热伤及肺津,以及热病后期阴津损伤所致。

学生:老师,肺气虚和肺阴虚在症状和治法上有何不同?

老师:肺气虚的主要表现为咳痰白稀,咳喘无力,甚则呼吸困难,气短懒言声音低微,或语言断续无力,稍一用力则气虚而喘,周身乏力,畏风,自汗,易感冒,面色㿠白,舌质淡,苔薄白,脉虚弱。其治法应为益气补肺,健脾化痰。肺阴虚主要表现为干咳无痰,或痰少而黏,痰中带血,并有咽喉干痒,或声音嘶哑,身体消瘦,舌红少津,脉细数;虚热内生者可有咯痰带血,午后发热,手足心热,心烦失眠,夜间盗汗,两颧发红等症。其治法应养阴润肺,兼清余热。

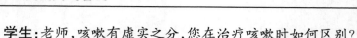

学生：老师，咳嗽有虚实之分，您在治疗咳嗽时如何区别？

老师：咳嗽辨证当首分虚实，咳嗽的治疗亦应分清邪正虚实。慢性支气管炎咳嗽为正虚与邪实并存。在治则上虚者补而益之，实者清而化之，虚实夹杂者，清补兼施。

学生：老师，这两个案例都用健脾益气的四君子汤为基本方，在治疗肺虚咳嗽方面是否注重对脾脏的调理？

老师：是的，肺虚咳嗽注重对脾脏的调理。《慎斋遗书·咳嗽》载："因于虚，宜补之，人参、黄芪之属，或保元、四君、六君。"久咳不止，肺气必虚，子盗母气会导致中气不足，中气不足又会影响到脾的运化，脾虚而痰湿阻滞，又反过来影响到肺的肃降，所以要使肺不虚，就必须补益脾气，脾土旺盛才能生化有源，气血充足，肺气也就得到补益。因此培土生金、肺脾同治是治疗肺虚久咳的大法。

学生：老师，方用黄芪是否取其补气之意？

老师：是的，以四君子配黄芪补肺脾之气，为肺脾同治之意，有效提高机体免疫力，明显改善肺功能，减少复发，缓解咳喘症状。

学生：谢谢老师。

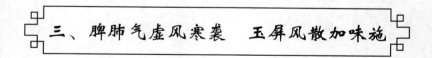

三、脾肺气虚风寒袭　玉屏风散加味施

【案例回顾】

某，女，50岁，2001年9月10日初诊。自诉反复咳嗽、咯痰20余年，加重10天。患者20年前因受凉而致咳嗽、吐痰，经西医治疗后好转。以后每遇受凉或秋冬之交，冬末春初，气候变化而反复发作。10天前，受凉后病情复发，咳嗽，吐白痰，稍感气喘，曾在单位医务室给予西药治疗，效果不佳，故来院门诊求治。察其咳嗽阵阵，咯白色稀痰，微喘，神疲乏力，舌质暗淡，舌体胖大，苔薄白，脉浮。双肺可闻及干啰音，X线片示双肺纹理增粗。

西医诊断:慢性支气管炎。

中医诊断:咳嗽。证属脾肺气虚,风寒袭肺。

治疗:玉屏风散加味。

处方:黄芪 30g,白术 15g,防风 10g,丹参 15g,桔梗 10g,川贝母 10g,炒杏仁 10g,款冬花 15g,炙紫菀 15g,瓜蒌 15g,紫苏子 15g,当归 15g。5 剂,每日 1 剂,水煎服。

服药后症状明显好转,继用原方 8 剂而愈,随访 1 年未复发。(季红燕医案)

【师生问答】

学生:老师,该案例季师治疗用的是玉屏风散,什么叫玉屏风?

老师:玉屏风,指玉制或玉饰的屏风。玉屏风散,《内经》曰:"形不足者,温之以气。"此之谓也。方名曰玉屏风,亦是取其补益卫气。防风,一名屏风,被称为治风仙药,用防风以遍行全身;黄芪,补三焦而实卫,为玄府御风之关键,寓散于补之中,散邪而不伤正。白术,健脾益气,助黄芪加强益气固表功效。

学生:老师,玉屏风散的立法依据是什么?

老师:人体卫虚腠理不密,则易为风邪所袭,故时自恶风而易于感冒;表虚失固,营阴不能内守,津液外泄,则常自汗;面色㿠白,舌淡苔薄白,脉浮虚,皆为气虚之象。治宜益气实卫,固表止汗。

学生:老师,玉屏风散的含义是什么?

老师:玉屏风散中黄芪甘温,内可大补脾肺之气,外可固表止汗,为君药。白术健脾益气,助黄芪加强益气固表之力,为臣药。两药合用,使气旺表实,则汗不外泄,外邪亦难内侵。佐以防风走表而散风御邪,黄芪得防风,则固表而不留邪;防风得黄芪,则祛风而不伤正。对于表虚自汗或体虚易于感冒者,用之有益气固表、扶正祛邪之功。

学生:老师,玉屏风散是否常与桂枝汤配伍?

老师:是的。玉屏风散与桂枝汤均可用治表虚自汗,然而本方证之自汗,是由卫气虚弱、腠理不固所致;桂枝汤证之自汗,是由外感风寒、营卫不和而致。故本方功专益气固表止汗,兼以祛风;而桂枝汤则以解肌发表、调和营卫取效。如兼有上述症状,两者同用。

学生:老师,玉屏风散治体虚、肌肤不固感冒者,为何用于脾肺气虚、风寒袭肺型的慢性支气管炎?

老师:玉屏风散是主治卫气虚弱不能固表之证。但本案病程较长,病情易反复。临床表现,既包括呼吸功能低下、肺微循环障碍,也包括免疫等因素在内的机体多种功能异常。"久病多虚",故肺气虚,卫表不固,外邪入侵,肺失宣肃,肺气上逆则咳嗽、喘息等。肺气虚发展到一定程度,则影响脾之健运而导致脾虚(即子病犯母)。脾土为母,肺金为子,脾土生肺金,如《内经》之说"形不足者,温之以气"。故可用补脾气以益肺气之法治疗,即"虚则补其母",补母能令子实,而选玉屏风散加味。

学生:老师,玉屏风散加味组成的方义是什么?

老师:玉屏风散加味,方中以黄芪益气固表,补三焦而实肺卫;白术健脾益气助黄芪加强固表之力;防风周行全身达体表而御风寒;当归、丹参养血活血化瘀,使血脉通畅,通气改善;川贝母、瓜蒌、紫苏子、炒杏仁、款冬花、紫菀化痰止咳平喘;桔梗化痰止咳引药入肺经。现代药理学研究表明,黄芪、白术等药具有调节免疫功能、增强机体抵抗力的作用,防风、瓜蒌具有抗炎作用。综观本方标本兼治,有健脾益肺、实卫固表、祛邪之功效,通过提高自身免疫功能、抗病能力,达到治疗慢性支气管炎和预防其复发的目的。

再来看用玉屏风散加味治疗的一则案例。患者,女性,62岁。有咳喘史10余年。近月来,因感冒而病势加重,咳嗽痰多黏稠,胸闷,喘息,自汗,口渴,尿黄,便干,舌苔淡黄腻,脉弦滑数。体检:体温38.5℃,心率102次/min,律齐,呼吸音粗糙,两肺可闻及哮鸣音,少量湿啰音。胸片示:两肺纹理明显增粗且乱。经哌拉西林、环丙沙星、头孢氨苄治疗1周后,症状未见明显改善,且食欲明显减退,胃脘疼痛,不能耐受,被迫停药。改用自拟加味玉屏风散,加黄芩10g、鱼腥草30g。每天1剂,水煎,分3次口服。治疗1周后,症状大有好转,改为每天1剂,分2次口服,治疗20天,症状体征消失。随访3年未见复发。

学生:老师,本案论证应该是肺、脾、肾三脏并重,标本兼顾,是吗?

老师:是的。慢性支气管炎急性发作者,其病因病理多与肺、脾、肾脏腑功能失调有关,治疗应以肺、脾、肾三脏并重,标本兼顾为宜。中医学认为,"肺为贮痰之器","脾为生痰之源",肾为气之根、主纳气。可用黄芪、白术、黄精益气健脾补肺;半夏、陈皮、象贝化痰;女贞子补肾纳气;防风祛风散邪;黄芩、鱼腥草清热解毒,众药合用,肺气固密,外感风寒之邪不易侵袭,脾健湿除,肾气归元,而诸症皆愈。

学生:老师,玉屏风散的药理作用有哪些?

老师:玉屏风散具有增强肺的防御能力及抗细菌黏附的作用,且能有效地预防感冒,减少慢性支气管炎的复发率。据报道,玉屏风散具有增强白细胞与吞噬细胞功能的作用,能使免疫功能低下者恢复正常,并可使免疫球蛋白 IgA 升高。其中黄芪并可诱生干扰素,促进抗体形成。

学生:谢谢老师。

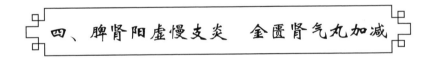

四、脾肾阳虚慢支炎 金匮肾气丸加减

【案例回顾】

徐某,男,77 岁。反复咳喘 30 年,每年均发作数次。近几年咳嗽伴气急,上楼出现气喘。此次因受凉诱发。现症见咳嗽,咳痰,痰白黏或清稀,量多,胸闷气急,腰膝酸软,纳差,乏力,头晕耳鸣,形寒肢冷,夜尿较多,咳甚时遗尿,大便多溏;舌质淡或胖嫩,苔薄白,脉细迟。胸片提示:慢性支气管炎、肺气肿。

西医诊断:慢性支气管炎,肺气肿。

中医诊断:咳嗽,证属脾肾阳虚。

治法:健脾益肾,纳气化痰。

处方:方用金匮肾气丸合苓桂术甘汤加减。熟地黄 20g,陈萸肉 9g,怀山药 15g,五味子 6g,茯苓 12g,甘草 6g,肉桂 5g,制附子 9g,淫羊藿 9g,

党参 15g,黄芪 30g,炒白术 9g,姜半夏 9g,陈皮 6g。7 剂,每日 1 剂,水煎服。

【师生问答】

学生:老师,慢性支气管炎脾肾阳虚型是如何形成的?

老师:慢性气管炎患者大多年老体弱、病程长,肺组织的局部病变往往是患者全身抗病能力降低的表现。本病多由于肾阳不足,命门火衰,致脾阳不足,脾阳虚则中焦运化失常,水湿内聚,上渍于肺,阻塞气道,肺失宣降。肾阳虚衰,气失摄纳,故见咳嗽、咯痰、气喘等症;脾肾阳虚,失于温煦,运化无权,见畏寒肢冷足肿,食少腰酸;舌淡胖、苔白、脉沉细皆为脾肾阳虚之征。

学生:老师,如何治疗呢?

老师:慢性支气管炎的治疗,应以内因为主,注重与肺、脾、肾虚及阴阳失调关系,重视扶正固本。

学生:谢谢老师,那么脾阳虚证是怎么形成的呢?

老师:脾阳虚证是指脾阳虚衰,失于温运,阴寒内生所表现的虚寒证,又称脾虚寒证。多因脾气虚衰进一步发展而成,也可因饮食失调,过食生冷,或因寒凉药物太过,损伤脾阳,或肾阳不足,命门火衰,火不生土而致。

学生:老师,脾阳虚证临床上有哪些表现?

老师:脾阳虚证临床上一般表现为纳少腹胀,或腹痛绵绵,喜温喜按,或畏寒肢冷,少气神疲乏力,面色不华或虚浮,或口淡不渴,大便稀溏,或见肢体浮肿,小便短少,或见带下量多而清稀色白,舌质淡胖或有齿痕,苔白滑,脉沉迟无力等。

学生:老师,那脾肾阳虚证的临床表现是什么?

老师:肾阳虚损,致脏腑失温,功能活动低下为其基本病理变化。肾阳不足,脏腑经络失于温养,气血运行无力,不能上荣于面,故面白不华;若肾阳极度虚衰,浊阴不化而弥漫肌肤,则面色黧黑无泽;肾阳虚衰,不能温煦肌肤,会出现畏寒怕冷;肾阳虚弱,无力振奋神气,故精神不振;肾主骨,腰为肾之府,肾阳虚衰,不能温养腰府及骨骼,故腰膝酸软。舌淡胖苔白,脉沉弱无力,均为肾阳虚衰、气血运行无力的表现。

学生:老师,脾肾阳虚的病机是什么?

老师:肾主生殖,肾阳不足,生殖功能减退,如阳痿不举,早泄,或妇女宫寒不孕;肾阳不足,脾失温煦,可见久泻不止,完谷不化,或五更泄泻,腹胀食少等;肾阳虚衰,膀胱气化乏力,水液内停,可见浮肿、腹部胀满等症。由于肾阳具有温煦全身脏腑组织的作用,故肾阳虚证若失治、误治迁延日久,即可出现许多变证。如肾阳虚衰,亏损严重,可致命门火衰证;肾阳虚衰,脾失温煦,可致脾肾阳虚证。

学生:老师,金匮肾气丸是补阳剂,为何肾阳虚证以金匮肾气丸为基础方?

老师:是的。金匮肾气丸的主治症以腰膝酸软、畏寒怕冷、精神不振、舌淡胖苔白、脉沉弱无力为主。症见男子阳痿早泄,妇女宫寒不孕,大便久泻不止,完谷不化,五更泄泻,或浮肿、腹部胀满、心悸、咳喘等症。为什么选为基础方? 因为金匮肾气丸属于"阴中求阳"之类,正如张景岳所说:"善补阳者,必于阴中求阳,则阳得阴助而生化无穷。"方中以地黄滋补肾阴,山茱萸、山药滋补肝脾,辅助滋补肾中之阴;并用少量桂枝、附子温补肾中之阳,意在微微生长少火以生肾气;泽泻、茯苓利水渗湿,牡丹皮清泻肝火,与温补肾阳药相配,意在补中寓泻,使补而不腻。诸药配合,共成温补肾阳之剂。

学生:老师,合用苓桂术甘汤是意在脾阳虚证吗?

老师:苓桂术甘汤具有温化痰饮、健脾利湿之功效,主治胸胁支满,目眩心悸,或短气而咳,舌苔白滑、脉弦滑之痰饮病。

学生:老师,苓桂术甘汤的方义是什么?

老师:苓桂术甘汤以茯苓为君,健脾渗湿,祛痰化饮。以桂枝为臣,温阳化气,既可温阳以化饮,又能化气以利水,且兼平冲降逆;与茯苓相伍,一利一温,对于水饮滞留而偏寒者,实有温化渗利之妙用。湿源于脾,脾虚则生湿,故佐以白术健脾燥湿,助脾运化,俾脾阳健旺,水湿自除。使以甘草益气和中,共收饮去脾和、湿不复聚之功。药虽四味,但配伍严谨,温而不热,利而不峻,确为治疗痰饮之和剂。

学生:老师,慢性支气管炎伴有严重肺气肿的缓解期患者是否病机相同,方证相对?

老师:从案例来说,本型为慢性支气管炎伴有严重肺气肿的缓解期患者,由肺气虚衰而发展至脾、肾。三脏俱衰,则水液代谢发生障碍,聚而为痰为饮。此类患者的治疗应以"温药和之",故用金匮肾气丸或苓桂术甘汤治之,是方证相符的。

学生:老师,金匮肾气丸合苓桂术甘汤有何特色?

老师:有研究表明,金匮肾气丸等补肾助阳方药治疗慢性支气管炎缓解期患者,能起到加强机体对各种劣性刺激的抵抗力,并能增强机体免疫力,促进整个机体的细胞生化代谢,及提高肾上腺皮质功能等良好作用;在合用苓桂术甘汤的基础上,加用黄芪、党参、姜半夏、陈皮、五味子、淫羊藿等药,除健脾助运、化饮祛痰外,还可加强温肾纳气作用,有助于改善呼吸功能。

学生:老师,那么案例中出现夜尿较多,咳甚时遗尿,如何加减?

老师:一般尿频遗尿者,加益智、芡实、金樱子以固肾缩尿;如气急显著时,酌加炙紫苏子、降香以降气平喘;血瘀征象较明显者,加丹参、当归养血活血,改善肺的微循环。肾阳不足,膀胱气化不利,致膀胱虚寒证;水湿失于温化,泛溢肌肤,致肾虚水泛证;肾虚水泛,水气凌心,致肾水凌心证。上述三种情况应当分别作水肿、肺胀、喘证论治。

学生:谢谢老师!

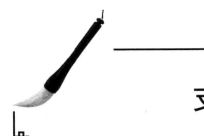

支气管扩张

支气管扩张为常见慢性支气管疾病,往往因为支气管、肺部反复感染或炎性黏膜分泌物阻塞,导致细支气管壁破坏及附近肺组织纤维化收缩,支气管呈持久扩张,逐渐形成支气管扩张。临床以咳嗽、脓痰、间断性咯血及经常合并感染为主要特征。支气管扩张与中医学"肺络张"相类似,属于中医学"咳嗽""咯血""肺痈"等病证范畴。

一、热郁肺络伤支扩 肃降肺气血营清

【案例回顾】

付某,女,43岁。喘咳经常发作,晨起咯痰甚多,痰中带血。病已10年。经某医院确诊为支气管扩张。近1个月来咳嗽不止,动即作喘,咳吐大量白痰,痰中带血,有时吐出鲜血盈口。脉象弦滑数,右寸脉大,按之空豁,舌红苔白浮黄。热郁在肺,络脉受伤,肃降肺气以止其咳,凉血清营以止其血。

处方:旋覆花、枇杷叶、杏仁、浙贝母、川贝母、茜草、小蓟、白茅根、芦根各10g,前胡、百部、黛蛤散(包煎)各6g。7剂。

二诊:药后咳嗽渐减,吐血未止,咯痰仍多,再予肃降化痰方法,兼以止血。

处方:旋覆花、枇杷叶、杏仁、川贝母、浙贝母、桑白皮、地骨皮、茜草、生地黄、地榆、小蓟、白茅根、芦根各10g,黛蛤散(包煎)6g,三七粉(分冲)3g。7剂。

三诊:咯血渐减而未全止,咳嗽时作,吐痰色白,舌红苔白,脉数而虚,气火上炎之势渐平,仍以此法进退。

处方:旋覆花、枇杷叶、杏仁、川贝母、浙贝母、桑白皮、地骨皮、茜草、小蓟、白茅根、芦根、焦三仙各 10g,三七粉(分冲)3g。

四诊:咳血已止。再以肃肺方法治之。

处方:杏仁、枇杷叶、川贝母、浙贝母、小蓟、白茅根、芦根、百部、焦三仙、山药、香稻芽各 10g。7 剂。

药后诸症已愈,纳食增加,嘱其慎起居,多锻炼,增强体质,以防复发。(赵绍琴医案)

【师生问答】

学生:老师,支气管扩张属于中医之肺络张,主要病因有哪些?

老师:肺络张多由火热、痰湿、瘀血引起,导致肺气痹阻,痰浊内蕴,而出现的以慢性咳嗽、咳吐黏痰或脓痰、间断咯血为主要表现的肺系疾病,临床上可分为急性期和迁延期。急性期以咯血、气急、咳嗽、胸痛,甚至身热为主要症状;迁延期则表现为慢性咳嗽、痰多。

学生:老师,本案热郁于肺,络脉受伤,为何肃降肺气以止其咳,凉血清营以止其血?

老师:支气管扩张,大多临床表现咳嗽不止,动即作喘,咳吐多痰,痰中带血,有时吐出鲜血盈口等,赵老法宗缪仲淳治吐血三要法,"宜降气不宜降火;宜行血不宜止血;宜补肝不宜伐肝"。故赵老此例治法即以宣肺降气、止咳化痰为主,兼以凉血化瘀止血。用药看似平淡,实际效果甚好。

学生:老师,如何理解肃降肺气?

老师:在急性支气管炎部分谈到宣肺与肃肺的关系,这里的肃肺多以"肃"为降,"肃降"二字也常连用。其实,"肃"字本来没有降的意思。由于肺喜清肃,而肺气以下降为顺,只有把肺中不正常的痰火水饮肃清,肺气才能下降。"肃"是清除的意思,肃肺不是降气;更不能把"肃"理解为"降",把"宣"理解为"升",误解"宣肺"为"上行","肃降"为"下行"。须知,肺苦气上逆,降之犹恐不及,将可升而上行乎?"宣可去壅,生姜橘皮之属是也"。生姜、橘皮,又岂是上行之药?肺失清肃,常由肺气不宣、痰热蕴

118

结所致,故在治疗步骤上先宣肺,后肃肺,是先表后里之大法;亦有宣肃并行者,则属表里双解之义。按理说,凡具有清痰火、化水饮作用的药物,应都属于肃肺药,但因化水饮的药物多属温性,就称为温肺;而肃肺之药,药性平和,有的略偏于凉,如枇杷叶、紫菀、款冬花、百部等药即是。肃降之意说得很明白了。

学生:老师,说清了肃降的问题,想请您谈谈泻下通腑法。

老师:泻下,具有攻下胃肠积滞、荡涤实热、攻逐水饮、驱除寄生虫等作用,故凡是胃肠实热积滞、燥屎内结,以及体内蓄水、冷积虫积病邪结聚于里的实证,而正气未虚者,均可以使用下法。根据病情轻重,泻下作用的不同,泻下法又分为攻下、润下、逐水等。凡能通利大便的药物叫作泻下药。

学生:老师,泻下通腑法的现代作用机制是什么?

老师:泻下药在肺系疾病应用中的药理作用,包括以下几个方面。一是能减少肠源性内毒素生成和吸收,改善肠道缺血,调整自主神经功能紊乱;二是有一定利尿作用,通过利尿消肿,改善和纠正心力衰竭;三是抗菌及抗病毒作用;四是抗炎作用。

学生:老师,应用泻下通腑法应注意哪些?

老师:泻下法除润下剂外,孕妇及月经期均慎用。攻下、逐水法在体虚者应慎用,否则更伤正气,若确实需要,宜配伍扶正之品。

学生:谢谢老师!

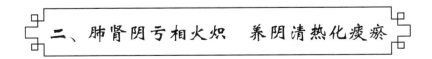

二、肺肾阴亏相火炽　养阴清热化痰瘀

【案例回顾】

严某,女,39岁,1993年11月18日初诊。咯血反复出现20余年。患者自15岁起经常咳嗽,伴有痰多,痰色偏黄,有时痰中带血,西医诊断为"支气管扩张"，给予抗生素及止血药，仅能暂止。自生育之后，每遇经前均要咯血10余口，月经经量较生育前减少。平时咯血量不多，多数是痰中夹血丝。刻下咳嗽痰多，痰呈白色，质较黏稠，夜间盗汗，头痛频作，口渴喜饮，神疲乏力，胃纳尚佳，大便正常；舌苔薄白，舌质暗红，脉细弦。此为咳嗽日久，导致肺肾阴亏，相火内炽，血随火升。治宜养阴清热，佐以止咳化痰。

方药：生石决明（先煎）、生地黄各30g，淡黄芩24g，黛蛤散（包煎）18g，侧柏炭、生蒲黄（包煎）、麦冬各15g，冬桑叶、粉丹皮、茜草根、明百部、紫菀各12g，北细辛10g，川贝母9g。7剂，水煎服。

二诊：服上药1周后，咳嗽、咳痰略有减少，咯血未见，嘱其继服上药。

三诊：服药3周后月经来潮，经前咯血已由原来10余口减为4~5口，黄痰较多。再服上方，加桃仁、杏仁各12g。

四诊：服药1个月后，口渴、盗汗已除，月经来潮已无咯血，经量增多亦趋正常。患者坚持服药3个月。1年后随访经前咯血已除，平素咳剧偶见痰带血丝。（裘沛然医案）

【师生问答】

学生：老师，每遇经前均要咯血10余口，是中医学的什么病证？

老师：支气管扩张以咳嗽、大量脓痰和反复咯血为主要症状，因此属中医学"咯血"范畴。此例每于经前咯血，并伴有月经经量减少，中医称之为"倒经"。

学生：老师，那怎么会发生倒经？

老师：咳嗽、咯血日久系肺肾阴亏之象，女子以血为本，以血为用，经、产、乳都与血有关，而血的运行，全赖肝之疏泄条达，今肾阴不足，肝阳偏旺，血随火上逆而致咯血。《万氏妇人科》曰："盖妇女之身，内而肠胃开通，无所阻塞；外而经隧流利，无所碍滞，则血气和畅，经水应期。……挟痰者，痰涎壅滞，血海之波不流，故有过期而经始行，或数月而经一行。"这就说明其原由了。

学生：老师，裘老治法是以血证论治的吗？

老师：是的。裘老认为，从中医学角度看，主要原因是外邪犯肺、肝火上炎、阴虚火旺，或气不摄血等，致肺络损伤，血液逆行，溢入气道。支气管扩张临床表现一般为咯血,故从血证论治。治宜养阴清热,佐以止咳化痰之法。

学生:老师,如何用方施药?

老师:请看裘老用方施药,他是经仔细斟酌的,可谓用心良苦。如患者平素痰涎壅滞,阻碍血气运行,以致经临量少。裘老除用生地黄、百部、麦冬补益肺肾之阴外,又以桑叶、石决明、黛蛤散、牡丹皮、黄芩平肝泻火;用桃仁、茜草、侧柏叶、蒲黄凉血行血,使血行循经而不外溢;再佐贝母、杏仁、紫菀化痰止咳。细辛与黄芩相配,细辛大辛,黄芩大苦,细辛性温,黄芩性寒,寒温结合,共奏开窍宣肺、清气化痰之功。故全方既能使咳嗽减、脓痰少、咯血止外,还能使经量增多。可见裘老辨证得法,有胆有识。

学生:老师,黛蛤散的功效是什么?

老师:黛蛤散,出自清代《卫生鸿宝》,由青黛、煅蛤粉各等份组成,具有清肝泻火、化痰止咳之功效。该方主治肝火犯肺,头晕耳鸣,咳痰带血,咽喉不利,胸胁作痛,舌红苔黄腻,脉弦数者。临床主要用于支气管扩张咯血、肺源性心脏病急性发作期等病症。

学生:老师,看来裘老喜用生地黄?

老师:是的。裘老说:"生地一药,近人只作为凉血或滋阴应用。"实则该药并有活血行瘀之功,故治疗咳血或吐血,生地黄为一味较为理想之药物。

学生:明白了。老师,那黛蛤散的配伍特色是什么?

老师:黛蛤散主治肝经火盛、木火刑金的咳痰带血证。方中青黛咸寒清肝火,泻肺热;蛤粉入肺经,清热利湿,清肺化痰。二者相合,使肝火得降,肺热得清,痰热得化,则妄行之血归经。

学生:老师,黛蛤散也可单独用于肝火犯肺的支气管扩张,有无禁忌证?

老师:黛蛤散性属寒凉,易伤脾胃,故胃寒者慎用。

学生:谢谢老师。

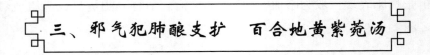

三、邪气犯肺酿支扩　百合地黄紫菀汤

【案例回顾】

张某,女,33岁,2005年8月30日初诊。患者咯血1年,因外感后引发。患者1年前因咯血,CT检查发现右肺中叶及左肺下叶支气管扩张。后遂被诊断为支气管扩张,治疗后好转。6个月后咯血又发作,咳大口鲜红色血。现偶见咳嗽,痰量多色黄,未见咯血,伴乏力,后背痛,行经腹痛,有血块;纳可,便可,睡眠一般;舌质淡红,苔薄白,脉弦滑。听诊:右中肺、左下肺偶闻湿啰音。诊为咯血(支气管扩张),属气阴两伤、肺络不固证。治宜养阴清肺,益气止血。方拟百合地黄汤合紫菀汤加减。

处方:明百合15g,太子参15g,南藕节15g,炒薏苡仁15g,茯苓12g,熟地黄10g,生地黄10g,苦桔梗10g,炙甘草10g,麦冬10g,炙紫菀10g,白芍6g,炒阿胶珠(烊化)6g,荷梗10g,丝瓜络6g,炙甘草6g,当归5g,橘络5g,紫苏叶5g,大枣4枚。6剂,水煎服,每日1剂。

复诊:服药6剂后,咳嗽消失,仍有黄痰,痰量减少,后背疼痛,胁肋胀满,纳、便可;舌质淡红,苔薄白,脉弦滑。前方有效,继续养阴清肺、益气止血。

处方:明百合15g,太子参15g,炒薏苡仁15g,南藕节15g,茯苓12g,熟地黄10g,生地黄10g,苦桔梗10g,炙紫菀10g,陈皮10g,麦冬10g,炙甘草6g,白芍6g,紫苏梗6g,炒阿胶珠(烊化)6g,炙甘草6g,丝瓜络6g,当归5g,大枣4枚。12剂,水煎服,每日1剂。(方和谦医案)

【师生问答】

学生:老师,何为咯血,肺络张可从血证论治吗?

老师:肺为娇脏,又为脏腑之华盖,喜润而恶燥,喜清而恶浊,故邪气犯肺、肺失清肃则为咳嗽,咳而损伤肺络,血溢脉外,则为咯血。支气管扩张咯血不愈,在中医学属"咯血"范畴,故方老从血证论治,施以养阴清肺、益气止血之法。

学生:老师,患者为何会出现乏力、后背痛等症状?

老师:久病肺气虚,肺络失养,而出现乏力、后背痛等症状。

学生：老师，本案咯血的治法是什么？

老师：方老取《医方集解》引赵蕺庵的百合固金汤，以之合紫菀汤治疗咯血，疗效明显。方老推崇缪仲淳《先醒斋医学广笔记》及唐容川《血证论》治疗血证的思想。缪仲淳提出治吐血三要法，即"宜行血不易止血，宜补肝不宜伐肝，宜降气不宜降火"。唐容川的"止血、消瘀、宁血、补血"四法，也是通治血证的大纲，可供借鉴。

学生：老师，百合固金汤较为常用，紫菀汤不太熟知，您能解释一下吗？

老师：百合固金汤具有养阴润肺、化痰止咳之功效，常用于肺肾阴虚，症见咳痰带血，咽喉燥痛，手足心热，骨蒸盗汗，舌红少苔，脉细数者。

紫菀汤出自《医垒元戎》，由紫菀、人参、知母、桔梗、贝母、甘草组成，（一方加五味子，一方加茯苓，一方加阿胶），治咳唾中有脓血，虚劳证肺痿变痈者。

学生：好的，谢谢老师！

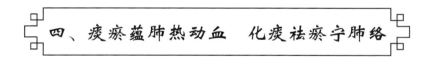

四、痰瘀蕴肺热动血　化痰祛瘀宁肺络

【案例回顾】

姚某，女，46岁，2005年3月11日初诊。原有支气管扩张伴咯血史。此次3天前咯血数口，自服云南白药胶囊，稍缓。刻诊：咯血呈暗褐色，伴少量瘀块，或痰中夹有少量鲜红血丝，胸部隐痛，闷塞不畅，纳可，大便干结；苔中后黄腻，舌质暗红，脉细滑。

西医诊断：支气管扩张伴咯血。

中医诊断：咯血，证属痰热蕴肺、瘀热动血。

治法：清肺化痰，凉血祛瘀。拟方犀角地黄汤加味。

处方：水牛角（先煎）30g，牡丹皮10g，炒白芍12g，生地黄15g，焦栀子12g，炒黄芩10g，煅花蕊石10g，广郁金10g，白茅根24g，仙鹤草24g，黛蛤散（包煎）15g，制大黄10g。3剂，每日1剂，水煎服。

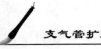

二诊：药后咯吐物呈暗褐色，瘀血块较增多，但未见痰中夹新鲜血或血丝，胸闷症状减轻，胸痛已除，少咳伴有少量黏痰，大便通畅。

处方：水牛角（先煎）30g，牡丹皮10g，炒白芍12g，生地黄15g，炒黄芩10g，煅花蕊石10g，广郁金10g，白茅根24g，仙鹤草24g，白及10g，紫珠草15g。3剂，每日1剂，水煎服。

三诊：服上方后咯血止，减止血药，合百合固金汤，加滋阴润肺、清化热痰之品。

处方：水牛角（先煎）30g，牡丹皮10g，炒白芍12g，生地黄15g，炒黄芩10g，广郁金10g，白茅根24g，仙鹤草24g，白及10g，百合15g，麦冬12g，浙贝母12g。3剂，每日1剂，水煎服。

连服半个月，诸症基本消除。随访半年，症情平稳，咯血未作。

【师生问答】

学生：老师，支气管扩张咯血是由气火逆乱所致吗？

老师：火盛和气伤是引起出血的主要病机，痰热瘀肺致气火逆乱，血不循经，溢于脉外而形成咯血。

学生：老师，咯血可以说是血热妄行，犀角地黄汤加味是常用的有效方剂，那加减的方义是什么？

老师：痰热瘀肺，气火逆乱，血不循经，溢于脉外形成咯血，方以犀角地黄汤加味。方中以水牛角代犀角，以清心、凉血、解毒为主；配生地黄，一以凉血止血，一以养阴清热。炒白芍、牡丹皮既能凉血，又能散瘀。

学生：老师，水牛角代犀角，其功效如何？

老师：水牛角味苦，性寒，入心、肝经，具有清热凉血、解毒、定惊功效。主治热病头痛，壮热神昏，发斑发疹，热盛出血；小儿惊风及咽喉肿痛；口舌生疮。

学生：老师，水牛角代犀角用量该如何掌握？

老师：水牛角系附骨而生，中空有髓质，与犀角在药理作用及功效上甚为近似，故将水牛角作为犀角之代用品。唯药力稍逊，须加量应用，一般水牛角用量为犀角的5~10倍。

学生：老师，水牛角与哪些药物配伍可助其清热凉血、解毒、定惊之功？

老师：水牛角可配大青叶，清热解毒、凉血化斑；配羚羊角，息风定惊、清热凉血力强；配石膏，气营两清、祛热泻火；配生地黄，滋阴清热、凉血解毒。

学生：老师，应用水牛角有何宜忌？

老师：孕妇慎用，非实热证不宜用，中虚胃寒者慎服。大量服用会引起上腹部不适、恶心、腹胀、食欲不振等反应。

学生：老师，犀角地黄汤加味配伍有哪些特点？

老师：犀角地黄汤配伍特点是凉血与活血散瘀并用。叶天士云："入血就恐耗血动血，直须凉血散血。"方中"散血"之意，一是散离经之血残留，二是散热与血所结之瘀。热与血结，留蓄下焦，故加用大黄、黄芩苦寒清泄里热，所谓"甚者先平"，使其瘀热速消。后合百合固金汤增效，百合以保肺，麦冬润燥，浙贝母散肺而除痰。

学生：老师，本案例服药后初反见出血增多，继而血止，为什么？

老师：此为肺络之瘀热获得宣泄之象，故血出后胸闷反轻，达到痰化热清、瘀祛血止之功。

学生：谢谢老师！

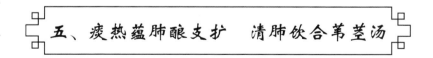

五、痰热蕴肺酿支扩　　清肺饮合苇茎汤

【案例回顾】

张某，男，46岁，1997年9月12日初诊。自诉咳嗽、咳痰，有时咯血10年余，加重年余。10年来经常咳痰咯血，近年来反复感冒，症状逐渐加重，出现咳嗽频剧，咳痰色黄量多，质黏，痰中带血，甚则咯血鲜红，身微热，口干，时有胸闷而痛，大便秘结，小便黄赤，舌红，苔黄腻，脉弦滑。胸片提示两肺支气管扩张。

西医诊断:支气管扩张。

中医诊断:咯血,证属痰热壅肺。

治法:清热化痰,排脓止血。方以清肺饮合《千金》苇茎汤加减。

处方:金银花 15g,连翘 12g,冬瓜子 24g,生薏苡仁 30g,败酱草 15g,桔梗 10g,黄芩 10g,生甘草 10g,枳壳 10g,芦根 24g,鱼腥草 24g,浙贝母 15g,金荞麦 15g,桃仁 10g,三七 6g,花蕊石 15g。7 剂,每日 1 剂,水煎服。

二诊:咳嗽较前减轻,咳痰黄量减少,痰中仍带血,口渴,咳嗽减,胸闷痛可,大便变软,小便偏黄,舌红,苔微黄腻,脉弦滑。

处方:金银花 15g,连翘 12g,冬瓜子 24g,生薏苡仁 30g,败酱草 15g,桔梗 10g,黄芩 10g,生甘草 10g,枳壳 10g,芦根 24g,鱼腥草 24g,浙贝母 15g,金荞麦 15g,三七 6g,花蕊石 15g。7 剂,每日 1 剂,水煎服。

三诊:咳嗽、咳痰明显减轻,痰中有时见红,胸闷痛除,二便可。舌红,苔微腻,脉弦细滑。原方去枳壳、三七,加焦三仙各 15g。继服 7 剂,每日 1 剂,水煎服。后诸症平息。

【师生问答】

学生:老师,清肺饮合《千金》苇茎汤加减,清肺饮的组方是什么?

老师:清肺饮出自《医方集解》,由杏仁、贝母、茯苓、桔梗、甘草、五味子、橘红组成,主治痰湿气逆而咳喘。

学生:老师,好像名为"清肺饮"的有好几个方,是吗?

老师:是的。查阅《中医大辞典》,除了《医方集解》清肺饮以外,还有《症因脉治》卷三、《症因脉治》卷四、《种痘新书》卷四、《外科十三方考》所载,共四方,组方类同。如《症因脉治》卷四所载清肺饮适用于痰热蕴肺证,由桔梗、黄芩、栀子、连翘、天花粉、玄参、薄荷、甘草组成,治热结上焦,肺失通调,小便不利,喘咳面肿,气逆胸满,右寸洪数者。

学生:老师,清肺饮合《千金》苇茎汤加减有哪些特色?

老师:本案例用药特色为金银花、连翘清热解毒,冬瓜子、生薏苡仁、败酱草、桔梗化痰排脓,黄芩、生甘草清肺泻热,枳壳宽胸理气,芦根清热生津、排脓解毒。合用则有清肺化痰排脓之效。患者痰热较甚,胸闷,咳黄痰量多,加用鱼腥草、浙贝母以加强清肺化痰之力;瘀热相结,痰黏,用金荞麦、桃仁解毒泻肺排脓;热伤肺络,出血偏多,用三七、花蕊石活血止血。

学生:老师,痰热蕴肺之支气管扩张,从何处入手?

老师:从痰热入手,痰热为标,急则治其标,以苇茎汤加桑白皮清热化痰。对痰热重者,可用礞石滚痰汤加减(酒大黄、黄芩、礞石、贝母、胆星、瓜蒌)。

学生:老师,那兼有木火刑金者如何处理?

老师:从经络来看,足厥阴肝经"其支者,复从肝,另贯膈上",肝郁化火,循经上犯肺络,故见木火刑金。治疗从泻肝火入手,即内源之热。相火源于阴虚,阴虚之人,肝木失养,相火易妄动,用黛蛤散加味(青黛、海蛤壳、白芍、柴胡、黄芩等)清肝泻肺,治疗肝火肺热之证。

学生:老师,那兼有肺络瘀热如何论治呢?

老师:热伤肺络,煎熬血液成瘀,并可灼津伤阴。针对瘀热、阴伤,选用生地黄、牡丹皮、仙鹤草等清热凉血之品,加玄参、桑叶、丝瓜络等以清络中之热。诸药合用可达养阴清热和络之功。

学生:老师,支气管扩张是否与情志关系密切?

老师:是的。支气管扩张咯血除由疲劳、用力过度引发外,还与患者情绪抑郁,或性情急躁有关。肝脉上注于肺,肝失疏泄,肝火偏旺,木火刑金,灼伤肺络,而出现肝火肺热之咯血症状。支气管扩张的急性发作,常咯血如涌,患者的肝火炽盛和邪火迫肺见症非常突出,注意做到劳逸结合,心情条达。

学生:老师,支气管扩张是否要注重痰的问题?

老师:对。感染导致支气管扩张反复发作,尤其痰热壅盛的患者常表现为咳吐大量脓痰,或黄或白,或伴有发热、乏力、食欲减退、消瘦等。临证时要重视清热解毒药及祛痰药的使用,可选用有清热解毒、排痰化瘀作用的鱼腥草、荞麦根、白花蛇舌草、重楼、浙贝母、姜半夏、黄芩、桔梗等,标本兼治,以增强养阴清热、化痰排脓的功效。

学生: 老师,支气管扩张治疗还应注意哪些?

老师: 不能忽视鼻腔疾病。支气管扩张患者常伴有鼻旁窦炎,中医学称之为鼻渊。慢性鼻旁窦炎经久不愈,脓涕沿着咽喉、气管壁向下流,沉积于小支气管,使其反复感染,是造成支气管扩张的重要原因,以右下肺多见。

学生: 老师,支气管扩张咯血有无常用的中草药?

老师: 常用中草药有白茅根、仙鹤草、鹿衔草,鹿衔草配伍黄芩、连翘为治疗支气管扩张咯血的老三品草药。

学生: 老师,如何顾护肺的气阴呢?

老师: 久咳耗阴伤气,在后期应注重顾护气阴。益气养阴,常用黄芪加生脉散,黄芪可托里排脓生肌,并可补肺气、益卫气,扶助正气,驱除邪气;党参益气生津以补肺气,肺气旺则四脏之气皆旺;麦冬养阴清余热之邪,并可润肺生津;五味子酸敛,可敛久咳肺气之耗散。

学生: 老师,肺络张还需注意什么?

老师: 应当重视早期治疗,积极防治肺部感染,对预后有重要意义。中医药对此有较大的优势。急性期以清肺化痰、凉血止血为原则,根据临床辨证,分别采用清宣肺热、清肝降气等法,可予银翘散、清肺饮、苇茎汤、泻白散、黛蛤散等加减,能有效地控制感染。对慢性迁延期,因病久缠绵,正气受损,虚多实少,原则上当益气养阴、健脾化痰。对阴虚火旺、肺脾气虚、气阴两虚的患者,可分别采用滋阴降火、补益脾肺、益气养阴等方法,以百合固金汤、拯阳理劳汤、参苓白术散、沙参麦冬汤等加减治疗,扶正祛邪,有利于恢复肺、脾、肾三脏功能,消除继发之痰、火等病理因素,减少疾病发作。尤其是通过补益肺脾之气,增强体质,提高机体防御能力,防止外邪入侵。

学生: 老师,肺络张咯血,有时症状很重,如何治疗呢?

老师: 早期或病变轻而局限者,可以中医药治疗为主;重症或合并感染,则以中西医结合治疗为好。

学生: 谢谢老师!

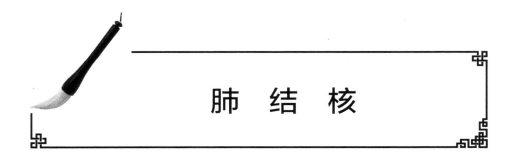

肺 结 核

肺结核是由结核分枝杆菌引发的肺部感染性疾病,主要以咳嗽、咯血、潮热、盗汗,及身体逐渐消瘦为特征,属中医学"肺痨"的范畴。

一、肺脾气虚脉络损　滋阴润肺月华丸

【案例回顾】

李某,男性,50岁,1974年8月7日初诊。素患浸润型肺结核,经用链霉素、异烟肼等治疗,转为浸润静止期。2年前劳后发热,体温38.2℃,午后尤甚,咳嗽吐白痰,量较多,痰中带血,食欲不振,大便稍溏,X线胸片无明显变化,痰结核菌素试验阳性。多处医院检查,均诊断为支气管内膜结核。使用多种抗结核药物,有时症状稍减,但终未获效。因长期受疾病折磨,形体瘦削,精神疲惫,失眠多梦,五心烦热,故急请中医治疗。除上述症状外,舌体稍胖,舌苔薄白,舌尖红,脉象沉数无力。其证初为肺脾气虚,脉络损伤,继则心气亏虚,郁热内扰。因此予清肺益气、养心安神法,以月华丸加减治之。

处方:百部30g,党参、酸枣仁、紫菀各18g,怀山药15g,麦冬、款冬花各10g,远志8g,五味子6g,焦栀子5g。水煎服。另白及末6g,分两次,白米汤冲服。

二诊:患者述,服药5剂,即获显效。又服15剂,两年发热,20日而愈。痰血消失,痰量亦减,渐能入睡。唯在食欲、大便方面尚无转机。脾胃为

后天之本、肺金之母,当着意调理之,乃于前方加茯苓 15g、焦三仙各 9g,续服。

三诊:上方服 10 剂,体温巩固在正常范围,咳嗽减轻,痰量再减且质稠,食欲好转,大便成形,烦热渐去,睡眠渐佳但易醒。痰结核菌素试验转阴。邪势渐去,正气未复。故于前方去焦栀子,加党参 24g、牡蛎 15g。嘱服 15 剂再诊。

四诊:发热月余未作,诸症尽除,精神转佳。然而久病积虚,一时难复,故用前方 5 倍量轧细面,炼蜜为丸,每丸 9g,早、晚各服一丸,以巩固之。后此年余会面,云已恢复工作数月,多项检查,一切正常。(王国三医案)

【师生问答】

学生:老师,月华丸的方证是什么?

老师:月华丸为清代程钟龄所制,收载于其著作《医学心悟》中,为中医治肺痨的传统名方。由天冬、麦冬、生地黄、熟地黄、山药、百部、沙参、川贝母、阿胶、茯苓、獭肝、三七组成,具有滋阴保肺、消痰止咳之功效,主治阴虚咳嗽,久咳或痰中带血,及痨瘵久咳者。

学生:老师,以月华丸为基础,配伍款冬花、紫菀有何用意?

老师:肺气虚损,咳逆上气,痰涎壅盛,均伍以款冬花、紫菀治疗。黄宫绣谓款冬花"肺虚得此以为温润,故能服之即止"。又谓紫菀"辛而不燥,润而不滞",有治虚痨咳嗽之功,李中梓将其比为金玉君子,认为非多用独用不能速效。两药一走肺经气分,一走血经气分,相辅相成,因收佳效。

学生:老师,病程较久时施药有何特色?

老师:病和证是辩证关系,病是证的内在病理基础,证是病的外在表现,两者互相影响,互为因果。因此,必须辨病与辨证相结合,专药攻专病的同时,再辨证选药消除诸症。王老遵李梴论劳瘵按证分脏学说,李某病程较久,肺病损及心之气阴,故加生脉散、酸枣仁、远志、焦栀子,补气养阴安神;损及脾阴,则加怀山药、茯苓;损及胃纳,则加焦三仙。诸症平息。

学生:老师,月华丸是本病基础方,百部是主药吗?

老师:是的。肺结核一病与中医学的劳瘵一证极相类似,治疗上也颇有相同之处。古方治疗劳瘵,使用百部者甚多,本草有百部治骨蒸痨热的记载。岳美中强调专病专药与辨证论治相结合的观点,百部似为肺结核之专药。

学生:老师,那岳美中老先生临证有肺结核实例吗?

老师:好,分享一下岳美中老先生以肺脾同治治疗空洞性肺结核的案例。魏某,女性,29 岁,已婚。因咳嗽、痰带血丝 8 年而来就诊。患者自1953 年 7 月起,常有咳嗽吐痰,并带血丝,疲劳气短,动则汗出,午后低热。经断层摄片证实:右上肺有空洞两处,痰中发现抗酸杆菌。近两年来腹痛频作,便溏,日二三行至六七行不等。迭经各类抗结核药(异烟肼、对氨基水杨酸钠、链霉素)内服、注射、肺导管注入等,以及内服铁破汤等,均无显著效果,乃于 1961 年 8 月 29 日来院门诊。既往史及家庭史无特殊,结婚6 年未育。体检:体瘦,脸白,颧红,声音低短,脉细,舌苔薄,头部器官正常。甲状腺稍大。右肺上部呼吸音显著减低,心音正常。腹部阴性,诊断为"空洞性肺结核"。

治疗经过:诊治以来,始终以香砂六君及参苓白术二汤剂为主,随证加用之药物有生脉散、青蒿、地骨皮、百部草、白及、川贝母、诃子肉、阿胶、龟甲胶等。自 1961 年 12 月 28 日起又加用黄连,研末口服,用量 3g。持续服至 1962 年 9 月中旬最后一次门诊,历时一载许。最后患者自觉症状显著好转,X 线断层照片检查示肺部空洞较治疗前缩小 1/3,并怀胎 7 个月余。

学生:老师,为什么要加用黄连?

老师:患者症状的特点为咳嗽经年,腹泻频作,证应属肺脾同病。治疗之法,用香砂六君、参苓白术汤等脾肺兼顾。患者来门诊前虽用多种抗结核药物无效,但有实验证明,黄连对结核分枝杆菌有抑制作用,且结核分枝杆菌对抗结核药耐药者对黄连并无交叉耐药性,故本例取得初步疗效。此为辨证论治结合专病专方用药。

学生:老师,百部的现代药理作用是什么?

老师:以百部为主药治疗肺结核病有良好效果。有研究证实,百部对人型结核分枝杆菌有完全的抑制作用。据报道,百部醇浸剂对 H37RV 人型结核分枝杆菌有抑制作用,1∶80 浓度,10 分钟内可将其杀死。

学生:老师,白及现代药理作用为抗消化性溃疡,为何用于肺结核病?

老师:应该说白及抗消化性溃疡,具有收敛止血、消肿生肌的功效,适用于咯血、吐血,及外伤出血、疮痈肿毒,肺痈咳吐腥痰脓血等症。李东垣谓白及"理肺伤有奇效"。故白及常用治疗肺胃出血者,疗效较好。

学生:谢谢老师。

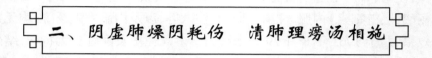

二、阴虚肺燥阴耗伤　清肺理痨汤相施

【案例回顾】

罗某,男,35 岁,1981 年 5 月 3 日初诊。主诉:咳喘闷气已 8 年。1973 年开始咳嗽咯血,每年咯血 1~2 次,平时多为痰中带血。去年 10 月连续咯血 3 天,近来病情加重,不能劳动,经治不愈而来求诊。现症见语言无力,咳喘气短,潮热盗汗,五心烦热,有时咯血,食欲不振,体倦乏力;脉弦细数,舌苔薄白,舌质暗红。X 线片:示右肺第二肋间外有片状模糊阴影,边缘不清,其中间有透亮区。

西医诊断:右上肺结核合并空洞。

中医诊断:肺痨。辨证为阴虚肺燥,肺阴耗伤。

治法:滋阴清热,润肺平喘。予自拟清肺理痨汤。

处方:山药 30g,辽沙参、麦冬、百合、茯苓各 15g,牡丹皮 12g,五味子、远志、百部、白及、地骨皮、知母、贝母、紫苏子、桔梗、白果各 10g,炙麻黄 6g,甘草 3g。

二诊:上方药服 50 剂,咳喘气短大减,未再咯血,精神食欲好转,潮热盗汗、五心烦热消失。经省某医院 X 线片对比,病灶较前明显吸收好转。痰涂片检查,未发现结核分枝杆菌。脉象弦细,舌苔薄白,舌质胖稍淡。宗上方,加党参 20g,枸杞子、山茱萸各 15g。续服。

三诊:诸症消失。为巩固疗效,续服上方药,以资善后。2年后随访,神爽体健。(李振华医案)

【师生问答】

学生:老师,如何辨明肺痨阴虚、火旺、气虚之证?

老师:阴虚、火旺、气虚是肺痨常见的三种病机。在病程的各个阶段,或据体质的情况,而各有不同表现。一般来说,本病初起多见气阴两虚,痨虫侵蚀于肺,先伤肺气,再耗阴血,气阴两虚,清肃之令不行。如素体脾肺气虚,或久咳伤肺,则以气虚为主;如先天禀赋不强,后天消耗无度,阴血虚亏于内,痨虫侵袭,则以阴伤病机为主;如肺痨日久,肺阴伤,久则及肾,肺肾阴血皆亏,则可见阴虚火旺之象;如素嗜闷酒,偏食辛辣刺激,郁热于内,阴血俱伤,痨虫侵袭后,易见火旺之象。

学生:老师,看临床疗效明显,清肺理痨汤的方证是什么?

老师:肺痨有阴虚肺燥、迫血妄行者,有肺肾阴虚、心肾不交者,有肺脾气虚、痰湿壅肺者。本案系肺阴耗伤,阴虚肺燥,肺失肃降,虚火灼肺,损伤肺络,肺气上逆所致。以滋阴清热、润肺平喘法治肺痨。李老方用辽沙参、麦冬、牡丹皮、地骨皮、知母滋肺阴,清肺热;百合、桔梗、贝母、白及、百部、甘草润肺止嗽,祛痰止血;炙麻黄、紫苏子、远志、白果敛肺止咳,化痰平喘;党参、山药、茯苓、五味子、山茱萸、枸杞子培土生金,滋补肾阴,增强扶正之力。长期守方服药,故疗效显著。

学生:老师,如何治疗肺结核合并空洞型?

老师:除了清肺理痨汤,借国医大师朱良春临证肺结核合并空洞型之心法,共同分享。朱老宗张锡纯之法创制"保肺丸""地榆葎草汤""肺痨膏",内服外治,汤丸互补,数法联合,疗效卓著。

学生:老师,保肺丸由哪些药物组成?

老师:保肺丸组成及制法、服用方法如下。土鳖虫、紫河车各120g,百部180g,制何首乌、白及各450g,共碾粉末,另取生地榆、老鹳草、黄精各180g,煎取浓汁泛丸,烘干或晒干,每服9g,每日2~3次。本方主治浸润型肺结核、慢性纤维空洞型肺结核、肺结核咯血等其本属虚,但有瘀滞表现者。

学生：老师，保肺丸配伍有何特色？

老师：《本草从新》谓其"补肺虚，止吐血"。保肺丸从土鳖虫活血散瘀作用引申，扩展运用于肺结核久不吸收钙化者。本方配伍精当，用土鳖虫活血散瘀，穿透厚壁空洞，推陈致新。配合白及补肺泻热，敛肺止血，逐瘀生新，消肿生肌。何首乌制用能滋补肝肾，李时珍谓其"功在地黄、天门冬诸药之上"。紫河车大补气血，《神农本草经疏》谓其"乃补阴阳两虚之药……服之有返本还元之功"。紫河车性温而不燥，有疗诸虚百损之功能。现代药理学证明，其含有多种抗体及脑垂体激素，能诱生干扰素以抑制多种病毒，扶正祛邪排毒之力强。百部杀虫而不耗气血，最有益于人，《滇南本草》谓其能"润肺，治肺热咳嗽，消痰，定喘，止虚痨咳嗽，杀虫"。现代药理学证明其抗多种病菌且抑制结核分枝杆菌。生地榆清热凉血，护胃抗痨，收敛止血，对肺结核之潮热尤有卓效。朱老谓其微寒而不凝，性涩而不滞，止血尚能行血，敛热又可化瘀。老鹳草散结除蒸，善退虚热，对肺结核之低热有效。黄精能补五脏，润心肺，填精髓，强筋骨，并有抗菌降压的作用。现代药理学研究表明，黄精对结核分枝杆菌及多种真菌均有抑制作用，对肺结核之痨咳潮热尤疗效显著。

学生：老师，有这方面的案例吗？

老师：有。请看朱良春的案例。周某，男，43 岁。患肺结核已 3 年，因未经正规系统治疗，迄未痊愈。右肺上叶有 2cm×3cm 空洞，伴有散在絮状阴影；形瘦神疲，潮热盗汗，咳呛纳呆；红细胞沉降率（血沉）38mm/h。舌质红苔薄，脉细弦而数。此属气阴两虚、瘀热壅肺，予保肺丸一料。药后症情逐步恢复，3 个月后复查，浸润病灶吸收，空洞闭合。嘱其继续服用以巩固之。整方以土鳖虫活血散瘀，推陈致新；百部润肺定咳，抗痨杀虫；制何首乌滋补肝肾；白及补肺泻热，敛肺止血，逐瘀生新，消肿生肌；生地榆凉血止血，清热抗痨；老鹳草清热解毒，消瘀抗痨；黄精补肾润肺，益气滋阴，并能抗痨。这充分体现了朱老用此方既辨证又辨病，既治标又治本的思想。

学生：老师，内服外治，汤丸互补，数法如何联用？

老师：除了上面所述，临床中遇长期发热者，朱老配合"地榆葎草汤"（由生地榆、怀山药各 30g，青蒿子、葎草各 20g，百部 15g，甘草 6g 组成，每日 1 剂，水煎服）；如属顽固性肺结核或空洞，配合"外敷肺痨膏"（干蟾皮、守宫、乳香、没药、蜈蚣共粉碎，搅入市售之外科黑膏药内，用软猪皮废角料做成膏药备用，用时微火烘软，敷在肺俞、膻中等穴，3 天一换）。实践证明，中药确能抑制结核分枝杆菌，促使病灶吸收，迅速修复受损组织和肺空洞，能提高疗效。

学生：谢谢老师！

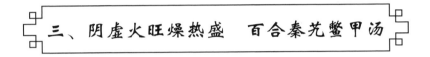

三、阴虚火旺燥热盛　百合秦艽鳖甲汤

【案例回顾】

杨某，女，41 岁，1996 年 10 月 6 日初诊。胸痛、咯血半年多，平日盗汗较多，时发潮热，手足心热，口渴，手足心烦，月经不调，疲倦，食少无味。于 1996 年 9 月 X 线透视检查，诊为：右肺中上叶球形结核，右下叶肺纤维化改变。痰结核菌检查（＋）。诊其脉细数，舌红少津。

西医诊断：右肺中上叶球形结核，右下叶肺纤维化改变。

中医诊断：肺痨，证属肺燥阴虚、气阴耗伤、虚火伤络。

治法：滋阴降火，润肺止咳。方用百合固金汤合秦艽鳖甲散加减。

处方：百合 20g，生地黄 20g，玄参 12g，沙参 15g，百部 20g，地骨皮 15g，黄芪 20g，白及 10g，赤芍 10g，牡丹皮 10g，玉竹 10g，川贝母 9g，秦艽 10g，青蒿 10g，鳖甲（先煎）15g，五味子 6g。水煎服。

连服上方 10 余剂，咯血消失，胸痛减轻，手足心热退，舌润有津。原方去白及，加太子参 20g，连服药半个月，诸症消失。X 线检查病灶无活动。后继续调服数剂汤药，历时 8 个月余，月经不调已瘥，痰菌实验室检查（－），本病未再复发。

【师生问答】

学生：老师，百合固金汤的方证是什么？

老师：百合固金汤出自《医方集解》，为治肺肾阴亏咳嗽的常用方。方中以百合等润肺生津之品为主，诸药相伍，使肺肾得养，阴液充足，虚火自清，痰咳得止。肺在五行中属金，肺金不固则变生诸证。本方服之可使肺金宁而肺气固，诸症自能随之而愈，故名"百合固金汤"。亦有说"固金"为"固若金汤"之意，喻本方可使肺气健固，犹若金城汤池一般矣。

学生：老师，百合固金汤的组成与方义是什么？

老师：百合固金汤，《医方集解》说："此手太阴、足少阴药也。金不生水，火炎水干，故以二地助肾滋水退热为君；百合保肺安神；麦冬清热润燥；玄参助二地以生水；贝母散肺郁而除痰；归、芍养血兼以平肝（肝火盛则克金）；甘、桔清金，成功上部（载诸药而上浮），皆以甘寒培元清本，不欲以苦寒伤生发之气也。"诸药合用，使阴液恢复，肺金得固，则咳嗽、吐血诸症自愈。

学生：老师，百合固金汤有哪些新用？

老师：百合固金汤除常用于肺结核外，还用于慢性支气管炎、支气管扩张咯血、慢性鼻炎、慢性咽喉炎、自发性气胸、肺癌晚期等属肺肾阴虚者。

学生：老师，那秦艽鳖甲散的组成与方义是什么？

老师：秦艽鳖甲散由秦艽、知母、当归、鳖甲、乌梅、青蒿、柴胡、地骨皮组成，具有滋阴养血、清热除蒸的功效，主治风劳病之骨蒸壮热、肌肉消瘦、唇红颊赤、困倦盗汗。方中鳖甲、知母、当归滋阴养血，秦艽、柴胡、地骨皮、青蒿清热除蒸，乌梅敛阴止汗。诸药合用，既能滋阴养血以治本，又能退热除蒸以治标。

学生：老师，何谓风劳病？

老师：风劳，又称肝劳，指虚劳病而复受风邪者。《金匮翼·风劳》："风劳之证，肌骨蒸热，寒热往来，痰嗽盗汗，黄瘦毛焦，口臭，或成疳利。由风邪淹滞经络,瘀郁而然。其病多着于肝,亦名肝劳。"

学生:老师,秦艽鳖甲散有哪些新用?

老师:秦艽鳖甲散还可用于肺结核、肺结核咯血、继发肺部感染、病毒性感冒、小儿反复呼吸道感染等属虚热内扰之证。请看用秦艽鳖甲散化裁治疗肺结核咯血的医案。某男,20岁。近1周来发热恶寒,咳痰带血,咳引胸痛,盗汗,头痛,神疲力倦,食欲减退,咽干口燥,大便干结,小便黄。查体:体温39℃。血常规检查:白细胞47×10^3/L($4\,700$/mm^3),血沉30mm/h。两肺听诊湿啰音;X线胸透提示两肺均匀细小颗粒状病灶,肺门处较浓密,诊为急性粟粒性肺结核。脉细数,舌红苔黄燥。证属热毒炽盛、迫血妄行,治宜清热解毒除蒸,方用秦艽鳖甲散化裁。

处方:银柴胡、青蒿、知母、黄连、秦艽、百部各12g,黄芩10g,鳖甲(先煎)20g,地骨皮15g,甘草6g,水煎服,每日1剂。9剂后,两肺湿啰音减少,发热恶寒止,他证显轻,又服9剂,痰中带血已止。续以润肺抗痨之剂治疗善后。

按语:本案病属初起,正值青年体壮,正气强盛,热毒炽盛之时,热伤络脉,迫血外溢,以秦艽鳖甲散退热除蒸、滋阴养血;加黄连、黄芩、生甘草清热解毒之品,以除热毒;百部甘苦微温,专入肺经,治肺痨咯咳之证。全方治本以断其根源,虽未用止血之品,然血亦随热清而止。(《清热方剂的药理与临床》)

学生:老师,百合固金汤合秦艽鳖甲散加减有哪些配伍特点?

老师:紧扣病机,方证相符,灵活施药。因为案例属肺燥阴虚,气阴耗伤,虚火伤络,故施以滋阴降火、润肺止咳之法,用养阴润肺、化痰止咳的百合固金汤合滋阴养血、清热除蒸的秦艽鳖甲散加减,共奏其效。从组分析看,方中百合、沙参、玄参、生地黄滋阴润肺生津;鳖甲滋阴清热;秦艽、赤芍、牡丹皮、地骨皮、青蒿清热除蒸,活血化瘀;川贝母、百合补肺止咳;白及、百部补肺止血杀虫;五味子滋肾养阴。全方功效已一目了然。

学生:老师,本病虽属慢性虚损性疾病,以虚为多,但往往可见虚中夹实的表现。如阴虚常兼痰热,肺脾气虚常兼痰浊,咯血者常兼血瘀等,如何加减运用?

老师：在养阴补虚的同时，结合清化痰热、宣化痰浊，或化瘀止血之法。如咳嗽痰黏或色黄量多者，酌加桑白皮、鱼腥草等清化痰热；咯血不止者，加栀子、紫珠草、大黄炭等凉血止血；血出紫暗成块，伴胸痛者，加三七、血余炭、花蕊石、广郁金等化瘀和络止血；盗汗甚者，加乌梅、煅龙骨、瘪桃干、煅牡蛎、麻黄根、浮小麦等敛营止汗等。

学生：老师，肺痨以咳嗽、咳血、骨蒸潮热、自汗、盗汗为主症，在本病的各个阶段，随其病变的轻重，而有不同表现，如何治疗咳血、骨蒸潮热、自汗、盗汗？

老师：咳血，治法为养肺阴，润肺燥，清热止红，百合固金汤加减。骨蒸潮热，治法为滋肺胃，清虚热，退骨蒸，秦艽鳖甲散加减。自汗，治法为益气固表，和营卫，求其汗止，玉屏风散加味。盗汗，治法为滋阴泻火，当归六黄汤加减。

学生：谢谢老师！

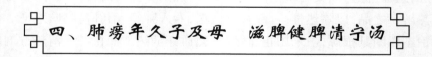

四、肺痨年久子及母　滋脾健脾清宁汤

【案例回顾】

方某，女，35岁，1972年3月初诊。有肺结核史，咳嗽痰红已2年余。近日晨夜作咳，咳声无力而短，平时不甚，每在节气改变或劳累后发病较重，甚则痰红；咽干不润，但亦不喜多饮；咳痰不稠，但艰吐不爽；大便时溏，总不干实；形体瘦削，日晡颧红，劳则夜有盗汗；面色㿠白而稍浮肿；脉虚细无力，舌质稍红，薄苔有刺。方药：生薏苡仁、明百合各15g，蜜炙枇杷叶（去毛，包煎）12g，天冬、麦冬、云茯苓各12g，地骨皮、嫩白薇、炙桑白皮、嫩白前、炙百部、怀山药各9g，川贝母、白及片6g。7剂。

二诊：后7日。服药颇感舒适，晨夜咳嗽不作，已无痰；口中润，不思饮，要求原方。原方不改，7剂。

三诊：又后7日。症状稳定如前，大便略干而成形。脉细弱依然，舌红刺较淡,仍有薄苔。

前两年于春分节气必咳剧,痰中带血,此次安然度过春分,节前曾提心吊胆,今已释然。患者系久病,于每年"二至二分"的节气(春分、夏至、秋分、冬至四个大节气),都很敏感。用清宁汤 10 倍剂量,先清水浸半天,煎 3 次,取浓汁,滤净去渣,加白冰糖 500g 收膏。晨、夜各一次,干净汤匙取一匙,口含,慢慢用唾津咽下,使药力逗留上部,较易得力,以收全功。(何时希医案)

【师生问答】

学生:老师,自拟清宁汤由哪些药物组成?

老师:清宁汤组成为白花百合 30g,生薏苡仁 15g,麦冬、云茯苓、蜜炙枇杷叶(去毛包)各 12g,天冬、蜜炙桑白皮、地骨皮、炙百部、嫩白前、怀山药各 9g,川贝母 6g,炒薄荷 3g。

学生:老师,清宁汤的立方本意是什么?

老师:清宁汤系何老十世祖何嗣宗自制方。久咳损肺,上损最忌波及中焦,如伤及胃阴,舌红燥渴,则易动血损络而致咳血;损及脾气,则便溏不食。何老认为,古人所谓"上损过中则不治","子虚及母",在虚劳久咳是最需预见而慎防的。如此,润肺保肺则肺得以"清",滋脾健脾则脾得以"宁",故名"清宁汤"。

学生:老师,清宁汤有哪些功效、主治?

老师:清宁汤具有清养肺金、滋润脾土、退虚热、止虚咳、化痰热、驱微邪之功效。主治虚热骨蒸,劳咳久不止,咽喉干燥不润,如虚劳、虚热性肺结核、支气管炎等属阴虚者。

学生:老师,清宁汤的方义有何特色?

老师:阴虚之虚劳,肺失滋养,金不能润,因燥而咳,其痰必不能爽,痰不爽则黏于肺内,其咳益甚。肺主皮毛,肺气不能卫外而固密,营卫失其调节之用,每致虚寒虚热,乃至虚汗涔涔,其阴更虚。何老认为,今用天冬、麦冬、百合以润燥保肺,肺润而有肃降之权,能行治节之令;桑白皮、枇杷叶降热泻肺,使虚热不升,肺气下行为顺。百部辛甘微寒,白前辛甘微温,枇杷叶苦而性平,这三味药治久咳可以作为要药。生薏苡仁甘淡利水,清肺化痰,使渍入于肺之痰,能化水下行,与川贝母等协同发挥化痰功用;薄荷取其引经之用,兼祛微邪。

学生:老师,清宁汤如何加减?

老师:清宁汤加减运用如下。咳血者,加茅根 30g,白及 6g;咯痰不爽者,加生蛤壳(打碎)30g,冬瓜子 12g;虚汗者,加浮小麦 15g,炙麻黄根 6g。

学生:老师,清宁汤如何煎煮?

老师:将上药 13 味,水浸透。水两碗,煎取一碗,分两次服,慢咽,勿通口服。若每日水煎不便,可用 10 倍剂量,煎汁 3 次,滤去渣滓,旺火浓缩,加白蜜或冰糖 500g,缓火收膏。服时勿冲开水,用干净小汤匙取一匙含入口中,用唾津缓缓含化咽下,每次二三匙,日二服。便溏者勿用白蜜。

学生:老师,清宁汤应用的宜与忌是什么?

老师:清宁汤在清热补肺法中,不用玄参、天花粉等苦寒下行之品,是畏其伤脾之意。但南、北沙参则可参加。李中梓有“脾有生肺之能,肺无扶脾之力”之说。何老认为李氏此论,极为中肯,可以称为治疗虚劳咳嗽、虚汗、咳血之指针。虚汗太多时,是否须加黄芪以固表密卫?“气有余便是火”,黄芪补气而升阳,升阳则动血,应是忌药。用白芍、牡蛎等柔阴敛阴而且止汗之品较为妥当。虚汗多又耗气,是否须加人参? 这既犯“气余是火”,又“参者,升也”,亦是血证之大忌,所以可用南、北沙参以代之。其脾胃更虚者,可参用资生丸法,加入白扁豆、莲子以扶脾,也是何老健脾不用桂圆、大枣之甘温,同其顾虑之意。在禁忌上,何老告诫要忌温燥,患者在生活上,尤其饮食方面须禁烟酒类及辛辣、海腥等刺激品,方收相互配合之效。

学生:谢谢老师!

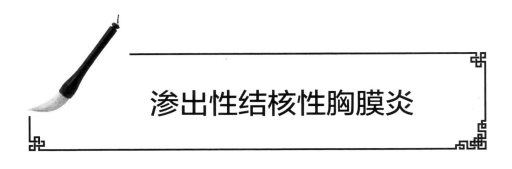

渗出性结核性胸膜炎

渗出性胸膜炎是干性胸膜炎的进一步发展。渗出性胸膜炎是结核分枝杆菌及其自溶产物和代谢产物进入高敏状态的胸膜腔而引起的胸膜炎症，根据病理表现分为渗出性结核性胸膜炎、干性结核性胸膜炎、结核性脓胸。渗出性结核性胸膜炎多属于中医学"悬饮病"范畴。

一、邪蕴于肺胸膜炎　解表宽胸汤加减

【案例回顾】

张某，女，32岁，2006年6月3日初诊。咳喘发作2个月余。既往有过敏性哮喘3年余。2个月前出现咳嗽、喘促，不能平卧，入夜尤甚，咳吐白沫状痰，伴有面部红肿、鼻塞流涕、打喷嚏等，发作呈加重势态。现症见咳嗽、喘促，入夜尤甚，不能平卧，尤以右侧卧喘咳加重，咳白沫状痰，咳甚则有尿少量排出，时伴有左侧上半身抽掣痛，鼻塞流涕，打喷嚏；素怕冷，体倦乏力，食少纳呆，眠不得安卧，二便可。望之面色红，形体适中。查其舌脉：舌体稍胖大，舌边尖稍红，舌苔薄白，脉沉细数。诊为喘病（结核性胸膜炎伴胸腔积液），属肺脾气虚，兼感外邪证。患者久喘素体肺脾气虚，今又感外邪，邪蕴于肺，壅阻肺气，肺气不得宣降，通调失职，饮停胸胁而致喘证，故有喘促、咳嗽、咯吐白沫状痰、打喷嚏、怕冷、体倦乏力、侧平卧困难等证候。治宜解表平喘，豁痰利水，佐以滋养肺阴。方以自拟解表宽胸汤加减。

处方：葶苈子、茯苓各 20g，地骨皮、生桑皮、辽沙参各 15g，知母 12g，前胡、杏仁、清半夏、桔梗、炙麻黄、黄芩、川贝母、枳壳、百部、牡丹皮各 10g，甘草 3g。

复诊：服 20 剂后，诸症基本消失，胸腔已无积液（医院 B 超检查示：左侧胸腔积液消失）。但因其病久迁延，病症初愈，素体肺脾气虚，为巩固疗效，以补气健脾之黄芪、党参为主，配伍炙紫苏子、桔梗、杏仁、百部以降逆、宣肺、润肺，并予香砂六君子汤合小建中汤共用，长期服，巩固疗效。（李振华医案）

【师生问答】

学生：老师，悬饮是属于痰饮一类吗？

老师：《金匮要略·痰饮咳嗽病脉证并治》说："饮后水流在胁下，咳唾引痛，谓之悬饮。"因饮邪停于两胁，属窠囊之水，有悬吊之意，故名悬饮。悬饮属于痰饮证的范围，先来复习一下痰饮证。痰饮又有广义与狭义之分。广义的痰饮是诸饮的总称，狭义的痰饮是诸饮中的一个类型。由于水饮停积的部位不同，可分为痰饮、悬饮、溢饮、支饮四类。又以发病时机而分为长期留而不去之留饮，伏而时发之伏饮。后世又在痰饮病的基础上，逐渐发展了痰的病理学说，提出百病兼痰的论点，从而有痰证与饮证之分，这就是痰饮证。

学生：老师，那饮证的主要病因是什么？

老师：痰、饮、水、湿四出一源，俱为津液不归正化，停积而成。此多由于感受寒湿，饮食不当，或劳欲所伤，肺、脾、肾三脏气化功能失调，水谷不得化为精微输布周身，津液停积，变生痰饮。《圣济总录·痰饮统论》说："盖三焦者，水谷之道路，气之所终始也。三焦调适，气脉平匀，则能宣通水液，行入于经，化而为血，灌溉周身；三焦气塞，脉道闭塞，则水饮停积，不得宣行，聚成痰饮。"

学生：老师，痰与饮又有何区别？

老师：饮为稀涎，痰多厚浊，水属清液，湿性黏滞。从病症来说，饮之为病，多停于体内局部；痰、湿为病，无处不到，变化多端；水之为病，可泛滥体表、全身。从病理属性来说，饮主要因寒积聚而成；痰多因热煎熬而成;水属阴类,由于导致发病的原因不一,而有阳水、阴水之分;湿为阴邪,但无定体,可随五气从化相兼为病。合起来说,因痰、饮、水、湿四者源出一体,在一定条件下又可相互转化。故有"积饮不散,亦能变痰","停水则生湿","痰化为水","水泛为痰","饮因于湿"之说。

学生:老师,痰饮证应如何辨证?

老师:痰饮的辨证,应根据其停积的部位区别不同的证型。如停留胃肠者为痰饮,水流胁下者为悬饮,泛溢肢体者为溢饮,支撑胸肺者为支饮。同时尚须掌握阳虚阴盛、本虚标实的特点。本虚为阳气不足,标实指水饮留聚,无论病之新久,俱应根据症状,辨别二者的主次。

学生:老师,痰饮证应如何辨治?

老师:痰饮证的治疗当以温化为原则,由于饮为阴邪,遇寒则聚,得温则行。《金匮要略·痰饮咳嗽病脉证并治》谓:"病痰饮者,当以温药和之。"当然应分别标本缓急,根据表里虚实的不同,采取相应的处理,水饮壅盛者祛饮治标,阳微气虚者温阳治本;在表者宜温散发汗,在里者宜温化利水;正虚者宜补,邪实者当攻,如属邪实正虚,治当消补兼施,饮热相杂者又当温凉并用。

学生:老师,悬饮是如何形成的?

老师:悬饮多因素体不强,或原有其他慢性疾病,肺虚卫弱,时邪外袭,肺失宣通,饮停胸胁,而致络气不和;如饮阻气郁日久,则可以出火伤阴,或耗损肺气。

学生:老师,如何理解饮病的攻逐、利水、发汗之法?

老师:凡饮邪壅实者,分别治以攻逐、利水、发汗等法,因势利导以祛除饮邪;阳虚饮微者,治以健脾温肾为主,阳气通则饮自化。即使实证,当饮邪基本消除后,如正气虚弱者,也需继续用健脾温肾之剂,以固其本。

学生:老师,案例症状尚未详述,那渗出性结核性胸膜炎有哪些临床表现?

老师:渗出性结核性胸膜炎的主要表现为发热、咳逆、短气、胸胁引痛、午后发热或呼吸困难,及胸膜腔积液。部分患者会出现胸膜增厚、粘连,胸腔积液的分隔、包裹等难治的器质性改变,造成治疗时间延长、胸廓畸形,影响患者的呼吸功能及劳动力等。

学生:老师,结核性胸膜炎伴胸腔积液与悬饮的哪型相似?

老师:渗出性结核性胸膜炎的临床表现与悬饮的饮停胸胁型相似,症见咳唾引痛,但胸胁痛势较初期减轻,而呼吸困难加重,咳逆气喘息促不能平卧,或仅能偏卧于停饮的一侧,病侧肋间胀满,甚则可见偏侧胸廓隆起;舌苔薄白腻,脉沉弦或弦滑。

学生:老师,为何悬饮不局限于渗出性胸膜炎?

老师:通常认为悬饮病相当于西医的渗出性胸膜炎,其停积于胁下的水饮相当于渗出性胸膜炎疾病所致的胸腔积液。也有人认为"悬饮"的认识不应局限于渗出性胸膜炎,而应广泛地看作胸腔积液的病症更为妥当。但从水饮停积于胁下及咳唾引痛胸胁来看,与渗出性结核性胸膜炎的临床表现非常类似。

学生:老师,饮停胸胁型如何辨证?

老师:饮停胸胁,肺气郁滞,气不布津,停而为饮。饮停气滞,脉络受阻,故咳唾引痛。因水饮已成,气机升降痹窒,反见痛轻、喘息加重。饮邪上迫肺气,则咳逆不能平卧。饮在胸胁,故肋间胀满隆起。舌苔白,脉沉弦,为水结于里之候。

学生:老师,饮停胸胁型如何治疗?

老师:应采用逐水祛饮治法,一般重者用十枣汤,或控涎丹。二方均为攻逐水饮之剂。前方力峻,体实证实,积饮量多者用之,取甘遂、大戟、芫花研末,大枣煎汤送下,空腹顿服。后方药力较缓,反应较轻,系十枣汤去芫花加白芥子为丸,善祛皮里膜外之痰水,有宣肺理气之功,对悬饮病水饮迫肺、咳嗽气逆有一定的泻水作用,适用于悬饮饮停胸胁阶段,体内正气尚强的患者。两者使用时均宜小剂量递增,连服3~5日,必要时停二三日再服。如呕吐、腹痛、腹泻过剧,应减量或停服,同时服用椒目瓜蒌汤以泻肺祛饮、降气化痰。

学生：老师，控涎丹为十枣汤去芫花加白芥子，如何认识方中的白芥子？

老师：这个问题借用朱良春老先生的观点来说。《神农本草经疏》载白芥子："搜剔内外痰结，及胸膈寒痰、冷涎壅塞者殊效。"朱老说"白芥子含有脂肪油、白芥子苷、杏仁酶等成分，除作为祛痰平喘咳之剂（如三子养亲汤）外，对机体组织中不正常的渗出物之吸收，尤有殊功。"请看朱老诊治渗出性胸膜炎案例。徐某，男，32岁，工人。发热、胸痛、咳逆气促，已历2周，经X线透视确诊为左侧渗出性胸膜炎，经用抗生素尚未控制。体温38.5℃，脉弦数（每分钟102次）。听诊左肺中野以下呼吸音减弱，叩诊呈浊音，此悬饮也。当予肃肺蠲饮，以平咳逆。①古方控涎丹3g，每日1包，共3包。②桑白皮、炙僵蚕、车前子各10g，甜葶苈子12g，杏仁、薏苡仁各15g，鱼腥草、金荞麦各30g，甘草4g。3剂，每日1剂。药后每日泄泻两三次，气逆显减，胸痛亦缓，热势顿挫，此佳象也。控涎丹2g，每间日服1包，汤方续服3剂。

学生：老师，三子养亲汤能降气快膈、化痰消食，有哪些药物能刺激性地把痰排出？

老师：痰涎多者以祛痰为要，除三子养亲汤外，如沙参、桔梗、远志、贝母均为刺激性排痰药，又如皂角刺治喘亦是此意。痰祛则气道通，气道通则喘可缓。黄痰黏稠用淡竹茹、天竺黄，以化痰平喘。

学生：老师，那椒目瓜蒌汤的组成及方义是什么？

老师：葶苈子、桑白皮泻肺逐饮；紫苏子、瓜蒌皮、陈皮、半夏降气化痰；椒目、茯苓、生姜皮利水导饮。痰浊偏盛，胸部满闷、舌苔浊腻，加薤白、杏仁。如水饮久停难去，胸胁支满，体弱，食少者，加桂枝、白术、甘草等以通阳健脾化饮，不宜再予峻攻。如见络气不和之证候，可配合理气和络之剂，以冀气行水行。

学生：老师，渗出性结核性胸膜炎的病因病机是什么？

老师：肺、脾、肾对津液的通调转输蒸化失职，三焦气化失宣，就会导致体内水液运化输布失常，水饮停留于体内某些部位。此外，又因素体不强，或原有其他慢性疾病，肺虚卫弱，时邪外袭而致发病。胸胁为少阳气机升降之道,邪入少阳,少阳枢机不利,阳气不得温化水饮,造成饮停胁下,进一步阻碍少阳气机。饮停于胸,清阳失于输布,肺气受损,肺络阳气不充则气促、发绀、端坐呼吸而不能平卧;饮停胸胁,络脉受阻,气机不利,故而胸胁胀痛、咳唾;转侧呼吸时,牵引胸胁络脉,故可使疼痛加重。阳虚阴盛,输化失常,水饮停积而为病。

学生:老师,为何饮停胸胁而致喘证?

老师:患者素体肺脾气虚,又感外邪,邪蕴于肺,壅阻肺气,肺气不得宣降,通调失职,饮停胸胁,出现喘息、咳嗽、咯吐白沫状痰、打喷嚏、怕冷、体倦乏力、侧平卧困难等。

学生:老师,本案饮停胸胁喘证(结核性胸膜炎伴胸腔积液)为何用的是解表宽胸汤加减?

老师:解表宽胸汤加减是取解表平喘、豁痰利水之义。治疗上运用解表泻肺平喘之品,在祛邪的同时,不忘滋养肺阴,以达补虚泻实、标本兼治之目的。待诸症消失,为防复发,继服补气健脾之香砂六君子汤合小建中汤,培土生金,巩固疗效。

学生:谢谢老师。

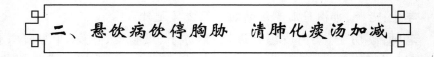

二、悬饮病饮停胸胁　清肺化痰汤加减

【案例回顾】

李某,男,47岁。主诉:发热干咳伴胸痛1周。患者因"发热干咳伴胸痛1周"于2002年6月1日入院。患者5月28日因外感发热体温39℃,上午在当地医院就诊,摄胸片正常,静脉滴注林可霉素后继续工作。下午突然感觉左胸背剧痛、干咳,立即到市中心医院摄片,提示左侧胸腔积液。经过抗感染治疗,胸痛、发热没有缓解而来我院急诊并收入病区。入院后先后给予氨苄西林钠舒巴坦钠、头孢他啶等治疗,发热已退,但咳

嗽、胸痛、气急仍作。入院后于 6 月 3 日行胸膜腔穿刺失败,患者拒绝再行穿刺。既往有甲型肝炎、高血压、糖尿病病史,目前饮食控制中。查体:左下肺呼吸音低,未闻及啰音。5 月 28 日血常规:白细胞 14.6×10^9/L,中性粒细胞百分比 70.0%。6 月 3 日血常规:白细胞 21.8×10^9/L,中性粒细胞百分比 81.5%,淋巴细胞百分比 11.2%,血沉 72mm/h。B 超:左侧胸腔积液。抗结核抗体(−);结核菌素试验(OT)(−);纤维蛋白原 >8g。6 月 5 日 CT:纵隔右移,气管隆嵴前方见 10mm×25mm 淋巴结 3 枚,左侧大片液性密度影,已经包裹,左侧胸腔见较多含气液平空腔,为左侧液气胸。

西医诊断:胸腔积液原因待查(感染性或结核性)。

中医诊断:悬饮(饮停胸胁)。

四诊摘要:平素咳嗽频频,最近工作疲劳,受寒后起病,干咳,胸痛,胸闷,气急,纳平,大便调,夜寐安;舌质暗红,有齿痕苔薄白腻,脉细滑。

辨证:痰热壅肺,饮留胸胁。

治法:清热化饮,健脾化湿。

处方:鹿衔草 18g,黄芩 18g,活芦根 30g,青皮 9g,陈皮 9g,猪苓 9g,茯苓 9g,防风 9g,防己 9g,车前草 12g,全瓜蒌 12g,川厚朴 4.5g,薏苡仁 15g。14 剂。

6 月 19 日复诊,患者咳嗽消失,咽痒,夜寐欠安。胸片示左侧胸腔积液明显吸收,呈包裹性。嘱门诊随访。(邵长荣医案)

【师生问答】

学生:老师,如何确诊本病是由细菌感染引起,还是结核性的?

老师:患者有糖尿病病史,发病前过度疲劳,有受寒史,病变迅速,胸腔积液增长很快,而且抗菌治疗有效,细菌感染引起的胸腔积液可能性大。结核性多有潮热、盗汗等中毒症状,一般抗菌治疗无效,抗结核治疗后胸腔积液可以吸收。当然也不排除肺结核合并细菌感染,可结合实验室检查加以鉴别。

学生:老师,患者早期症状如何与肺脓肿相鉴别?

老师:肺脓肿患者多数有导致体质下降的因素,临床表现以高热、咳吐黄脓痰、剧烈胸痛为主,早期有效抗菌治疗后可以完全吸收;如果与支气管相通,则咯大量腥臭脓痰。肺脓肿,胸片也表现为大片实变阴影,坏死组织及脓痰咯出后可以出现厚壁空洞,预后较差。

学生:老师,悬饮治疗的大法是什么?

老师:悬饮治疗一般以顺气、化湿、利水三法合参。从顺气消痰饮以治肺入手,结合利水以治肾、化湿以治脾,运用"以温药和之"的经验,共奏下气、逐水、消饮之功。对于水饮积久者,兼用消饮破痰之剂加减化裁。

学生:老师,悬饮的治疗用何方?

老师:葶苈大枣泻肺汤、椒目瓜蒌汤等。如焦树德用源堤归壑汤治悬饮,认为顺气、化湿、利水三法合参。对于水饮积久者,还要兼用消饮破痰之剂,而拟源堤归壑汤。方中瓜蒌开胸散结,润通谷道;川椒目利气行水,畅通水道;葶苈子降气行水祛痰;桑白皮下气平喘利水。四药逐水消饮,降气平喘,为君。降气止咳的杏仁,破气行痰的枳壳,利水渗湿的茯苓、冬瓜皮,燥湿健脾的陈皮,合而为臣,以顺气降逆、利湿健脾;佐以泽泻、猪苓、车前子,淡渗利湿,行水消饮,导水下行自小便而出;桂枝助阳化气,导利水饮,从膀胱气化而出为使药。

学生:老师,源堤归壑汤组方寓意是什么?

老师:源堤归壑汤组方寓意在于从肺(导水必自高源)、脾(筑以防堤)、肾(使水归其壑)三脏入手,理上中下三焦气机,顺气先行,分导逐饮。

学生:老师,悬饮的诊治有常用药对吗?

老师:有。来看施今墨诊治经验中的药对。自拟五子悬饮汤:冬瓜子(打碎)30g,甜瓜子(打碎)30g,冬葵子30g,葶苈子30g,车前子(包煎)30g。方中冬瓜子、甜瓜子、冬葵子清肺化痰利湿,葶苈子、车前子泻肺化痰利水。运用时多合用桔梗与枳壳、薤白与杏仁、旋覆花与柴胡等药对。桔梗宣肺升提,枳壳理气宽胸、快膈降气;薤白通阳活血、止痛行气,杏仁宣肺行气;旋覆花温宣下气、利胸胁水饮,柴胡为引经药,载诸药到达病所。

学生:谢谢老师!

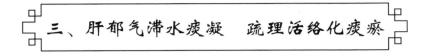

三、肝郁气滞水痰凝　疏理活络化痰瘀

【案例回顾】

卢某,女,50岁,2000年12月2日初诊。主诉胁肋胀痛40余天。该患者暴怒后出现胁肋胀痛,经检查心电图正常。胸部X线摄片显示双侧胸腔积液。曾抽液2次化验,结核菌素试验(-),试用抗结核及抗菌药物治疗无效。诊见:患者胁肋胀痛,形体肥胖,胸背闷痛,胃脘胀痛,气短乏力,善太息,肢体沉重,口干渴饮,失眠;舌尖红,苔白腻,脉沉弦。

中医诊断:悬饮。证属肝郁气滞,水阻痰凝。

治法:疏肝理气,涤痰通络,佐以清热。

处方:柴胡10g,黄芩、红参、半夏、郁金、浙贝母、白芥子、瓜蒌子、陈皮、青皮、石菖蒲、麦冬、延胡索、桃仁、甘草、生姜各15g,生地黄、香附各20g,大枣5枚。7剂,水煎服,每日1剂。

二诊:诸症均减轻,但口干渴饮、腹胀突出,前方去麦冬、青皮、香附,加五味子、知母、厚朴、红花各15g,太子参20g。7剂,水煎服,每日1剂。

三诊:诸症明显减轻,续用上方7剂,症状消失。胸部X线摄片显示心肺未见异常。随访2个月未见复发。(张琪医案)

【师生问答】

学生:老师,胸腔积液西医虽未能确诊为何病,中医是否明确辨证为悬饮?

老师:胸腔积液为中医悬饮的范畴,但该案属肝气郁滞、水阻痰凝留于胁下。《金匮要略·痰饮咳嗽病脉证并治》说:"水在肝,胁下支满。"该患者素为多痰多湿之体,复因郁怒伤肝,气机不畅,水湿痰浊因而阻滞,水停胁下致胁肋胀痛;湿性重浊黏滞,故见肢体沉重;痰湿阻络,血行不畅,日久则化热伤阴。

学生:老师,用何治法?

老师:针对本案的郁怒伤肝,气机不畅,水湿痰浊因而阻滞,水停胁下的病因病机,故以疏肝理气、活血通络、化痰清热为治。

学生:老师,那如何用方?

老师:案例方中柴胡、青皮、陈皮、香附疏肝理气;半夏、浙贝母、白芥子、瓜蒌子、石菖蒲化痰湿通络,其中白芥子尤善祛皮里膜外之痰涎;延胡索、郁金、桃仁活血化瘀通络;黄芩、生地黄、麦冬滋阴清热;红参、甘草、生姜、大枣益气调中。全方相辅相成,共奏疏肝理气、化痰祛瘀通络、疏畅三焦气机之功,气机畅则痰湿消。气郁化热,防其耗气伤阴,二诊加太子参、五味子、知母以益气敛阴清热。

学生:老师,包裹性积液如何治疗?

老师:包裹性积液可在以上所述的基础上,酌加炮穿山甲、皂角刺以行散通络,达其病所。如胁痛明显,加青皮、白蒺藜以疏肝理气止痛;积液量较多者,加焦白术、车前子以增强健脾利水、燥湿化痰消饮之功;如口黏不爽,胸脘满闷,舌苔厚腻者,加紫苏梗、藿香梗、佩兰以化湿利浊;对纳谷不馨,腹胀迟消者,加鸡内金、焦三仙、炒莱菔子以开胃消导;如肺卫失宣,郁而化热,症见发热恶寒者,酌加紫苏叶、薄荷、金银花以宣肺清热;大便秘结,或排之不畅者,加川厚朴、大黄;病久饮邪难消,舌质紫暗,或有瘀斑瘀点者,加活血化瘀之红花、桃仁、丹参。

学生:老师,胸膜肥厚粘连又如何处理?

老师:渗出性结核性胸膜炎后期,大量纤维蛋白渗出后沉着胸膜,形成胸腔积液,不易吸收,致胸膜肥厚粘连。此多属饮阻气郁、化热伤阴、痰瘀痹阻,以血瘀者为多。治疗可用血府逐瘀汤,本方能理气活血、化瘀通络,使气血通畅,胸府水饮不停。

学生:老师,如何认识痰与瘀的关系?

老师:对于这个,学者董汉良提出"痰瘀相关论",痰瘀同源、同病、同治。认为瘀血和痰水成为一种病理产物和致病因子,是阴精为病之病理变化的两个不同方面的表现方式,是同源异物,有其同一性和特殊性。阳气失调则阴精为病,气行则血行,气滞则血瘀,气畅则痰消,气结则痰生,故在阳气失调的情况下,则出现互相转化的病理变化。

学生:老师,如何认识痰瘀的消长关系?

老师:痰瘀的消长过程,是病变的进退变化过程,痰滞则血瘀,血瘀则痰滞,恶性循环,胶结不解,最后形成各种病变。在治疗过程中,化瘀则瘀消痰亦消,治痰则痰消瘀亦消。前面说到的《千金》苇茎汤治肺痈,为消痰则瘀去,瘀去则痰消,痰瘀同消则脓血自除之方。

学生:老师,痰瘀在肺系病中的病机是什么?

老师:在慢性咳嗽、肺胀、哮喘等呼吸系统疾病中,肺不仅有顽痰伏饮,而且常伴气滞血瘀,痰瘀胶结为患,故咳、喘、痰、炎、瘀缠绵难消,尤其病至后期,多夹瘀血内结,故病情复加。

学生:老师,痰瘀在肺系病中有哪些临床表现?

老师:《丹溪心法·咳嗽》说:"肺胀而嗽,或左或右,不得眠,此痰夹瘀血,碍气而病。"此所谓肺胀,指的是肺气肿一类病证,此病多为慢性支气管炎或哮喘性气管炎久治不愈而成。临床上除痰证明显外,瘀证也很突出,可见唇舌发绀,面色瘀滞,甚至发黑,舌下青筋暴露,并见舌有瘀斑,四肢末梢厥冷而青紫等。

学生:老师,痰瘀同治的临床意义是什么?

老师:唐容川在《血证论》说:"瘀血乘肺,咳逆喘促""须知痰水之壅,由瘀血使然"。由此可见,治疗肺系咳喘病证,如老年性慢性支气管炎、顽固性哮喘、阻塞性肺气肿,甚至肺源性心脏病、心力衰竭等,除化痰止咳、消炎平喘外,活血化瘀也很必要,有时会比单纯治痰效果更好。

学生:老师,除血府逐瘀汤,还有哪种方剂适宜?

老师:肺与大肠相表里,如《伤寒论》中治蓄血发狂,用桃核承气汤以活血破瘀、涤痰通腑,达到排出痰瘀的目的。六腑对五脏来说,也是一个排出异常代谢产物的途径,所以在五脏辨证的同时,要注意细察六腑痰瘀的证候表现。

学生:老师,肺系疾病有什么化痰祛瘀、痰瘀同治的方剂?

老师:《圣济总录》的双仁丸为痰瘀同治的方剂。方中桃仁、杏仁等份炼蜜为丸,每次3~5g,每日3次,温开水送服,或制成膏方,或配伍其他方药使用。本方有活血化瘀、清肺化痰之功效,主治顽固性、久治不愈的咳喘证,症见咳嗽多痰,胸闷气急,咳逆上气,面色发绀,颜面浮肿,舌苔水滑或白腻,伴有瘀斑,脉沉细者。

学生:老师,此方仅桃仁、杏仁二味药,二者的配伍意义是什么?

老师:桃仁,据《食医心镜》记载:"治上气咳嗽,胸膈痞满,气喘者,桃仁三两,去皮、尖,以水一大升,研汁,和粳米二合,煮粥食。"《本草纲目》中说:"桃仁行血,宜连皮尖生用;润燥活血,宜汤浸去皮尖炒黄用。"本方取其润肺止咳、活血化瘀之功。杏仁,《千金翼方》载有杏仁丸治大人小儿咳逆上气,杏仁三升,蜂蜜一升,熟后捣如膏后,慢慢含化,多少自定。故杏仁专为止咳化痰之品。两药合用为痰瘀同治之剂,此方不仅治咳嗽、平气喘,又能润肠通便,此也说明了"肺与大肠相表里"的脏腑关系,故肠燥便秘可选用。

学生:老师,化痰祛瘀,痰瘀同治有哪些经典用方吗?

老师:常用的《景岳全书》金水六君煎。本方有健脾化痰、补益肺肾、活血化瘀、润燥止咳的功效,主治阴虚痰湿咳嗽证。此证民间俗称"痰火病"。方中半夏、茯苓、炙甘草、陈皮健脾益气,利湿化痰;当归、熟地黄补肾养血,活血化瘀。本方用治肺金疾病,并用熟地黄补肾水,故名金水六君煎。本方补肾而化痰,是为肾虚水泛之痰瘀患者专设之剂。如浙江名医魏长春验方三子贞元饮:紫苏子9g,白芥子6g,莱菔子9g,熟地黄15g,当归6g,炙甘草3g,地骷髅9g。水煎服。此方有补益肺肾、化痰清肺、活血化瘀、止咳定喘的功效,主治肺肾同病,下虚上实,喘咳不宁之证,症见咳嗽气喘,动则更甚,痰多胸闷,咳痰不畅,面浮肢肿,唇舌发绀,舌苔浊腻或呈剥苔,脉细涩或结代,临床多见于老年性慢性阻塞性肺气肿,或肺源性心脏病。

学生:老师,上面说到的"痰火病",有什么症状呢?

老师:症见咳嗽多痰,夜间为甚,晨起咳痰不止,饮食不归正化,常化生痰浊,人体日渐消瘦,潮热盗汗,烦躁不安,舌质红绛,舌苔白腻而花剥,脉弦细而数。本病多见于老年性慢性支气管炎,或肺气肿伴肺源性心脏病患者。

学生：老师，三子贞元饮的含义是什么？

老师：苏子、莱菔子、白芥子即三子养亲汤，出自《韩氏医通》，有温化痰饮、降气化食之功。熟地黄、当归、甘草，即贞元饮，出自《景岳全书》，有补肾纳气、平喘止咳之功。原方"治气短似喘，呼吸促急，提不能升，咽不能降，气道噎塞，势剧垂危者。……如兼呕恶或恶寒者，加煨姜三五片；如气虚脉微至极者，急加人参随宜；如肝肾阴虚，手足厥冷，加肉桂一钱。"加地骷髅（为莱菔枯萎的根茎）以利水化湿、消肿平喘，共奏化痰平喘之功。二方合用加地骷髅成为补益肺肾的痰瘀同治方。

学生：老师，三子贞元饮治痰瘀同病，加用哪些药物为宜？

老师：临床中可酌情加丹参、桃仁、红花，或用水蛭研吞，以加强活血化瘀之功，用于面色、唇舌发绀，四末厥冷青紫，瘀血征象明显的慢性阻塞性肺气肿、肺源性心脏病等肾不纳气、肺肾两虚之证。

学生：老师，水蛭破血逐瘀，除活血化瘀外，还有哪些作用？

老师：这不妨来学习一下名家许公岩的化痰定喘方。组成：莱菔子15g，白芥子30g，当归25g，全蝎一个（约3g，可入煎，或研吞）。水煎服。本方具有祛风化痰、止咳平喘、活血化瘀、宣降肺气的功效，主治痰湿阻肺型支气管哮喘，症见有支气管哮喘发作史，即素有宿疾，气急喘促，张口抬肩，不能平卧，喉间痰鸣，胸闷气壅，常伴烦躁不安，甚则神志不清，口唇发绀，四末清冷，舌紫瘀，苔浊腻，或无苔呈光绛，脉细数者。

学生：老师，那化痰定喘方中的全蝎呢？

老师：莱菔子、白芥子降气豁痰、止咳平喘，佐以全蝎祛风镇痉，符合《本草正》"开风痰"之说，说明全蝎能祛风化痰、解痉平喘。董汉良常用全蝎配伍地龙、僵蚕以解痉平喘，认为效果更好，而单独服用全蝎还有抗过敏、增强抵抗力的作用。

学生：谢谢老师！

支气管哮喘

支气管哮喘系由于各种因素刺激,使气管、支气管的敏感性增高,引起广泛的小支气管平滑肌收缩、黏膜水肿和黏液分泌亢进,导致气管痉挛、狭窄,出现发作性并伴有哮鸣音的呼吸困难。根据支气管哮喘的临床特征,属中医学"哮病""喘证""咳逆上气"等范畴。哮病以发作性喉中哮鸣有声,呼吸困难,甚则喘息不得平卧为主的一种反复发作的疾病;喘指气息言,为呼吸气促困难,可出现于多种急慢性疾病过程中。由于哮必兼喘,哮病反复久延,又可发展成为持续性的痰喘,故有学者将哮病列入喘病范畴。

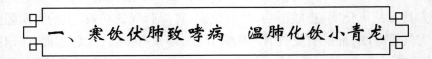

一、寒饮伏肺致哮病 温肺化饮小青龙

【案例回顾】

蓝某,女,44岁,2001年8月28日初诊。胸闷气急2年,加剧3天。患者近2年来感冒后即易引起胸闷气急,喉间哮鸣,求医诊为支气管哮喘,常规解痉平喘药物疗效不佳,寻求中医治疗。3天前贪凉感冒后又觉胸闷气急,喉中哮鸣音,阵咳,痰白黏量少,畏寒肢冷,面目虚浮,纳、便调,夜寐不安。舌脉:舌质暗,舌苔薄白,脉沉细。

诊断:哮病。

辨证:寒饮伏肺。

治则:温肺化饮。

154

处方:川桂枝 6g,赤芍 18g,白芍 18g,细辛 4.5g,嫩射干 9g,胡颓子叶 9g,青皮 9g,陈皮 9g,姜半夏 9g,炙枇杷叶(包煎)9g,藿香 9g,佛耳草 12g,重楼 9g,江剪刀草 15g。7 剂。

二诊:诉咳嗽剧烈,痰少白黏,气急,舌脉如前。以温肺化饮、开窍祛痰法治之。

处方:炙麻黄 9g,川桂枝 6g,麻黄根 9g,黄荆子 9g,赤芍 18g,白芍 18g,细辛 4.5g,嫩射干 9g,胡颓子叶 12g,淮小麦 30g,炙甘草 9g,炒酸枣仁 9g,炙款冬花 9g,玄参 12g,沙参 12g,藿香 9g,辛夷 4.5g,黄芩 12g,路路通 9g。14 剂。

三诊:诉喘平,胃纳增加,大便多,痰少;舌暗红,舌苔薄白,脉细。原方继续服用 14 剂。

医嘱:平素勿贪凉饮冷,适当运动,提高机体免疫力,减少感冒发作次数。建议夏天入伏后,可配合冬病夏治辅助治疗。中成药可服用玉屏风散以益气固表。随访 3 个月,症状明显缓解,哮喘未发。(邵长荣医案)

【师生问答】

学生:老师,何谓哮喘?

老师:"哮喘"是一种常见疾病的名称,在现代医学中一般指支气管哮喘。中医学通常把"哮喘"分为"哮病"与"喘证"分别论述,其所涵盖的疾病涉及多种现代医学的呼吸系统疾病。

学生:老师,如何认识哮喘?

老师:哮病是一种发作性的痰鸣气喘疾病。发作时喉中有哮鸣声,呼吸气促困难,甚则喘息不能平卧。哮病为一种发作性疾病,属于痰饮病的"伏饮"证,包括西医学的支气管哮喘、喘息性支气管炎、嗜酸性粒细胞增多症(或其他急性肺部过敏性疾病)引起的哮喘。而喘即气喘、喘息,临床表现以呼吸困难,甚至张口抬肩,鼻煽,不能平卧为特征者。喘证涉及的范围很广,不但是肺系疾病的主要证候,亦可由其他脏腑病变影响于肺所致,如肺炎、喘息性支气管炎、肺气肿、肺源性心脏病、心源性哮喘、肺结核等发生呼吸困难时等。

学生:老师,哮与喘二者的区别在哪里?

老师：二者的区别在于，喘指气息而言，为呼吸气促困难，甚则张口抬肩，摇身撷肚。哮指声响而言，必见喉中哮鸣有声，有时亦伴有呼吸困难。喘未必兼哮，而哮必兼喘。

学生：老师，为何"哮因痰成，发必成喘"？

老师：哮病是以吸气性呼吸困难、喉间有痰鸣声响而有别于单纯的喘证。基于哮病开口闭口皆有痰声，故认为痰是哮喘的主要成因。然而哮喘之痰，系宿痰内伏，可反复发作，故不论其痰从何而来，发病之期治必达痰。

学生：老师，冷哮与热哮，主要病因有哪些？

老师：《证治汇补·哮病》说："哮即痰喘之久而常发者，因内有壅塞之气，外有非时之感，膈有胶固之痰，三者相合，闭拒气道，搏击有声，发为哮病。"病因于寒，素体阳虚，痰从寒化，属寒痰为患，则发为冷哮；病因于热，素体阳盛，痰从热化，属痰热为患，则表现为热哮。或由"痰热内郁，风寒外束"，而见寒包热证。

学生：老师，哮喘临床如何辨治？

老师：哮喘病的辨证应当先分急性发作期、缓解期。急性发作期，病位在肺，病机以痰阻气闭为主。痰之已成，留于体内，随气升降，无处不到，阻于肺系气道，气道不顺，而致哮喘发作。发作当首辨寒热症状、痰液性质、舌苔脉象，此可作为寒哮、热哮的辨证依据。缓解期重在辨脏腑亏虚，根据体质和脏腑的不同虚候加以辨治，以培补正气，从本调治。

学生：老师，何谓寒包热证？

老师：寒包热证，由于寒邪束缚了体表，体内原本蓄积的火热不能向体外宣散，就如同被体表的寒邪"包裹"起来，而呈现身热不退的现象。这种内有蕴热、外受寒邪，寒热错杂所引起的外感病，症状寒热并见，既有恶寒、体痛、咳嗽、鼻塞等表寒现象，又有口干渴、尿黄、大便干燥等里热现象，部分患者可有高热、头痛、周身关节肌肉酸痛、咽部干痛、咳嗽少痰、舌红苔黄等。一般以麻杏石甘汤、柴葛解肌汤之类治疗。

学生：老师，冷哮与热哮，临床有哪些表现？

老师：冷哮的表现为喘憋气逆，呼吸急促，喉中哮鸣如水鸡声，胸膈满闷如塞，咳不甚，痰少咯吐不爽，色白而多泡沫，口不渴或渴喜热饮，形寒怕冷，面色青晦，舌苔白滑，脉弦紧或浮紧。热哮的表现为咳呛阵作，气粗息涌，喉中如痰鸣吼，咳痰黄黏，咯吐不爽，胸膈烦闷，口渴，喜饮，汗出，或面赤口苦，舌质红，苔黄或带腻，脉滑数或弦滑。

学生：老师，哮病除有冷哮、热哮之分外，还可分哪些？

老师：有人还将其分为痰哮、肾哮。痰哮，多由风寒外来，痰浊壅盛所致，其症见气急喘促，喉中痰鸣，声如拽锯。治宜宣肺降气、祛痰清火，用五虎汤（麻黄、杏仁、甘草、细茶、石膏），或白果汤加减。肾哮，多由精气亏乏，摄纳失常，下虚上盛所致，其症见气逆易喘，短气息促，痰吐起沫，动则心慌，腰酸肢软，脑转耳鸣。治宜补肾摄纳，用肾气丸，或紫河车粉。

学生：老师，除小青龙汤用于哮喘寒饮伏肺证外，还有哪些方剂适用？

老师：小青龙汤解表蠲饮、止咳平喘，主治风寒客表、水湿内停之证。温肺散寒、化痰平喘的射干麻黄汤，主治咳而气喘，喉中有水鸡声音。厚朴麻黄汤，是小青龙汤去桂枝、杭白芍，加厚朴、生石膏、杏仁、小麦，并兼用干姜。厚朴温化行气，小麦宁神除烦，杏仁、石膏清热平喘。厚朴麻黄汤适合外受寒邪，里有水饮，饮邪化热的里热烦躁症。

学生：老师，喉中有水鸡声是哮病的特点吗？

老师：是哮病特点之一。屡发而顽固，"喉中水鸡声"，形容哮病是最适当不过了。

学生：老师，本案见症与典型小青龙汤证有些不同吗？

老师：引起哮喘的各种原因中，肺有伏饮（所谓"膈上伏饮"）和风寒外束最为常见。外寒里饮，则为小青龙汤证，用桂枝、麻黄散其表寒，干姜、细辛、半夏化其里饮，白芍药、五味子、甘草等散中有收，为治疗寒哮、寒饮伏肺的验方。本案症见胸闷、气急、哮鸣、咳嗽、痰白黏、畏寒肢冷，与典型小青龙汤证确略有出入。邵老认为，证由症立，法由证出，药随法转。故本案选川桂枝、麻黄根散其表寒;选细辛、姜半夏化其肺中伏饮;赤白芍药散中有收;另选用胡颓叶、炙枇杷叶、佛耳草、江剪刀草等温肺化痰平喘。用药组方虽较小青龙汤有较大变化,但仍可见其用药思路不离膈上伏饮和外束风寒之方向,用药层次、结构分明。

学生:老师,如何理解"哮时气壅,务宜肃降"?

老师:当哮喘发病,内伏之痰遇诱因触发时,肺为痰阻,肃降无权,痰阻气壅,肺气上逆,形成吸气性呼吸困难,故肃肺降气成为发作时的主要治法。

学生:老师,如何理解"哮有宿根,治当培元"?

老师:哮喘固然以痰为主要成因,但痰是病因,也是病理产物。哮喘之所以反复发作,与内因有密切关系。张景岳在《景岳全书·杂证·喘促》中说:"喘有夙根,遇寒即发,或遇劳即发者,亦名哮喘。"此宿根是发病最重要的内在原因,也是患者特有的过敏体质,它不仅容易引发哮喘,而且还会出现病证。治疗方法,故当以培元固本为要。

学生:老师,为什么说麻黄是治风寒喘咳之要药?

老师:中医人对麻黄最熟悉不过了。其性温,味辛、微苦,入肺、膀胱经。麻黄发汗,止喘,宣痹,利尿。其辛温发散,轻扬宣泄,为发汗峻药。因有宣肺作用,而为止风寒喘咳的要药;因有散寒作用,而可宣痹止痛;又因能宣肺气、下达膀胱,故可通调水道而有利尿消肿的功效。

学生:老师,那麻黄临床如何配伍?

老师:麻黄为治哮喘之要药,配伍得当,每获良效。寒邪、热邪、水邪皆能致喘,而三者又能互相转化。表寒不解则郁而化热,汗出不彻则水停心下,水遇热则化气,气遇寒则化水。麻黄功能宣肺发汗,通过汗出,肺气宣达而腠理开,可泻热、泻水、解毒。如小青龙汤,麻黄与细辛、半夏同用,取其温中除饮、和胃降逆;麻黄与五味子同用,取其散中有收,治肺寒痰饮喘咳。痰郁化热见烦躁、咳吐不爽者,取小青龙加石膏汤、厚朴麻黄汤方意,佐生石膏、黄芩清肺火,其效果较好。

学生：老师，麻黄治喘咳有哪些对药？

老师：麻黄、杏仁，麻黄散寒宣肺定喘，杏仁降气止咳，二者相使为用，有散寒止咳定喘作用，长于治疗风寒咳嗽、气喘。麻黄、生石膏，麻黄得生石膏之辛凉，能制其温燥之偏，但不减低其定喘效能，二者相配则清泄肺热平喘，用于治热邪壅肺的咳嗽、气喘、鼻煽。麻黄、干姜，麻黄得干姜之温中燥湿化痰，有温肺散寒、化饮止喘的功效，常用于寒饮喘咳。麻黄、附子，麻黄辛温，宣通经络散外寒，附子辛热，温通经脉祛里寒，二者相配则温经通脉、助阳散寒，用于风寒痹痛及阳虚外感、浮肿。麻黄、熟地黄，麻黄宣气通络，得熟地黄而不辛燥，熟地黄补阴，佐麻黄而能去其腻滞，二者相使为用，有益肾补虚止喘咳的功效，用于肾虚寒饮喘咳。

学生：老师，麻黄用于哮喘如何掌握？

老师：以麻黄取汗，也会使临床出现新的问题。阳虚水盛者热必少，发汗不仅泻水，热也随之散发，使阳气更虚，甚者造成亡阳。故必须佐以温阳之剂，如麻黄附子细辛汤，既能泻水，又能温阳，不伤阳气。如热盛者，水必少，发汗泻热时，水也随之排出，甚者造成亡津液。故用越婢汤、麻杏石甘汤等时，不但宜重用凉药以助其清热之功，而且宜佐以甘寒养阴之品以增津液。

学生：老师，麻黄应用的禁忌是什么？

老师：麻黄为解表发汗之峻药，适用于外感风寒表实证和肺寒喘咳。然有肺气壅滞者，单用麻黄，虽大量亦往往不出汗。反之，体弱气虚者，用量虽小，亦有汗大出、心悸、头晕者。故对表虚自汗、肺虚咳喘者不宜用。治喘多炙用，以减少其辛温发散之性。

学生：老师，方中的胡颓子叶、江剪刀草有何用意？

老师：胡颓子叶，《中藏经》谓其治"喘嗽上气"，《本草纲目》谓其能补"肺虚短气"。民间也有用之治疗哮喘者。本品既可治喘又能补气，攻补兼任，是一味治喘佳品，尤其邵老善用其治疗发育期前后的少年哮喘患者，常奏奇效。至于江剪刀草，为中药薄菜的别名，出自《上海常用中草药》，味辛、微甘，性凉，具有解表清热、止咳化痰、活血解毒的功效。

学生：知道了，谢谢老师！

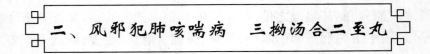

二、风邪犯肺咳喘病　三拗汤合二至丸

【案例回顾】

梁某，女，48岁，2006年2月22日初诊。咳嗽胸闷气喘1个月余，感冒后加重4天。1个月前受凉，后出现咳嗽胸闷气喘，经输液治疗（药物不详）减轻。4天前受凉感冒后加重。现症：咳嗽，气喘，胸闷，心慌，吐少量白痰，咽干痒，昼轻夜重，恶寒发热不明显，平时体质较差，易感冒，小便频数，大便可。

中医诊断：咳嗽，喘证。辨证属风邪袭肺。患者素有哮喘，肺气虚弱，内有伏痰，风邪外袭，内外合邪，肺失肃降。

治法：疏风宣肺，清热平喘。方拟三拗汤加味。

处方：旱莲草30g，女贞子15g，川续断、杏仁、黄芩、白僵蚕、干广地龙、瓜蒌皮各10g，炙麻黄、蝉蜕、炙紫苏子、生甘草各6g。10剂，水煎服，每日1剂。

二诊：2006年3月8日。服药后气喘、咳嗽减轻，现胸闷、气短，时有心慌，两膝关节不能弯曲用力，可走平路，不能上下坡，眠差，耳鸣，纳可，口干苦，时心烦，服药后自感药物性凉，腰中作痛，二便可；舌质淡红，苔黄腻，脉细滞。

处方：杏仁、桂枝、白芍、厚朴、当归、炒枳壳、瓜蒌仁、茯苓、陈皮、黄芩、威灵仙各10g，炙紫苏子、炙甘草、炙麻黄各6g，生姜3片，大枣4枚（切开）为引。10剂，水煎服，每日1剂。

三诊：2006年3月27日。服药18剂，气喘、咳嗽减轻，见凉气则感有痰，痰较深，不易咳吐，痰白呈泡沫样，胸闷气短，动则气不相接，口苦心烦，月经量多，且行经时间长，约20天干净，不欲饮水，双膝关节在上下坡时疼痛，饮食正常，大便不干，小便频数，色不黄，失眠多梦，耳鸣；舌质淡红，苔薄，脉细。

处方：海浮石（包煎）30g，桔梗15g，厚朴、杏仁各12g，桂枝、白芍、黄芩各10g,炙甘草6g,炒炙紫苏子、炙麻黄各3g,生姜3片,大枣4枚(切开)为引。临床治愈。

【师生问答】

学生:老师,风热袭肺之咳嗽喘证,三拗汤合二至丸有何用意?

老师:患者有喘证病史10余年,肺气虚弱,内有伏痰,复感外邪,肺气郁闭,宣降失常,故气喘胸闷,咳嗽;肺病及肾,肾气受损,固摄无力,则小便频数,月经量多。故用三拗汤合二至丸加味,宣肺清热,顾护下元,咳嗽日轻。

学生:老师,二诊为何更用桂枝加厚朴杏子汤、苏子降气汤呢?

老师:以桂枝加厚朴杏子汤、苏子降气汤,降气平喘、祛痰止咳以巩固。哮喘宿疾,非朝夕之功,首用涤浊法,荡涤肺中浊阻之邪,继则攻补兼施,终则以扶正为主,健脾补肺、滋阴补肾。

学生:老师,如何理解肺气宣通呢?

老师:宣者,通也。肺主气,气宜通畅。任何外邪侵犯到肺,都能使肺气失于通畅,导致咳嗽上气,故谓"诸气膹郁,皆属于肺"。李时珍指出"壅者,塞也;宣者,布也,散也"。肺合皮毛而主表,开毛孔、解表,使邪有出路,亦即寓有宣肺的作用。

学生:老师,祛痰清肺、宣通肺气有何临床意义?

老师:风热侵肺,或寒邪化热,热伤肺气,当清肺热。"热者寒之""客者除之"。内传之邪,水亏火旺,消铄肺津,宜生津润燥,"燥者润之"。二者感邪来源虽殊,耗气伤阴之病变则同。邪热蕴蒸,液铄为痰,凝聚肺络,烦闷不安,喘咳难愈,应以祛痰清肺、宣通肺气为要。

学生:老师,祛痰清肺、宣通肺气选用哪些方剂?

老师:清肺祛痰法适用于热邪伤肺,痰热壅阻,咽喉痒感,咳嗽阵作,或痉挛性剧咳,咳已吼哮,呕吐黏涎,上气喘息。选用越婢加半夏汤、清火止嗽汤、六安煎、泻白散等。

学生:谢谢老师!

三、痰气交阻喘实证　射干麻黄温胆汤

【案例回顾】

王某,男,62岁。近半年来时犯喘咳,胸闷,痰少色白,饮食、睡眠尚可;舌苔微黄而腻,脉沉滑。辨证属肺失宣降、痰气交阻之象。治宜宣降肺气,化痰平喘。

处方:茯苓15g,炙紫菀12g,款冬花12g,杏仁10g,炙紫苏子12g,制半夏9g,姜竹茹10g,射干10g,陈皮10g,枳壳6g,炙麻黄6g。

二诊:药进2剂,喘咳略减,仍觉胸部发闷,痰白而少,内热尿黄,喉痒口苦。脉沉,舌苔黄腻。肺气欠畅而有滞热,再拟平喘止咳而化痰热。

处方:瓜蒌皮15g,紫菀12g,炙紫苏子12g,杏仁10g,白前10g,百部10g,桑白皮12g,黄芩10g,姜竹茹12g,川贝母10g,橘红10g,枳壳6g。

三诊:药进6剂,喘咳已轻,胸闷渐畅,内热尿黄、喉痒口苦等症均减。仍用原法,上方药继服6剂。

【师生问答】

学生:老师,本案实喘,何谓痰气交阻?

老师:痰气交阻证,是指饮食不节,或七情内伤,导致气滞痰阻的一类病证。本证表现为胸膈满闷,甚则疼痛,情志舒畅时则稍可减轻,情志抑郁时则加重,嗳气呃逆,呕吐痰涎,口干咽燥,大便艰涩,舌质红,苔薄腻,脉弦滑。治法为开郁化痰,润燥降气。常用启膈散(郁金、砂仁壳、丹参、沙参、贝母、茯苓、荷叶蒂)加减。

学生:老师,射干麻黄汤合温胆汤是对应肺失宣降、痰气交阻吗?

老师:对。实喘多属肺失宣降、痰气交阻,用射干麻黄汤宣肺祛痰,下气止咳;温胆汤理气化痰,清胆和胃。初诊喘咳胸闷,舌苔微黄而腻,脉象沉滑,故用射干麻黄汤合温胆汤加减为治。药后喘咳虽略减轻,但仍胸闷,见喉痒、口苦内热、尿黄等肺有郁热之象,故在降气化痰止咳平喘的基础上,加黄芩、桑白皮清肺热,瓜蒌皮、贝母化痰热兼畅肺气。药证相当,疗

效亦显。三诊仍用原法,喘咳等症渐平。

学生: 老师,喘证寒痰胶滞如何论治?

老师: 哮喘剧作,多缘寒痰胶滞,气失升降,投麻黄附子细辛汤收效。附子温肾散寒,麻黄宣肺平喘,麻黄得附子平喘而不伤正,附子又能制麻黄之辛散。上海名家颜德馨治哮喘偏于寒盛者,最喜冠此两味,颇为应手。细辛通阳平喘,喘息甚时非此不可,量必重用。临床常见顽固性哮喘,用大量激素亦不为功,端坐喘息,日以继夜,投麻黄附子细辛汤可安。

学生: 老师,哮喘有实喘,还有寒喘、热喘,其临床有哪些表现、治法及代表方剂?

老师: 寒喘,呼吸急促,喉有痰鸣音,咳痰清稀而少,色白,呈黏沫状,胸膈满闷,憋气,面色晦滞带青,口不渴,或渴喜热饮,舌苔白滑,脉浮紧,或有恶寒、发热、头痛等表证。治法为温肺散寒,豁痰定喘。代表方剂有小青龙汤、射干麻黄汤。热喘,呼吸急促,喉有哮鸣音,胸高气粗,痰稠黄胶黏,排出不利,胸中烦闷不安,面赤自汗,口渴喜凉饮,舌质红,苔黄腻,脉滑数。治法为清热化痰,宣肺定喘。代表方剂为麻杏甘石汤加减。

学生: 老师,已知实喘分寒喘、热喘,那虚喘有哪些临床表现呢?

老师: 说到虚喘,"有邪为实,无邪为虚",虚为正气虚。吸气促而有音,动则剧,气弱,脉微,或浮大而弦,沉取如无,外无客邪,内无实热,皆属虚证。

学生: 老师,虚喘病位在哪? 临床表现及其主要方剂有哪些?

老师: "虚喘在肾,实喘在肺"。虚喘病位在肾,而又有阴虚、阳虚之异。凡呼吸短促,气不得续,动则心慌,喘息更甚,为肾阴虚和肾阳虚共有之症。其不同点如下。偏阳虚者,为相火衰微,不能温肾化气而出现汗出肢冷,脉沉细,治法为温肾纳气,桂附八味丸加减。偏阴虚者,为阴不潜阳,气不摄纳,故出现面赤足冷,口干咽燥,脉细数,治宜麦味地黄丸加减。

学生: 明白了。老师有虚喘的案例吗?

老师: 有的。下面分享一则叶熙春的医案。钱某,男,76 岁。耄耋之年,下元久虚,入冬以来,咳喘频发,痰多稀白,行动气逆,形寒怕冷,饮食少进。今午突然口张息促,额汗如珠,面青足冷,俯伏几案,不能平卧,按脉两手沉细近微,舌淡苔薄。真气衰惫,孤阳欲脱,亟拟扶元镇固,以挽危急。药用别直参(另煎和入)9g,蛤蚧尾(研细末,分两次吞)1对,淡熟附块9g,炮姜、北五味子各5g,局方黑锡丹(杵,包煎)12g。

二诊:昨进扶元救脱之剂,喘息略平,额汗已收,足冷转温,面容苍白,脉象细弱,精神疲乏。虚喘在肾,再当温摄下元。药用熟地黄炭15g,熟附块12g,牛膝炭、煨补骨脂、炒葫芦巴、制巴戟天各9g,北五味子5g,紫河车(焙,研细末,分吞)5g,沉香末(分冲)2.4g,盐水炒紫衣胡桃肉4枚。

三诊:咳喘较平,已能平卧,饮食稍进,精神见振,唯腰膝酸软,动则气逆,脉象虽细,较前应指。再拟原法续进。药用灵磁石(先煎)30g,大熟地黄15g,熟附块、盐水炒怀牛膝、煨补骨脂、制巴戟天、沙苑子、炒菟丝子(包)各9g,北五味子3g,紫河车(焙,研细,分吞)3g。

四诊:喘逆渐平,咳少痰稀,胃纳已苏,面色转正,脉来细缓,舌苔薄白。再拟固摄肾气法。予金匮肾气丸,每日早晚各服6g,用淡盐汤送吞。

学生:老师,这个案例病势较笃。

老师:是的。正如按语所说:虚喘而见额汗面青,肢冷脉微,则一线孤阳,已将垂绝,故急进大剂参、附峻补元阳,蛤蚧、黑锡镇固摄纳。服后汗收肢温,喘息转平。继用紫河车、熟地黄炭、煨补骨脂、制巴戟天、牛膝炭、炒葫芦巴、沉香末等,助阳纳气。三诊后病情渐趋好转,继用金匮肾气丸,以固根蒂。先后四诊,环环相扣。

学生:老师,虚喘临床有何特别中药可用?

老师:除了上述用镇固摄纳、助阳纳气,或补益元气之类中药外,也可用山茱萸。我曾阅读过《南方医话》,其载俞老(慎初)以山茱萸治虚喘,认为这是近贤张锡纯独得之秘。此药善于涵阴敛阳,对于肝肾本虚、阴阳之气行将涣散的虚喘欲脱(以气短而不续,慌张里急,提之不升,吸之不下,常致长引一息为快为辨证要点)具有特效。

学生:老师,山茱萸治虚喘原来出自张锡纯之手。

老师:对。经查阅《医学衷中参西录》,其载山茱萸"得木气最厚,酸敛之中,大具条畅之性,故善于治脱",又载山茱萸"不独补肝也,凡人身之阴阳气血将散者,皆能敛之"。

学生:老师,有实例吗?

老师:实例书中载有很多,可资参考。在此分享一则俞老的医案。叶姓少年,素体羸弱,立春过后,暴喘汗出,声低息短,心悸动甚,口干唇燥,精神疲乏,四肢厥冷,面色泛红,额部扪之烘热,脉来浮散无力,知为虚喘,阳气欲脱。本欲进参、附以救脱,但口唇干燥,有伤阴之象,附子大热,则非所宜;人参昂贵,而且难以骤得。细思本证,阳虚阴耗,肝肾两亏,选用山茱萸一药,既可两补肝肾,纳气平喘,又能涵阴敛阳,止汗固脱,有两全之妙。遂独用山茱萸60g,去核浓煎顿服,须臾喘缓厥回。继以来复汤进之,药用山茱萸30g,生龙骨(先煎)30g,生牡蛎(先煎)30g,生杭白芍18g,潞党参12g,炙甘草6g。服3剂后,喘息尽已,依嘱常服山茱萸,调理半年,宿疾渐除。

学生:谢谢老师!

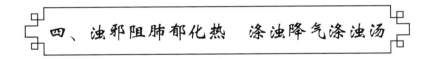

四、浊邪阻肺郁化热　涤浊降气涤浊汤

【案例回顾】

刘某,男,75岁,2006年2月22日初诊。间断性胸闷气短喘息10余年,再发月余。1989年发现"肺气肿",间断性出现胸闷、气短、喘息,2005年12月5日受凉后再发。12月12日某医院CT:两肺肺大疱,肺气肿,右侧胸膜增厚。现症:胸闷,气短,喘息动甚,稍微活动则身发颤,手腿颤,二便失禁,晨起咽部有痰,咳吐不利,大便不干,平素身畏寒,舌质暗红,苔黄乏津,脉数弦大。持续吸氧。

中医诊断:哮喘。证属浊邪阻肺,郁而化热,热灼肺气,肺失清肃,宣降失常。

治法:用涤浊法,方拟涤浊汤。

处方：苇根、冬瓜仁、生薏苡仁、海浮石(包煎)各30g，葶苈子(包煎)15g，桃仁、桔梗、黄芩、桑白皮、地骨皮各10g，猪牙皂、炙紫苏子各6g，大枣(切开)6枚为引。10剂，水煎服，每日1剂。

二诊：咳嗽吐痰减轻，仍胸闷、气喘，活动后明显，气短心慌，食欲欠佳，口干渴，大便日4~5次，尿频，有解不尽感，活动时身、手颤动，舌质暗，苔白厚，脉弦大数有减。可以间断吸氧。患者属本虚标实，心肺俱衰，但邪实明显，以祛邪为主，扶正为辅。

处方：苇根、冬瓜仁、生薏苡仁、海浮石(包煎)、炒山药各30g，葶苈子(包煎)、党参各15g，桃仁、桔梗、黄芩、桑白皮、地骨皮、麦冬、五味子、茯苓各10g，炒炙紫苏子、当归、生甘草各6g，大枣(切开)6枚为引。10剂，水煎服，每日1剂。

三诊：胸闷、气喘减轻，食欲改善，活动气短心慌，舌质淡红，苔白腻，脉中取则弦，按之则软。

处方：炒山药、苇根、冬瓜仁、生薏苡仁、海浮石(包煎)各30g，百合、麦冬各20g，党参15g，山茱萸、五味子各10g，生甘草6g，炙麻黄3g，大枣(切开)6枚为引。10剂，水煎服，每日1剂。先后加减服药3个月余，病情明显好转。(张磊医案)

【师生问答】

学生：老师，这个案例哮喘证属浊邪阻肺，心肺肾气虚衰，又夹有痰湿、热瘀，辨治如何入手？

老师：是的。患者年逾古稀，正气虚弱；病程10余年，呼吸困难，张口抬肩，持续吸氧，病情较重。既有心肺肾气虚衰，又有痰湿、热瘀阻滞，治疗颇为棘手。张老根据正邪盛衰，权衡攻补利弊，首先使用涤浊法，用涤浊汤合葶苈大枣泻肺汤，荡涤肺中浊阻之邪，以安其清肃之所。

学生：老师，二诊时症状改善，本虚标实，心肺俱衰，邪实还明显，又如何论治？

老师：本虚标实，心肺俱衰，但邪实明显，以祛邪为主，扶正为辅。继则攻补兼施，以攻为主，补益心肺为辅，以涤浊汤合生脉散，益气养阴。终则以扶正为主，健脾补肺，培土生金，杜绝生痰之源；滋阴补肾，培补肺气之根；涤浊宣肺为辅，以顺肺性。

学生:老师,"涤浊"为法能理解,那出于何种考虑?

老师:涤浊法是张老临证治疗八法中最具特色的一种治法,广泛适用于各类浊阻之证,尤其是治疗浊邪阻肺、宣降失常。此类疾病,以"涤浊"为法,适当加入他法,往往取得良效,至少可以减缓肺气肿加剧之进程。

学生:老师,浊邪的成因有哪些?

老师:浊邪,即秽浊之邪,是指因外感、内伤、脏腑功能失调等因素,使气血津液运行失常,停留阻滞于人体组织器官所形成的具有致病作用的病理产物,包括浊气、瘀血,和痰、饮、水、湿等。多见形体丰肥,嗜卧少动,倦怠乏力,头目不爽,胸闷脘痞,舌体偏胖、质暗、舌苔浊腻等症状,其病往往缠绵难愈,易成痼疾。

学生:老师,何谓浊阻证?

老师:浊阻之证是肺的功能失常,致气滞、血瘀、水停,浊邪为患,百病丛生。凡因湿热、暑湿,或痰热痹阻肺气,皆可导致肺失清肃,郁遏脾、胃、三焦、肾和膀胱。上源之肺不清,治节无权,水道失通,则下流不洁,影响气血运行、气机升降和水液代谢,而生痰、变浊、化脓,导致水肿、喘咳、悬饮、咯血、内痈、黄白带下等浊阻之证变生。

学生:老师,浊阻证如何论治?

老师:浊阻证应从治肺入手,是开流澄源的治本之策。取苇茎汤,化痰湿以清肺热,通络瘀而降肺气,较为契合。从药物组成来看,药虽四味,但配伍精妙。方中苇茎甘寒多液,清泄肺热,生津养阴;冬瓜仁清热化浊,祛痰排脓;薏苡仁利湿健脾,清热排脓;桃仁活血祛瘀,润燥通便。综合其方,清热、利湿、化痰、活血俱备,清热而无苦寒之弊,渗利而不伤阴,活血而不峻猛,配伍佐辅适度,祛邪扶正兼顾,清上、畅中、渗下并行,标本同治,故可治疗因热、湿、痰、瘀所致的各类浊阻疾病。

学生:老师,涤浊法出于何处?

老师:涤浊法是张老根据《素问·汤液醪醴论》"平治于权衡,去宛陈莝……疏涤五脏"之旨,并在长期的临床实践中不断探索、总结、提炼而创立,治疗各类浊阻疾病。

学生：老师，如何处理"浊"与"涤"的关系？

老师：临床上浊邪所致疾病虽然不同，但疾病的要点均在一个"浊"字。在治疗方法上，要点在"涤"字，要根据浊邪特点和脏腑特性立法处方。张老强调了临证中只要牢牢抓住一个证的着眼点、一个法的着眼点，方药随证加减变化，缓缓图之，即可见效。

学生：老师，涤浊汤从何产生？

老师：涤浊汤法是以苇茎汤为主方。苇茎汤出自《备急千金要方》，"治咳有微热，烦满，胸中甲错，是为肺痈"，并被列入《金匮要略方论·肺痿肺痈咳嗽上气病脉证并治》附方，故多名《千金》苇茎汤"，这些应该熟悉。

学生：老师，涤浊汤取苇茎汤为基本方，有何特色？

老师：苇茎汤收录在肺痈门，成为治肺痈专方。《成方便读》解苇茎汤说："是以肺痈之证，皆由痰血火邪互结胸中，久而成脓所致。桃仁、甜瓜子皆润降之品，一则行其瘀，一则化其浊。苇茎退热而清上；苡仁除湿而下行。方虽平淡，其散结、通瘀、化痰、除热之力实无所遗。以病在上焦，不欲以重浊之药重伤其下也。"指出苇茎汤具"化浊"之功。如叶天士用苇茎汤治疗咳嗽、吐血、肺痹、风温、暑证、痰证，吴鞠通加杏仁、滑石治"热饮"引起"太阴湿温喘促"，蒲辅周以苇茎汤治疗乙脑、肺炎、麻疹，认为该治法属通阳利湿法。

学生：老师，涤浊汤由哪些药物组成？

老师：涤浊汤以苇根、冬瓜仁、生薏苡仁、海浮石、葶苈子、桃仁、桔梗、黄芩、桑白皮、地骨皮、猪牙皂、炒紫苏子、大枣组成。

学生：老师，涤浊汤药是以轻清灵动为特点吗？

老师：是的。浊为阴邪，其性重浊，留滞所犯脏腑而为病，因此，张老认为对其的治疗要以运、以动、以平为主，兼顾脏腑之性，不可矫枉过正。《药对》说："轻可去实，麻黄、葛根之属是也。"涤浊法使用的主要药物中，苇茎甘寒，轻清中空，清热生津，止呕除烦，利尿；薏苡仁甘淡微寒，上能清肺，中能健脾，下能渗湿；冬瓜仁甘寒，功效清热化痰排脓。以上药物皆为淡渗之品，且薏苡仁、冬瓜仁为多膏脂之品，可以濡润、滑利。上述诸药皆轻清灵动,符合"轻可去实(闭)""滑可去著"的治疗原则。虽与其他症不尽相同,但其需要以轻清之剂"开其闭、去其实"则是一致的,因此,对于浊阻证的治疗亦当使用轻清之剂。

学生:老师,涤浊汤现代用于哪些疾病?

老师:涤浊汤临床应用很广泛,可用于治疗大叶性肺炎、支原体肺炎、慢性支气管炎急性发作、小儿过敏性咳嗽、小儿急性化脓性扁桃体炎、上颌窦炎、鼻窦炎、阑尾周围脓肿、慢性结肠炎等证属热毒蕴滞、痰瘀互结者,并且对消化系统、心血管系统以及妇科、儿科、眼科等各科有关疾病也有显著疗效。

学生:老师,涤浊汤如何加减?

老师:涤浊汤治痰阻哮喘,加用紫苏子、麻黄、桔梗等,以合"治上焦如羽,非轻不举"之旨。如浊邪阻于中焦脾胃,治疗当循"治中焦如衡,非平不安"之则,以苇茎汤加入淡渗、轻利之品(如茯苓、陈皮、半夏、苍术、炒神曲等)以调之,使枢机得运,气机条达,气血通畅。而对于浊阻下焦之证,因腑通为顺,"治下焦如权,非重不沉",当加滑石、赤小豆、冬葵子、怀牛膝等通利之品,使浊邪得以外出。

学生:老师,葶苈大枣泻肺汤是否泻肺中之水气?

老师:葶苈大枣泻肺汤简单又明了。方中独用葶苈之苦,先泻肺中之水气,恐葶苈子苦甚伤胃,故以大枣为佐。全方主治肺痈、喘不得卧、胸满胀、一身面目浮肿、鼻塞、清涕出、不闻香臭酸辛、咳逆上气、喘鸣迫塞、支饮胸满者。

学生:老师,对于浊阻证哮喘,涤浊法如何处理祛邪与治标的关系?

老师:浊邪的产生,一方面是外邪内侵,脏腑功能失调的结果,另一方面是浊邪产生之后,又将影响人体气血津液的运行,成为致病因素,加重脏腑负担,耗伤正气。这两方面都将导致人体正气的耗损,因此,对于浊邪内阻的患者,涤浊法为祛邪的治标之法,培护正气是治本之法。张老认为,"当然也不可忽视正气虚这一点,神而明之,存乎其人"。此之谓也。

学生：老师，浊阻之证哮喘后期如何培护正气？

老师：应当根据患者体质的不同、正气的强弱、浊邪致病的缓急等综合考虑，同时要兼顾浊阻的部位。在扶助正气的措施中，尤以扶助脾胃之气为要，中焦脾胃之气得健，则运化、枢转功能正常，水精四布，五经并行，浊邪无从生，方药如二陈汤、四物汤等。如浊邪阻于上焦，肺气亏虚，无以宣化，可用黄芪、山药等药补肺之气；如浊邪阻于下焦，损伤阳气，可配以桂枝、附子等药以温阳化浊。

学生：谢谢老师！

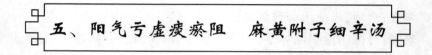

五、阳气亏虚痰瘀阻 麻黄附子细辛汤

【案例回顾】

罗某，男，69岁，2006年3月12日初诊。气促25天，加重2天。患者2月12日出现气促，伴上腹部饱胀感，无腹痛腹泻，无胸闷胸痛，无心慌心悸。在当地卫生所就诊，诊断为"胃炎"，予静脉滴注消炎药（具体不详），后腹胀减轻，但气促逐渐加重。遂于2月21日来院门诊就诊，查心电图：①极速型心房纤颤；②ST-T段改变。胸片：考虑心力衰竭、肺淤血。心脏彩超：风湿性心脏病联合瓣膜病变，二尖瓣、主动脉瓣轻度狭窄并轻度关闭不全，三尖瓣中度关闭不全，肺动脉高压（中度）。风湿三项及血沉正常，遂收入院留观，诊断为心力衰竭、心房颤动、风湿性心脏病，予地高辛、螺内酯、氢氯噻嗪等药物后症状稍缓解，出院观察，后一直在门诊服用上述药物，病情稳定。几天前气促加重，伴心慌心悸，右足麻木、冰凉、疼痛，遂来院就诊，为求进一步治疗，收住入院。刻下症状：活动后神疲，气促、心慌，大便烂，足部疼痛、麻木；舌淡暗，脉结而细，苔厚腻。

西医诊断：风湿性心脏病，二尖瓣、主动脉瓣轻度狭窄并轻度关闭不全、三尖瓣中度关闭不全，快速型心房纤颤，心功能Ⅳ级。

中医诊断：喘证，辨证属气虚痰瘀。

治法：益气温阳，活血化痰。方拟麻黄附子细辛汤加减。

处方:五爪龙、薏苡仁各 30g,茯苓 15g,竹茹、桃仁、豨莶草、制半夏各 10g,橘红、枳壳各 6g,炙麻黄、熟附子、细辛、甘草各 5g。7 剂。水煎服,日 1 剂。

复诊:服药 7 剂后,活动后气促减轻,夜间可平卧,咳嗽咳痰减少。(邓铁涛医案)

【师生问答】

学生:老师,阳气亏虚,痰瘀内阻证何以见得?

老师:患者活动后气促,为气(阳)不足;咳嗽、咳痰,痰色白纳少,主由肺脾气虚、痰浊内生;眠差,为心气不足、心失所养而致;舌质暗红,苔白腻,均主有痰、有瘀;右脉沉细,主虚,以阳虚为著,左脉涩,主瘀。邓老认为,喘之主病位在心,而与肺、脾、肾相关;病理因素主在痰与瘀,反过来又可影响脏腑功能而致喘。为此阳气亏虚、痰瘀内阻证,故治以益气温阳、活血化痰,方用麻黄附子细辛汤加减。

学生:老师,何为益气温阳、活血化痰之法?

老师:本病病位在心,而与肺、脾、肾相关,温振心阳为主要治法;而痰瘀之存在又可阻碍心阳,化痰活血有助于心阳恢复。

学生:老师,麻黄附子细辛汤为助阳解表,该案喘病证复杂何以用之?

老师:麻黄附子细辛汤以辛温解表药与温里助阳药配合,从而成为助阳解表的方剂。祛邪而不伤正,扶正而不碍邪。方以麻黄发汗解表散寒,为君药。附子辛热,温肾经散寒,补助阳气不足,用之温肾助阳,为臣药。附子在里振奋阳气,鼓邪外出;麻黄开泄皮毛,散邪于表,二药配合,相辅相成。麻黄为发汗之峻品,凡阳虚之人用之则更损气耗阳,附子与之同用则无伤阳之弊,不仅能助阳鼓邪外出,还可"追复散失之元阳"而顾护阳气,故无过汗亡阳之虞。正如柯琴在《伤寒来苏集·伤寒附翼》所说:"麻黄开腠理,细辛散浮热,而无附子以固元气,则少阴之津液越出,太阳之微阳外亡,去生远矣。唯附子与麻黄并用,内外咸调,则风寒散而阳自归,精得藏而阴不扰。"细辛归肺、肾二经,芳香气浓,性善走窜,通彻表里,既能祛风散寒,助麻黄解表,又可鼓动肾中真阳之气,协附子温里,为佐药。三药并用,发中有补,补中有发,使外感风寒之邪得以表散,在里之阳气得以维护,则阳虚外感可愈。

学生:老师,为什么说哮喘汗出不忌麻黄?

老师:有认为"南方不比北方,夏月不可用麻黄",于是夏天哮喘发作当用麻黄而不用;又有些人说"仲景明训,有汗用桂枝,无汗用麻黄",认为凡汗出者均忌用麻黄,于是哮喘发作时汗出者又不用麻黄。姜春华认为,临床上很多患者在哮喘大发时常大汗出,如果喘平则汗亦少出,当以平喘为主,不平喘则汗不得止,为了有汗避开麻黄,则喘不得止,汗亦不得止。前人有鉴及此者,如王旭高麻杏石甘汤注:"喘病肺气内闭者,往往反自汗出。……用麻黄是开达肺气,不是发汗之谓。……且病喘者,虽服麻黄而不作汗,古有明训,则麻黄乃治喘之要药,寒则佐桂枝以温之,热则加石膏以清之,正不必执有汗无汗也。"诚有识之见。可以推论,凡对某病证有良好作用的药物,不必因有某种不良反应而避开不用,也不必受非主要症状的牵制而不敢用。当然用量应斟酌,中病即止。麻黄之法,可谓一语破的。

学生:老师,麻黄附子细辛汤治哮喘有典型验案吗?

老师:有。某男,46 岁,农民,1991 年 2 月 6 日诊。患者哮喘 4 年余,久治未见寸效,秋冬加重,近期因受寒而加剧。症见咳逆喘息不能平卧,且伴有抽搐,口吐痰涎,色白量多,胸膈满闷,形弱怯寒,神疲乏力,胃不思纳;舌淡,苔白厚腻,脉沉细而滑。证属脾肾阳虚,寒邪袭肺,湿痰停滞,阻塞肺道。治宜温阳蠲饮。急投麻黄附子细辛汤加味:麻黄 9g,炮附子 12g,细辛 6g,干姜 10g,炒紫苏子 9g。水煎少量频服。上方服至 7 剂,痰少抽止。继用上方,加干姜 15g,服药 13 剂,诸症悉除。

学生:老师,案例属寒痰咳喘,为何出现抽搐?

老师:患者脾肾阳虚,温化失职,痰饮内停,复感寒邪,外寒里饮壅滞于肺而发咳喘;痰阻经络,经隧不和,筋肉失养,则抽搐。治当散寒邪、温肾阳、化痰浊,故投麻黄附子细辛汤加干姜、紫苏子温化痰湿,达到寒邪除,阳气复,痰湿消,则喘咳、抽搐自止。方中细辛不仅有助阳散寒之功,且有下通肾气、温化水饮之效,故用于寒痰咳喘每收药到病除之功。

学生:谢谢老师!

六、燥热犯肺哮喘病 养阴平喘汤加减

【案例回顾】

郝某,女,30岁,2006年3月27日初诊。喘憋反复发作5年余。患者有哮喘病史5年,每受凉或吸入异味易复发,平素易感冒。3天前,患者受凉后再次出现胸憋气短,自服氨茶碱,症状稍有好转,但未完全控制,今日来院就诊。刻下见:胸憋气短,喘憋影响夜眠,干咳无痰,口干,欲饮,咽干,二便调。查其舌脉:舌尖红,苔薄白,少津,脉沉弦。

西医诊断:支气管哮喘急性发作。

中医诊断:哮病。辨证属肺阴虚,燥热犯肺型。

治法:滋阴润肺,止咳平喘。予养阴平喘汤加减。

处方:鱼腥草30g,生石膏、板蓝根、浙贝母各20g,生地黄、麦冬、瓜蒌、丹参、前胡各15g,百合、杏仁、射干、白果、川芎各12g,麻黄10g。7剂,水煎服,每日1剂。配合氨茶碱缓释片(每次0.1g,每日2次),酮替芬(每次1mg,每日1次)。忌辛辣饮食;避风寒。

复诊:服药7剂后,咳嗽次数减少,双肺干啰音减少。由于患者平素易感冒,肺脾气虚,故予玉屏风散合四君子汤加减以益气固表、健脾。

连服14剂后,停用氨茶碱缓释片,继以固本咳喘片及六味地黄丸巩固疗效。酮替芬2个月后停服。随访3个月,病情平稳。(许建中医案)

【师生问答】

学生:老师,哮喘急性发作为何养阴平喘?

老师:患者为阴虚内热体质,复感外邪,表邪不宣,化热入里犯肺,引动宿痰,发为喘憋;热邪灼津,燥热伤肺,则见干咳无痰、口干、咽干;舌尖红,苔薄白,少津,脉沉弦,为肺阴虚、燥热犯肺之舌苔脉象。许老选用养阴平喘汤,实为百合固金汤合麻杏石甘汤出入。以生地黄、百合、麦冬养肺肾之阴;瓜蒌、杏仁、生石膏、白果、麻黄、前胡、浙贝母、鱼腥草清肺化痰,平喘止咳;射干、板蓝根清热解毒。全方共奏滋阴润肺、清肺化痰、止咳平喘之功。

学生：老师,此方何用丹参、川芎之药?

老师：哮病发作时以攻邪为主,未发作时以补虚为主。久病往往本虚标实,治疗应攻补兼施,辨证与辨病相结合。血瘀证候贯穿哮病始终。现代药理学研究表明,丹参、川芎具有扩张支气管平滑肌及活血化瘀、促进微循环的药理作用。

学生：老师,哮病发作有何捷径可获得疗效?

老师：上海名家姜春华在多年临床实践中,不断摸索治喘方药,以所得试之临床,不效弃之;其有效者,一试再试,于是组成一方,不必辨证,疗效尚佳。方列于下:佛耳草、全瓜蒌、碧桃干、老鹳草各15g,旋覆花、五味子、防风各9g。有时可加合欢皮15g、野荞麦根15g。本方具有截喘降逆、止咳化痰、抗菌消炎、抗过敏的作用,对哮喘具有较好的近期疗效。

学生：老师,哪些中药能使哮喘痉挛缓和?

老师：如白僵蚕、白附子、钩藤、地龙、全虫、白芍、细辛等,酌用一二味,确能增效。

学生：老师,缓和痉挛、活血化瘀、促进微循环的中药治疗哮喘有无疗效?

老师：应该说有一定的疗效。哮喘病发虽在肺,但以痰饮、瘀血为主因。痰阻气机,肺气不降是哮喘的主要病因病机。现代病理学研究表明:在慢性气管炎(包括哮喘性支气管炎)末梢支气管及肺泡间隔超微结构的改变,可看到小血管内有血栓,与中医的肺有瘀血、血在胁下是相吻合的。更能说明问题的是,临床上用活血祛瘀的方法治疗哮喘多有良效。有临床报道用广地龙、蛞蝓等治疗哮喘可收到明显的疗效,这些单味药具有解痉、抗过敏作用。从中医药性来分析,这些药物有活血祛瘀的作用,从而也说明哮喘患者有瘀血里实的存在。

学生：老师,以瘀血为主因的哮喘证如何诊治?

老师：凡哮喘不论寒暑经年不愈者,多属瘀血为患。经方大师胡希恕临证心法,一是大柴胡汤合桂枝茯苓丸,主症见胸胁苦满,呼吸困难,心下急,口苦咽干,大便干燥;二是大柴胡汤合桃核承气汤,主症见上症兼腹胀满、大便难通者。

学生：老师，痰饮、瘀血二因兼具的哮喘证如何诊治？

老师：既有外邪内饮，复有瘀血在里的哮喘也屡有所见。痰饮、瘀血二因兼具的哮喘证诊治，请看胡希恕的临证心法：如常见有小青龙汤方证，复见大柴胡汤合桂枝茯苓丸合方证者（主症见前），即以小青龙汤、大柴胡汤、桂枝茯苓丸三方合方主之；大便难通者，易桂枝茯苓丸为桃核承气汤；如见口舌干燥或烦躁者，均宜加生石膏。

学生：老师，肝火犯肺哮喘证如何诊治？

老师：关于肝火犯肺哮喘证的诊治，不妨分享高仲山的一则临证医案。赵某，女性，40岁，1973年秋初诊。哮喘三载有余，经年不愈，秋冬尤甚，胸中窒闷，不能平卧。屡屡延医，均无显效。西医诊断为支气管哮喘。诊查：就诊时，虽由二人搀扶登楼，仍感体力难支，哮喘大作，喉中痰鸣，气息艰难，汗出频频，口唇青紫；舌深红，苔黄腻，脉弦滑而数。究其病因，乃于一次暴怒后而发。此由肝火犯肺，进而损伤肺阴所致。治以平肝清肺，自拟清肺化痰饮加清热平肝之品。药用：前胡15g，桑皮、玄参、瓜蒌仁各15g，炙紫苏子、杏仁、陈皮、连翘、黄连、黄芩、牡丹皮、栀子、钩藤、生甘草各10g。水煎服，3剂，每日1剂。二诊：前方药服3剂，觉气息通畅，哮喘几无发作，夜可平卧，胸闷减轻。观其口唇已无青紫；脉滑数。知其肝火已残，遂于前方去钩藤、栀子、牡丹皮，加五味子5g，继服。三诊：前方药服6剂，患者只身就诊，精神清爽，气息如常人，唯脉数。此肺热留恋、阴津未复之故，乃处以养阴清肺汤。连服药10剂，多年之疾尽除。

学生：老师，本案以平肝清肺法加清热平肝药，那是否归于"诸气冲上，皆属于火"？

老师：是的。经曰："怒则伤肝"；"五志烦劳，皆属于火"；"诸气冲上，皆属于火"。本案患者平素肝胆有热，又暴怒引动肝火上犯于肺，灼津成痰，闭塞气道，肺失肃降之职，故而哮喘痰鸣，气息艰难。痰火久郁，气机壅滞，血行不畅，故而胸闷如室，口唇青紫。舌、脉均显痰火壅盛之证。故治疗采用标本同治之法，清热化痰与平肝益阴并举，少佐牡丹皮配合瓜蒌仁以行气活血，使痰火散，气道利，哮喘自息。

学生：老师，上面谈到截断法，那截喘方由哪些药物组成？

老师：截喘方（由鼠曲草、全瓜蒌、野荞麦根、合欢皮、老鹳草各15g，旋覆花、五味子、防风各9g）组成，具有截喘降逆之功效，主治急、慢性支气管炎及哮喘（姜春华方）。

学生：老师，截喘方中各药的作用是什么？

老师：截喘方中旋覆花有平喘降逆作用；五味子是味强壮药，又有镇咳祛痰作用；鼠曲草止咳化痰；全瓜蒌与野荞麦根抗菌消炎、止咳平喘，为辅药；防风有抑菌抗过敏作用；合欢皮有调节自主神经紊乱的作用；老鹳草能祛痰，扩张支气管。

学生：老师，截喘方又如何加减？

老师：气虚，加黄芪30g，党参15g；阴虚，加生、熟地黄各15g；痰多，加半夏、浙贝母各10g；干咳，加玄参10g，麦冬10g；热重，加竹沥10g，石膏30g，黄芩10g，广地龙10g；寒重，加附子10g，肉桂5g；湿重，加川厚朴9g，半夏9g；痰不易咳出，加白芥子6g，炙远志6g；动则喘甚，加补骨脂15g，核桃肉9g。

学生：谢谢老师！

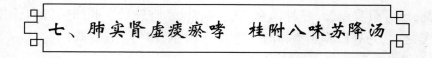

七、肺实肾虚痰瘀哮　桂附八味苏降汤

【案例回顾】

赵某，女，44岁，2005年9月8日初诊。患者年幼时即哮喘，常因受凉而反复发作。现症见气喘憋气，胸部有窒息感，喘甚有哮鸣音，咳痰较少，质黏色白，咳出症缓，伴畏寒，大便稀溏，数日1次或1日数次，有时腰酸，经行量多，查有子宫肌瘤。长期用激素、氨茶碱、止咳定喘片等治疗，效果不显。既往有预激综合征，已射频治疗消融。动态心电图查见：室性期前收缩，室性心动过速，心房颤动。舌质紫，苔淡黄腻，脉细滑。

中医诊断:哮病(支气管哮喘)。

辨证:肺实肾虚,下寒上热,痰气瘀阻证。

治法:温肾纳气,清肺平喘,化痰祛瘀。方拟桂附八味合苏子降气汤加减。

处方:紫石英(先煎)20g,丹参15g,海浮石(先煎)15g,炙桑白皮12g,熟地黄、山茱萸、淫羊藿、补骨脂、炙白僵蚕、炙紫苏子、当归、制半夏、炒黄芩各10g,沉香(后下)、制附片各5g,肉桂(后下)3g。水煎服,每日1剂。

二诊:2005年10月13日。药后哮喘减轻,不咳,喉中有痰,两胁背痛,有紧缩感,怕冷,胃胀,纳差,易汗,夜难平卧;舌苔淡黄腻,质暗,脉细滑。辨证属肺实肾虚。

处方:海浮石(先煎)15g,熟地黄、山茱萸、淫羊藿、当归、补骨脂、制半夏、炙紫苏子、炙白前、炙紫菀、款冬花各10g,制陈皮、附片、肉桂(后下)各6g,沉香片(后下)、淡干姜各4g,细辛3g。

三诊:2005年11月17日。病情稳定,鼻腔咽喉发凉,心慌,胸痛引背,唇干不欲饮,痰多难咯,质黏,色白,大便烂,尿频;舌苔黄薄腻,质暗红,脉细滑。药用10月13日方改制附片10g,淡干姜、桔梗各5g,细辛4g,加菟丝子15g。药后症减,此后患者常服中药控制,未见哮喘复作。(周仲瑛医案)

【师生问答】

学生:老师,肺实肾虚,下寒上热,痰气瘀阻证的支气管哮喘,如何认识虚实夹杂?

老师:患者哮喘已反复发作数十载,有正虚的一面,往往遇劳感寒即发。外邪与痰浊相搏,壅阻肺气,则咳嗽多痰,气喘憋气;病久延及脾肾,则怕冷,大便溏薄,腰酸;痰气交阻,久延影响心血运行,则血郁成瘀;而初诊又见痰黏、苔黄、脉细滑等肺热内蕴之象。故周老综合病机为肺实肾虚,下寒上热,痰气瘀阻。故治疗以温肾纳气、清肺平喘、化痰祛瘀为法。

学生:老师,桂附八味合苏子降气汤加减有何特色?

老师:综合方中制附片、肉桂、淫羊藿、补骨脂、沉香、紫石英补肾气,壮元阳,纳气以平喘;熟地黄、山茱萸补肾阴,所谓善补阳者,必从阴中求阳;炙桑白皮、炒黄芩清肺化痰;炙白僵蚕、炙紫苏子、制半夏、海浮石降气化痰平喘;当归、丹参活血化瘀。

学生:老师,为何哮喘病"发时治标,平时治本"?

老师:"发时治标,平时治本"是哮喘病的基本治疗原则。但临证所见,发时未必皆实,故不尽攻邪;平时未必皆虚,亦非全恃扶正。应该说标本同治,惟轻浅者不须治本身。临床上有喘作,治标无效者,试加治本之药,如益气用参、芪,敛气用五味子,补肾用熟地黄、菟丝子、巴戟天等,诸症辄能缓解。

学生:老师,慢性喘息性支气管炎急性发作如何治疗?

老师:急性发作应从肺气不足、痰热阻肺论治,以温肺化饮平喘为法,少佐清热解毒之品治之。患者久病,素有停饮,复感风寒而诱发,外寒内饮,胶结不解,风寒在表,郁热于里。单纯解表则水饮不除,专于化饮则外寒不解,唯内外合治,解表散寒、温肺化饮兼清泄肺热,方能痰化喘平。以小青龙汤温肺化饮平喘,加紫菀、款冬花、前胡、浙贝母化痰止咳,穿山龙、广地龙止痉平喘,少佐黄芩、黄连清热解毒,共奏温肺化痰平喘之效。

学生:老师,过敏性哮喘如何论治?

老师:过敏性哮喘主要由于免疫功能低下,接触花粉、尘螨、药物等变应原后,引起支气管平滑肌痉挛,致哮喘发作,可选用具有抗过敏功能的中药,如紫河车、黄芪、地龙、蝉蜕、石韦、甘草等,根据寒热虚实不同,酌选2~3味药以抗敏平喘。

学生:谢谢老师!

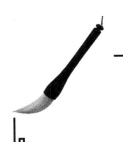

慢性阻塞性肺疾病

慢性阻塞性肺疾病,简称慢阻肺,主要指具有不可逆性气道阻塞的慢性支气管炎和肺气肿两种疾病。临床上以慢性咳嗽、咳痰、气短、呼吸困难或伴喘息及反复发作为特征。反复发作的慢性支气管炎可导致终末细支气管远端气腔过度膨胀伴有气道壁破坏,从而导致慢性阻塞性肺气肿,进而发展成肺源性心脏病。肺源性心脏病属于中医学"肺胀"范畴。肺胀是由各种急慢性肺系疾病迁延而成,因长期反复咳喘,导致肺气胀满,呼吸不利,以咳嗽、气喘气急、胸闷、气短、胸部胀满膨隆,严重者出现心慌、水肿为主要临床表现的慢性肺系病证。

一、寒饮内伏慢阻肺 温肺化饮小青龙

【案例回顾】

柴某,男,53岁,1994年12月3日初诊。咳喘十余年,冬重夏轻,诊断为"慢性支气管炎",或"慢性支气管炎并发肺气肿",选用中西药治疗而效果不明显。就诊时,患者气喘憋闷,耸肩提肚,咳吐稀白痰,每到夜晚则加重,甚则不能平卧,晨起则吐痰甚多,背部寒冷。视其面色黧黑,舌苔水滑,切其脉弦,寸有滑象。中医辨证为寒饮内伏,上射于肺。

处方:半夏14g,桂枝、甘草各10g,麻黄、干姜、五味子、白芍各9g,细辛6g。水煎服,每日1剂,分早、晚服。

7剂后咳喘大减,吐痰亦减少,夜能卧寐,胸中觉畅,后再以《金匮要

略》的桂苓五味甘草汤加杏仁、半夏正邪并顾之法治疗而愈。(刘渡舟医案)

【师生问答】

学生:老师,慢性支气管炎、肺气肿,为何属肺胀?

老师:《灵枢·胀论》谓:"肺胀者,虚满而喘咳。"《金匮要略·肺痿肺痈咳嗽上气病脉证并治》说:"上气,喘而躁者,属肺胀。"

学生:老师,为何用支饮寒饮于肺的小青龙汤?

老师:小青龙汤是治疗寒饮咳喘之名方,张仲景用其治疗"伤寒表不解,心下有水气"以及"咳逆倚息不能平卧"等支饮患者,支饮病因也是受寒饮冷,久咳致喘,迁延反复伤肺,肺气不能布津,阳虚不运,饮邪留伏,支撑胸膈,上逆迫肺。在感寒触发时以邪实为主,缓解时以正虚为主。此案用之并不矛盾。

学生:老师,支饮与肺胀、喘、哮的病证有联系吗?

老师:支饮是肺胀、喘、哮的一个证候,或出现于病的某个阶段;肺胀是肺系多种慢性疾病日久积渐而成;喘是多种急慢性疾病的重要主症,哮是呈反复发作性的一种病。支饮与肺胀、喘、哮的病证是有一定的联系。

学生:老师,支饮的寒饮伏肺证临床表现有哪些?

老师:寒饮伏肺证,出现咳逆喘满不得卧,痰吐白沫量多,往往经久不愈,天冷受寒加重,甚至引起面浮跗肿,或平素伏而不作,每值遇寒即发,发则寒热、背痛、腰疼,舌苔白滑或白腻,脉弦紧者。

学生:老师,本案用方似乎是苓甘五味姜辛汤之意?

老师:是的。本方组方为半夏、桂枝、甘草、麻黄、干姜、五味子、白芍、细辛,具有温肺散寒、止咳平喘的功效,用于寒饮咳喘,气喘憋闷,咳吐稀白痰,夜间加重,甚则不能平卧,背部寒冷。刘老多在原有基础上加入茯苓、杏仁、射干等药,以增强疗效。

学生:老师,那本案所用组方的含义是什么?

老师：本案咳喘吐痰，痰色清稀，背部寒冷，舌苔水滑，为寒饮内扰于肺，肺失宣降之征象。麻黄、桂枝发散寒邪，兼以平喘；干姜、细辛温肺胃、化水饮，兼能辅助麻黄、桂枝以散寒；半夏涤痰浊，温胃化饮；五味子滋肾水、敛肺气；白芍养阴血以护肝阴，而为麻黄、桂枝、细辛三药之监，使其祛邪而不伤正；甘草益气和中，调和诸药。诸药合用，共奏祛邪散寒之功，水饮去则肺气畅而咳喘自平。

学生：老师，何以改用苓桂之剂？

老师：小青龙汤虽为治寒饮咳喘的有效方剂，刘老认为其发散力大，能上耗肺气，下拔肾根，虚人误服，可出现手足厥冷，气从少腹上冲胸咽，甚而翕热如醉酒状等副作用。因此，本方应中病即止，不可久服。一旦病情缓解，即改用苓桂剂类以温化寒饮，此即《金匮要略》"病痰饮者，当以温药和之"之意，使寒痰得化，喘逆得平。

学生：老师，何以温药和之，喘逆得平，用之有无要药？

老师：有。用以甘温，入心、肝经，有降逆气、暖子宫、镇心安之功，温润而不燥的紫石英。紫石英功善降冲纳气，故为治疗喘逆之要药。这一运用朱良春老颇有心法，一般而论，咳喘在肺为实，在肾为虚；发时治肺，平时治肾。但见症往往虚实夹杂，呈现咳喘痰多，动则喘促尤甚，气短乏力，心悸不宁等见症，则宜虚实兼顾，标本同治，肺、脾、肾三脏并调。可用紫苏子、杏仁、旋覆花下气豁痰；党参、山药、茯苓、甘草益气补脾；紫石英、补骨脂、五味子补肾纳气。用此法而化裁，每可获效。

学生：老师，何谓"治肺不远温"？

老师：外感风寒、内食生冷常为慢性支气管炎的诱发因素。风寒之邪，外侵皮毛，内束肺气，肺失宣肃，津液内停，聚而成痰；或饮食生冷，损伤脾阳，脾失健运，水湿不化，痰浊内生，或肺、脾、肾三脏功能失调，水液代谢障碍，聚湿生痰。痰饮为阴邪，遇寒则聚，得温则行，故有人提出治"肺不远温"的治疗原则。

学生：何谓"温肺不忘利咽"？

老师：慢性支气管炎长期迁延不愈易引起咽部炎症，临床上患者多伴

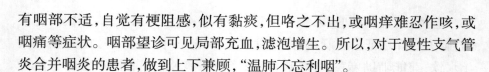

有咽部不适,自觉有梗阻感,似有黏痰,但咯之不出,或咽痒难忍作咳,或咽痛等症状。咽部望诊可见局部充血,滤泡增生。所以,对于慢性支气管炎合并咽炎的患者,做到上下兼顾,"温肺不忘利咽"。

学生:老师,那如何利咽?

老师:江西名家洪广祥擅以温化寒痰之中加用桔梗、瓜蒌皮、白僵蚕、射干、牛蒡子、白鲜皮、地肤子、木蝴蝶、牡丹皮、赤芍等行气化痰利咽之品,做到上下兼顾。牡丹皮、赤芍可改善咽部的微循环,促使局部血液运行。

学生:谢谢老师。

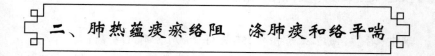

二、肺热蕴痰瘀络阻　涤肺痰和络平喘

【案例回顾】

李某,女,69岁,2007年3月6日初诊。有老年慢性支气管炎、肺气肿、肺源性心脏病病史。2周前因感冒而咳嗽、气喘、痰白或泡沫痰。服螺旋霉素、头孢氨苄胶囊、复方甘草合剂等,治疗效果不明显。刻诊:咳嗽,气喘,胸闷,呼吸不畅,咯痰质黏色稍黄,口干欲饮,纳差,小便可,大便如常,唇略发绀,指甲淡紫;苔黄腻,舌质暗红,脉弦滑数。两下肺均可闻及干湿啰音。

西医诊断:慢性阻塞性肺气肿并发急性感染。

中医诊断:肺胀,证属肺热蕴痰,肺络瘀阻。

治法:清肺化痰,和络平喘。

处方:鱼腥草15g,半枝莲15g,北沙参15g,麦冬12g,天花粉12g,知母10g,姜半夏10g,炙葶苈子10g,广地龙12g,桃仁10g,炒谷芽15g,炒麦芽15g,生甘草6g。7剂,每日1剂,水煎服。

二诊:药后咳嗽减轻、痰少,气喘显平,纳振,苔薄腻,症见唇略发绀,指甲淡紫;舌质暗红,脉弦滑稍数。此为肺心同病,痰热久郁、气阴两伤、心血瘀阻之象。

处方：鱼腥草 15g，太子参 12g，麦冬 12g，天花粉 12g，知母 10g，姜半夏 10g，炙葶苈子 10g，广地龙 12g，桃仁 10g，丹参 15g，炒谷芽 15g，炒麦芽 15g，生甘草 6 克。7 剂，每日 1 剂，水煎服。

三诊：药后咳喘已瘥八九。咯痰少许，但有时胸闷、心悸，舌尖红，苔薄腻，脉弦滑。此为肺热蕴痰未清、心肺气阴两虚、肺络瘀阻之象，治宜补益气阴、化痰祛瘀。

处方：炒党参 15g，太子参 12g，麦冬 12g，制玉竹 15g，炙桑白皮 12g，炙紫苏子 12g，广地龙 12g，姜半夏 10g，瓜蒌皮 15g，薤白头 6g，桃仁 10g，丹参 15g。7 剂，每日 1 剂，水煎服。

四诊：药后咳喘未作，咯痰不多，心悸明显改善。治法守前方，以资巩固。

【师生问答】

学生：老师，慢性阻塞性肺气肿并发急性感染如何治疗？

老师：肺胀病理性质多属标实本虚，外邪痰瘀阻肺，气阴耗伤。治法既对应了发时祛邪治标的原则，辨其病性的寒热施治，又不忽视扶正治本的要求。本案肺胀属阴虚痰热瘀阻之证，因此治以滋养肺阴为主，治标则清化痰热、和络化瘀，标本兼顾，咳、喘、痰得平。又因心肺气阴虚象明显，痰瘀阻塞肺气，转以补益气阴、化痰祛瘀，此有"痰瘀同治"之意。

学生：老师，"肺胀"范畴，辨证离不开标实本虚，但有偏实、偏虚的不同，如何分清标本虚实？

老师：辨证时应分清标本虚实的主次。一般感邪时偏于邪实，平时偏于本虚。偏实者须分清痰浊、水饮、血瘀的偏盛，早期以痰浊为主，渐而痰瘀并重，并可见气滞、水饮错杂为患。后期痰瘀壅盛，正气虚衰，本虚与标实并重。

学生：老师，偏虚有阳虚、阴虚的不同，又如何界定？

老师：偏虚者当区别气（阳）虚、阴虚的性质，及肺、心、肾、脾病变的主次。早期以气虚为主，或为气阴两虚，病变以肺、脾、肾为主；后期气虚及阳，甚则可见阴阳两虚，病变以肺、肾、心为主。

学生:老师,肺胀与哮病的临床表现有类似之处,但有何异?

老师:肺胀与哮病的临床表现有类似之处,但哮病是一种发作性的痰鸣气喘疾病,常突然发病,可完全缓解,且以夜间发作多见。肺胀是由各种急慢性肺系疾病迁延而成,咳喘不可逆地进行性加重,不能完全缓解。哮病反复发作,迁延日久可以发展为肺胀。

学生:谢谢老师。

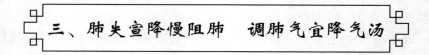

三、肺失宣降慢阻肺　调肺气宜降气汤

【案例回顾】

吴某,女,51岁。患者咳喘10余年,在本院诊断为支气管哮喘、慢性阻塞性肺疾病。近1个月因外感风寒而加重,现用口服抗过敏药及硫酸沙丁胺醇、沙美特罗替卡松喷雾剂。现气喘,咳吐白色沫状痰,量不多,难以咳出,憋气,尚能平卧,眼睑肿,口干,下肢不肿,纳可,二便调;双手日光性皮炎;舌质淡红,苔薄白,脉弦平。诊为哮喘(支气管哮喘、慢性阻塞性肺疾病),属肺失宣降证。治宜调和肺气。方拟苏子降气汤加减。

处方:太子参15g,百合12g,陈皮、前胡、苦桔梗、桂枝、麦冬各10g,厚朴、制半夏、炙紫苏子、炙甘草各6g,五味子5g,北细辛、干姜各2g。7剂,水煎服,每日1剂。

二诊:服药7剂后,喘憋症状好转,痰量不多,口干,面浮睑肿,纳、便可,睡眠正常;舌质淡红,苔薄白,脉弦平。前方有效,效不更方,继续调和肺气。前方加茯苓15g。10剂,水煎服,每日1剂。

三诊:服药10剂后,喘已缓解,晨起眼睑浮肿,二便调;舌质淡,苔薄,脉缓。前方有效,继续调和肺气、益气固表以善后。前方减太子参15g,加生姜15g、党参、炙紫菀各10g,大枣4枚。10剂,水煎服,每日1剂。服2天停1天。(方和谦医案)

【师生问答】

学生：老师，支气管哮喘合病慢性阻塞性肺疾病治疗用何大法？

老师：治喘要先辨虚实。实喘者，喘气有力，气粗声高，张口抬肩，精神不衰，脉数有力，苔黄白厚腻；虚喘者，可见呼吸短促，气怯声低，气息欲断，深吸为快，神疲乏力，脉弱虚大，舌苔薄白。在实喘中亦当辨寒、热之别，在虚喘中当辨肺虚、脾虚、肾虚之不同。故方老治疗咳喘，强调肺气宜宣降，所以以"调和肺气"为大法。

学生：老师，气喘咳痰，量不多，难以咳出，憋气，眼睑肿为痰湿中阻、水湿内停之证吗？

老师：是的。患者咳喘病史 10 余年，肺气不足，复感外邪，致使肺失宣降，肺气上逆而咳嗽喘息；肺气不利，痰湿中阻，则见咳吐白泡沫状痰；肺气虚，肃降失常，水湿内停，故出现眼睑浮肿之征。

学生：老师，本案气喘咳痰，水湿内停之证为何不用麻黄汤及小青龙汤？

老师：本病病位在肺，涉及脾、肾两脏。初诊患者眼睑浮肿，有表虚之象，故不用麻黄汤及小青龙汤，以免宣发太过，有进一步损伤肺气之嫌。

学生：老师，本案所用组方有何意义？

老师：本案症状以喘憋为主，肺气不利之征显著，故选用具有降逆平喘、温化痰湿之功效的苏子降气汤。方中炙紫苏子降气平喘，制半夏、前胡、厚朴降逆化痰，陈皮、苦桔梗理肺胃之气，桂枝合干姜温肾纳气，北细辛通阳宣肺平喘，佐以太子参补气，百合、麦冬、五味子滋养肺阴。诸药配合，调和肺气以平喘。三诊咳喘平息后，增加生脉、补气、养阴之剂，提高机体抵抗力的同时益气固表。

学生：老师，苏子降气汤有哪些特点？

老师：苏子降气汤以紫苏子为主，其主要作用有三。一是除寒温中，二是降逆定喘，三是消痰润肠。紫苏子得前胡能降气祛痰，祛风散积；得厚朴、陈皮、生姜能内疏痰饮，外解风寒；得当归能止咳和血，润肠通便；得肉桂能温中散寒。加沉香纳气入肾,同肉桂相伍,治上盛下虚更为有力。此方有行有补,有润有燥,治上不遗下,标本兼顾,为豁痰降气、平喘理嗽、利胸快膈、通秘和中、纳气归元之方剂。诸药合用,标本兼治,治上顾下,使气降痰消则咳喘自平。

学生:老师,苏子降气汤为何入沉香、肉桂?

老师:《医方集解》载苏子降气汤"一方无桂,有沉香",则温肾力减,纳气力增。又说"苏子、前胡、厚朴、橘红、半夏,皆能降逆上之气,兼能除痰,气行则痰行也;数药亦能发表,既以疏内壅,又以散外寒也。当归润以和血,甘草甘以缓中;下虚上盛,故又用官桂引火归元也。"

学生:老师,可以分享以苏子降气汤治喘咳的典型案例吗?

老师:好的,请看岳美中老二则医案。

案一:匡某,男性,42岁。夙患慢性气管炎,每逢秋凉发作,于1969年9月20日初次就诊。诊其寸脉弦,其舌润而胖,有齿痕。症状:痰涎壅盛,肺气不利,咳喘频频。投以苏子降气汤原方:紫苏子7.5g,炙甘草6g,半夏7.5g,当归4.5g,肉桂4.5g,化橘红4.5g,前胡3g,川厚朴3g,生姜3片。水煎服。4剂咳喘见轻。复诊仍原方照服4剂,咳止喘平,嘱日后若遇风凉再复发时,可按方服之。

案二:王某,男性,43岁。有肺气肿宿疾,于1970年5月22日就诊。切其脉右关浮大,咳嗽咯痰,呼吸不利,短气不足以息。患者自诉胸部满闷,周身无力,腰腿酸楚,午后两胫部浮肿,并有肝下垂症。因其脉兼肝下垂,投以柴芍六君子汤,用以补气化痰,兼顾其肝。服4剂。27日复诊,腿肿见好,咳稍减,痰仍多,脉浮大如故,前方加紫苏子、桑白皮,再服4剂。6月3日三诊,咳稍轻而痰仍未减,乃改投苏子降气汤,咳与痰虽俱减,而胸满、腰酸、便数等症未见消除。因考虑苏子降气汤原方是治疗喘的,喘是矛盾的普遍性,此外,尚有胸满、腰酸等症,由于原方中未加入针对性药物解决。于是加入人参以补气,加入沉香以纳气归肾,同肉桂治上盛下虚,更入冬虫夏草以化痰益气。服10余剂,诸症基本痊愈。

学生:从案例看,苏子降气汤运用已融入其中。谢谢老师。

四、痰热壅肺慢阻肺　润清化痰桑杏汤

【案例回顾】

　　周某,男,74岁,2005年11月25日初诊。咳嗽,咳痰,胸闷,反复发作10余年,常因着凉、感冒而发病。患者10余年前因受凉后出现咳嗽,咯白黏痰,曾到大医院求诊,当时诊断为慢性支气管炎。治疗后好转,此后每受凉、遇天气变化,咳嗽、咳痰反复发作,多次住院治疗。素有吸烟史。诊断为慢性支气管炎、慢性阻塞性肺气肿。5天前因受凉后再次出现咳嗽,咯白黏痰,胸闷气短,自服感冒退热冲剂无效,今日来本院求医。刻下症见:咳嗽,咯白黏痰,胸闷,气短,纳、眠可,小便可,大便干。查其舌红,苔薄黄,少津,脉弦数。体检:双肺呼吸音粗,可闻及散在干啰音。胸透示:双肺纹理增粗、紊乱,肋间隙增宽,透明度过度增强。血常规:白细胞$8×10^9$/L,中性粒细胞百分比76%。诊为:慢性支气管炎,慢性阻塞性肺气肿。辨证属喘证之燥热伤肺、痰热壅肺型。此为燥热伤肺,引动宿痰,痰热壅肺,肺失宣降,发为气短,咳嗽,咳痰,胸闷;热邪伤津,可见大便干。治宜养阴润燥,清肺化痰。方拟桑杏汤加减。

　　处方:麻仁、炒酸枣仁各30g,板蓝根20g,桑叶、生地黄、北沙参、瓜蒌、紫菀、款冬花各15g,黄芩、杏仁、射干、百部各12g,麻黄10g。7剂,水煎服,每日1剂。忌食辛辣、厚味之品。

　　复诊:服上方7剂后,咳嗽、气短症状好转,咳痰量减少,基本证型不变,效不更方,上方略作加减。加半夏、黄连清热化痰,并加干姜护胃。

　　7剂后,患者症状基本控制,表示不再服汤药,遂予以固本咳喘片巩固疗效。体检:双肺呼吸音清,未闻及啰音。(许建中医案)

【师生问答】

　　学生:老师,为何用轻宣润燥的桑杏汤?
　　老师:本案为慢性阻塞性肺疾病,咳喘日久必伤肺阴,治疗应以清轻宣肺之品,辅以滋阴润燥,配以辛开苦降之品,在同时以干姜护胃气,祛邪而不伤正。

学生：老师，桑杏汤配伍有何特点？

老师：桑杏汤，出自《温病条辨》，轻宣温燥，凉润止咳，多用于燥邪犯肺、外感温燥证。其配伍特点为发散风热与润肺止咳并用。

学生：老师，桑杏汤的配伍组方有何含义？

老师：桑杏汤方证虽似于风热表证，但因温燥为患，肺津已伤，治当外以清宣燥热，内以润肺止咳。方中桑叶清宣燥热，透邪外出；杏仁宣利肺气，润燥止咳，共为君药。豆豉辛凉透散，助桑叶轻宣透热；贝母清化热痰，助杏仁止咳化痰；沙参养阴生津，润肺止咳，共为臣药。栀子入上焦，清泄肺热；梨皮清热润燥，止咳化痰，均为佐药。故本方为辛甘、轻宣凉润之方，可使燥热除而肺津复，用之则诸症自愈。

学生：老师，桑杏汤应用于哪些疾病？

老师：桑杏汤临证以头痛身热，干咳无痰，舌红少津，脉浮数为使用要点。现代常用于治疗秋季感冒、流感、肺结核、肺炎、上呼吸道感染、急性支气管炎、支气管扩张咯血等属温燥袭肺、肺阴受灼者。

学生：老师，桑杏汤使用应注意哪些？

老师：桑杏汤为治疗温燥的代表方，因其药性偏凉，凉燥、外感风寒者慎用。

学生：老师，桑杏汤治疗温燥之咳嗽，心咳是怎么回事？

老师：心咳即肺气肿咳喘，咳喘多年，胸闷气短，咳逆倚息，胸呈桶状，指端粗大，偶咳兼心痛。因其多兼见心虚征象，宜用清代王旭高心咳汤加减治之。常用处方：党参30g，生石膏18g，茯苓、麦冬、小麦各15g，半夏、远志各12g，甘草、牛蒡子、茯神、厚朴、杏仁各9g，薄荷5g，麻黄3g，桔梗2.5g。

学生：谢谢老师。

五、痰热郁肺之肺胀　越婢加半夏汤入

【案例回顾】

郑某,男,71岁,2001年3月14日初诊。患慢性支气管炎,阻塞性肺气肿30余年,咳痰喘反复发作,经常应用抗生素治疗。今年春季又因外感而宿痰复发,咳喘不得平卧。西医给予头孢唑啉钠、氨茶碱等抗炎、平喘治疗半个月,病情无缓解,症状如故,故来中医诊治。查体:咳嗽,痰白质稠,喘促不得平卧,目如脱状,口干,口渴,便干,时有发热,微恶风寒;舌质红少津,苔黄腻,脉浮数而滑。

西医诊断:慢性支气管炎,阻塞性肺气肿。

中医诊断:肺胀,证属痰热郁肺。

治法:宣肺清热,降逆平喘。予越婢加半夏汤加减。

处方:麻黄9g,石膏30g,制半夏9g,生姜6g,大枣4枚,甘草6g,天花粉12g,知母6g,海浮石24g。服1剂后,热退喘减,已能着枕。又连服5剂,咳喘已消失,纳增,睡眠良好,大便亦正常。继服六君子汤加减,培土生金以善其后。

【师生问答】

学生:老师,何谓痰热郁肺?

老师:痰热郁肺,亦称痰热阻肺、痰热伏肺,由外感热邪,或外感风寒,郁而化热,热灼肺津,炼液成痰,痰与热结,壅阻肺络所致。少数患者也可因痰湿日久,郁而化热,导致痰热郁肺。

学生:老师,患者久患肺疾,哪些是其本证?

老师:患者久患肺疾,肺气已虚,肺失宣降之职,津液不得输布,痰湿内生,蕴于肺内,久则成为宿痰,当时为阳春三月,阳气上升,外感风温之邪,肺为华盖,首当其冲,内外合邪,引发宿痰,痰热上逆,而成本证。

学生:老师,肺胀之痰热郁肺证如何施治?

老师: 肺胀为本虚表实,虚实错杂的病证。外感袭肺,致肺中痰火壅滞,胀而作喘,用越婢加半夏汤治疗。方由麻黄、生石膏、生姜、甘草、大枣、半夏组成,其中麻黄、石膏辛凉配伍可以清热平喘,生姜、半夏散痰饮降逆,甘草、大枣安中以调合诸药。热重痰稠,加海浮石、瓜蒌、海蛤壳等以清热化痰;津伤重者,加天花粉、知母、芦根等以生津润燥;表邪较重,加菊花、薄荷等以辛凉解表。

学生: 谢谢老师。

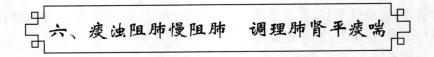

六、痰浊阻肺慢阻肺　调理肺肾平痰喘

【案例回顾】

宋某,男,55岁,2004年12月14日初诊。反复咳嗽、喘憋七八年,每年冬季发作,近半年加重。自今年5月始,咳嗽反复发作,喘憋,咯大量黄白痰,反复住院治疗,被诊为慢性阻塞性肺气肿。抗生素静脉应用,喘憋无明显缓解,依次加用甲泼尼龙80mg、60mg、40mg治疗半个月,情况稳定,停用20天后再发。运用特布他林、沙美特罗替卡松吸入治疗,开始见效,后则无明显效果。胸片提示:慢性支气管炎合并感染、肺气肿。现咳嗽严重,夜间尤剧,咯大量黄白黏痰,喘憋活动后加剧,生活受限;无发热,时汗出,时心悸,纳少,眠差,二便调;舌质淡红,苔白少津,脉弦滑。

西医诊断:慢性阻塞性肺气肿。

中医诊断:喘证。

辨证:痰浊阻肺,肺肾气虚。此为风寒犯肺久咳,邪伤肺气,病久及肾,肾不制水,水湿上犯于肺,聚而成痰,痰浊阻肺,影响肺之宣降,肺气不宣则咳、憋,肺气不降则喘。痰浊阻肺化热,则痰黄。

治法:调理肺肾,化痰平喘。

处方:鱼腥草25g,紫菀、太子参各15g,黄芩、连翘、山茱萸各12g,杏仁、炙紫苏子、炒紫苏叶、前胡、炙枇杷叶、广地龙、牛蒡子、五味子各10g,蝉蜕8g,炙麻黄6g。7剂,水煎服,每日1剂。

二诊:2004 年 12 月 21 日。家属代述:患者药后咳嗽减轻,夜间咳嗽减少,已能间断入睡,咯吐黄痰较前减少,动则喘甚依然明显,憋气明显,仍不能下地活动,起居受限,盗汗,纳可,二便调。仍拟疏风宣肺、化痰降气之法。

处方:浮小麦 30g,鱼腥草 25g,紫菀 15g,黄芩、山茱萸各 12g,杏仁、炙紫苏子、炒紫苏叶、前胡、炙枇杷叶、广地龙、牛蒡子、辛夷各 10g,蝉蜕 8g,炙麻黄 5g,细辛 3g。

三诊:2004 年 12 月 28 日。患者服药后喘憋明显减轻,已能轻度活动。今日来诊已能自理,未坐轮椅。咳嗽减轻,咳吐黄痰明显减少,转为咳吐白稀痰,遇凉风则流涕、咳痰、咳嗽明显,活动后仍出现喘憋,但较前有改善;盗汗减轻,纳食好转,眠可,二便调;舌质淡红,苔薄白,脉弦数。仍拟宣肺止咳、纳气平喘法。

处方:鱼腥草 25g,紫菀、车前子、瓜蒌各 15g,黄芩 12g,炙紫苏子、炒紫苏叶、杏仁、前胡、炙枇杷叶、广地龙、五味子、莱菔子、辛夷、橘红各 10g,蝉蜕 8g,炙麻黄 5g。

四诊:2005 年 7 月 15 日。家属代述:患者服药后症状明显缓解,停药 1 个月后喘憋复发,咯黄痰,难咯出,咳嗽,双下肢不肿。患者把上方自行再服一遍,即缓解。现发作间隔期延长,发作时仍影响日常活动。睡眠不佳。拟调理肺肾。

处方:山茱萸、太子参、车前子、紫菀各 15g,炙杏仁、炙紫苏子、炒紫苏叶、前胡、炙枇杷叶、广地龙,五味子、百部、莱菔子、橘红各 10g,蝉蜕 8g,麻黄 6g。(晁恩祥医案)

【师生问答】

学生:老师,慢性咳喘是否以祛邪扶正为治?

老师:慢性咳喘(如慢性阻塞性肺疾病)的治疗,注重祛邪扶正,调补肺肾。晁老认为,麻黄在《伤寒论》中为散风除寒之大药,为本方之主药,疏风宣肺,散寒平喘,效力最宏;炙紫苏子、炒紫苏叶并用,一主散风,一主降气,且炙紫苏子味辛,降中有散;杏仁、紫菀降气止咳,炙枇杷叶、前胡宣肺止咳,宣降结合,通调气机;麻黄辛散,五味子酸敛,一散一敛,相反相成,调理气机;广地龙、蝉蜕为虫类药,解痉散风之力雄,且广地龙能缓急平喘,蝉蜕能疏散解表;太子参、山茱萸调补肺肾,且山茱萸酸收,尚能制约风药之宣散。大法如此,他药随症处之。用药真正是紧扣病机,环环相扣。

学生:老师,慢性阻塞性肺疾病后期的主要病机是什么?

老师:慢性阻塞性肺疾病后期,病情反复迁延,肺、脾、肾俱不足,痰、瘀、水湿内停;又久病多郁,肝郁化热,或外感诱发,急性发作则肺热,而脾肾不足,虚寒内生,成虚实寒热错杂之势。咳嗽痰多黏稠是痰热壅肺之象,烘热、汗出、口干、口苦是肝火,纳差、乏力、苔腻是脾虚湿盛之象,喘促气急、腰酸、耳鸣、畏寒、肢肿是肾虚水停之象,舌暗唇紫是血瘀之征。

学生:老师,慢性阻塞性肺疾病后期如何论治?

老师:鉴于虚实寒热错杂的慢性阻塞性肺疾病后期,名家邵长荣认为,泻肺清肝,苦寒太过,有碍脾伐肾伤阳之忧;健脾补肾,温燥太过,有助肺热、肝火之虑;养阴清热,滋腻太过,又恐助湿生痰;只能轻补轻泻,协调肺、肝、脾、肾,肝平火降,脾健运湿,肾实纳气,则肺气清,咳、喘、肿可止。治法为清肺化痰,平肝健脾,补肾纳气。方药以自拟三桑汤主之。

学生:老师,三桑汤方配伍有何特色?

老师:三桑汤方中桑白皮清肺化痰;桑椹子养补肾;桑寄生补肾活血通络;平地木、功劳叶化痰止咳平喘;半夏、陈皮燥湿化痰;茯苓健脾利水;五味子敛肺平喘;补骨脂补肾纳气平喘;川芎、石菖蒲活血平喘;桑叶清肺润燥。肺热盛,加黄芩、连翘、芦根、重楼;痰黄稠,加竹茹、冬瓜仁、鱼腥草;合薏苡仁、茯苓、猪苓健脾利水祛湿。水盛脚肿,加泽泻、陈葫芦、车前草。

学生:谢谢老师!

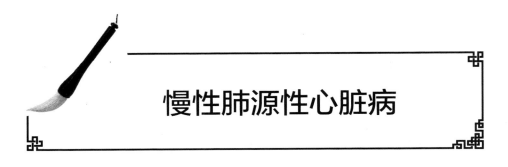

慢性肺源性心脏病

　　凡是因肺组织、胸廓或肺血管的慢性病变，引起的肺组织功能或结构改变所导致的肺动脉高压，导致右心室肥厚、扩大，严重者出现右心代偿不全及右心功能衰竭，称慢性肺源性心脏病，即慢性肺心病。本病属于中医学"肺胀""喘证""心悸""痰饮""喘肿""水肿"等范畴。

一、喘肿重笃肺心病　温肾暖脾驱水湿

【案例回顾】

　　陈某，男，74 岁，1967 年 10 月 6 日初诊。素有慢性咳嗽，经常下肢浮肿。最近两天，突然心悸，气急加剧，肿势益甚，延及大腿，按之凹陷，咳嗽痰多，咯痰不爽，四肢不温，尿少；脉弦滑，苔厚灰腻，舌质青紫。腹部有移动性浊音。

　　中医诊断：喘肿（肺源性心脏病）。

　　辨证：脾肾阳虚，气不摄纳，水浊泛滥，肺失肃降，高龄正虚，邪势猖盛。

　　治法：急宜温肾健脾以利水，肃肺化痰以平喘。

　　处方：葶苈子 30g，熟附子（先煎 40 分钟）、生黄芪、桑白皮、炙紫菀各 15g，姜半夏、茯苓皮各 9g，淡姜皮 4.5g。

　　二诊：10 月 9 日。服上方 3 剂后尿量剧增。肿势大减，腿肿全消。脚面尚有轻度浮肿，四肢不温，咳嗽气急。脉弦滑，苔薄腻带灰。腹部移动性浊音消失。再用前方加减。

处方:葶苈子 30g,熟附子(先煎 40 分钟)、生黄芪、桑白皮、炙紫菀各 15g,姜半夏、陈胆星各 9g,淡姜皮 4.5g。

三诊:10 月 12 日。腿足、面目浮肿全退,气急减而未平,咳嗽已少,痰量亦减,纳呆。舌质青紫已消,苔薄灰腻,脉弦滑。再予振心阳、利肺气方。

处方:生黄芪、射干、炙紫菀、炙百部各 15g,熟附子(先煎 20 分钟)、姜半夏、陈胆星各 9g,生麻黄 6g。

四诊:10 月 16 日,肿退喘平,略有咳嗽,胃纳好转,怕冷,苔薄灰,脉弦滑。再予前法调治。

处方:射干、炙紫菀各 15g,熟附子(先煎 20 分钟)、生黄芪、陈胆星、陈皮各 9g,生麻黄 6g。4 剂。另:附子理中丸 100g,每日吞服 2 次,每次 5g。煎药服完后,再服丸药调理。(胡建华医案)

【师生问答】

学生:老师,慢性肺源性心脏病,即肺心病,属于中医学的肺胀、喘证、心悸、痰饮、喘肿、水肿范畴,其主要病因病机有哪些?

老师:本病主要病变在肺,与脾、肾相关,涉及心,故病情复杂,变化甚多。《素问·咳论》:"皮毛者,肺之合也;皮毛先受邪气,邪气以从其合也。其寒饮食入胃,从肺脉上至肺则肺寒,肺寒则外内合邪,因而客之,则为肺咳。五脏各以其时受病,非其时各传以与之。"指出咳喘气逆之类首发在肺,肺为娇脏,外合皮毛,如外邪侵袭,首先犯肺,肺失宣降,引发咳喘。或因邪气所致,正气虚弱,或因平素饮食起居失调,劳逸失衡,情绪失调,而致脏气失和,营卫不调,外遇邪气,引发而致;或因肺病久久不愈,影响脾胃及肾,脾失健运,水湿内停,蕴湿生痰,上涌于肺,则为咳痰,肾虚不能制水,水湿停聚而成痰饮,痰饮上犯则为痰、咳、喘。

学生:老师,如何认识心痹的咳喘、心源性哮喘?

老师:心痹类似于风湿性心脏病,系风寒湿之邪内舍于心,致使心体残损、心脉痹闭而出现的一种病证。心脉瘀阻是风湿性心脏病的主要病机。心、肺同居上焦,心痹之咳喘,则系心脉瘀阻,气血运行不畅,上焦壅遏,导致肺脏瘀血,宣肃失职,痰瘀夹水气逗留,致肺无以朝百脉而使然。风湿性心脏病咳喘,《景岳全书》说:"虚喘者,慌张气怯,声低息短,惶惶然若气欲断,提之若不能升,吞之若不相及,劳动则甚。"

194

学生:老师,慢性肺源性心脏病后期病机是什么?

老师:慢性肺源性心脏病随着病情进行性加重,病位在肺,继则影响脾、肾,后期及心。心主血,肺主气,共济而行血脉,肺气不足,则气虚无以推动心血,血脉瘀阻,故肺病及心,心气心血不足,出现心悸、胸闷等;气虚血瘀,可致水道不通,出现水气凌心。如果病久,正气不足,外邪侵袭,痰瘀内阻,则病愈不易。如痰阻内盛,迷闭心窍,则可见神昏谵语、烦躁不安;痰热相加,热极生风,肝风内动,则可见筋惕肉瞤、惊厥抽搐。肺气虚极,气不摄血,血失统帅,或气滞血瘀,或火热上行,血热妄行,这都可致血不归经,血溢经脉之外。如热炽伤阴,则气阴两伤,阴损及阳,气衰血微,气闭痰壅,造成气阴衰败,阳气欲脱,大汗淋漓,四肢厥冷,脉衰欲绝的急危险证。

学生:老师,喘肿,病情重笃,本案以温肾暖脾、驱水湿入手,出于哪方面考虑?

老师:喘肿之证,上则喘息不平,下则肿势蔓延,病在肺、脾、肾三脏,病情重笃,危在旦夕。胡老认为其病虽不离乎肺,但若单从治肺着眼,难图显效。必须抓住温肾阳以驱水湿、暖中土而化浊阴之主旨,方能使病情重笃转危为安。

学生:老师,从治疗经过看,以附子、黄芪、葶苈子为主药,有何特色?

老师:案例系哮喘性支气管炎,肺源性心脏病,病情重危。病在肺、脾、肾三脏,故用附子温肾强心以利尿,黄芪健脾益气以利尿,葶苈子泻肺定喘以利尿。此三味药为龙华医院内科病房治疗肺源性心脏病出现浮肿、气急等症的基础方,每获良效。

学生:老师,附子用法又有何特色?

老师:临床常以上述三味药为主,随证加味,每能见效。通过长期实践,胡老总结出心法:熟附子一般剂量应为9g左右,先煎20分钟。对心力衰竭、气急、浮肿较重者,则剂量可酌情加量。但附子含乌头碱,对神经末梢及中枢神经先兴奋、后麻痹,如大剂量用之不当,可以致死。其中毒症状为唇舌发麻、恶心、肢麻、运动不灵、呕吐、面白肢冷、血压下降,最后可出现急性心源性脑缺血综合征。久煎可减除附子毒性,而并不减弱温肾强心作用。因此,如用15g,应先煎40分钟;如用30g,应先煎1小时。这是附子运用的心得,也是对后学之告诫。

学生:老师,案例中为何初诊、二诊时不用宣肺平喘的麻黄?

老师:运用紫菀、杏仁、半夏以肃肺平喘,化痰止咳;淡姜皮、茯苓皮以健脾利水。初诊、二诊时处方未用麻黄,因患者气急甚剧,且见肿势严重、舌质青紫等心力衰竭之象,故不宜用;方中葶苈子、桑白皮均有一定的平喘作用,用之无碍。三诊时,气急减而未平,肿势已退,心力衰竭基本控制,故用生麻黄以宣肺平喘。四诊时肿退喘平,除略有咳嗽怕冷外,诸症悉除,病已化险为夷,遂用原方加减,并于煎药服完后,改服附子理中丸温肾健脾,以资调治。

学生:老师,为何用生麻黄,麻黄生用、炙用有差别吗?

老师:生麻黄辛散作用较强,长于发汗解表利水,多用于风水浮肿者,常与生姜、白术等配伍。蜜炙后的麻黄,辛散作用减弱,发汗解表利水的功效减低,但宣肺平喘的作用增强,多用于肺气壅遏所致的咳喘证,常与石膏、杏仁配伍。但亦有个人喜好经验而用者。

学生:老师,谈谈肺源性心脏病如何用葶苈子吧。

老师:好。葶苈子味辛、苦,性寒,入肺、膀胱两经,长于下气行水,对于痰浊内阻、壅阻气道、气逆喘咳者,或水肿胀满而体气不虚者,用之多收佳效。然而葶苈子有甜苦之分,《本草纲目》有云:"(葶苈)甘苦二种,正如牵牛黑白二色,急缓不同。……大抵甜者下泄性缓……苦者下泄之性急。"朱良春认为,肺热咳喘多选甜葶苈,而泻水消肿则以苦葶苈为胜。凡遇咳喘气阻,痰涎壅盛,而舌苔腻者,均于辨证方中加用葶苈子10~15g,服用一两剂后,恒奏显效。因其苦寒善泻,"通利邪气之有余,不能补益正气之不足",故虚人要慎用,或与山药、白术等品同用为好。朱老常说:痰饮病概括了现代医学之慢性支气管炎、支气管哮喘、渗出性胸膜炎、胃肠功能紊乱及幽门梗阻等病,以上诸病凡见面目浮肿、咳喘气逆、痰涎壅盛、呕吐痰水,而肺气不虚者,均可参用葶苈子,颇能提高疗效,缩短疗程。

学生:老师,葶苈大枣泻肺汤中的葶苈子治肺源性心脏病有何特色?

老师：葶苈大枣泻肺汤有抗心力衰竭的作用。心力衰竭以虚为本，总属五脏俱虚，因虚致实，产生水饮、血瘀，上凌心肺则悸、喘。由于葶苈子有强心苷的作用，能使心收缩加强，心率减慢，对衰竭的心脏，可增加排血量，降低静脉压，因此风湿性心脏病及肺源性心脏病并发心力衰竭者均可用之。朱老对心力衰竭患者善用扶正祛邪法，常以葶苈大枣泻肺汤为主，随症加味，能使临床症状和心力衰竭较快地缓解或消失。

学生：老师，葶苈大枣泻肺汤治疗肺源性心脏病如何加减？

老师：凡见心慌气短，动则加剧，自汗，困倦乏力，苔白质淡，脉沉弱者，为心脾气虚之证，宜加用炙黄芪、党参、白术、炙甘草，以益气健脾；两颧及口唇发绀，时时咯血，脉结代，舌质紫瘀者，系心体残损、肺络瘀阻之证，加用化瘀和络之品，如丹参、苏木、花蕊石、桃仁、杏仁、炙甘草等；如阳虚较甚，怯冷，四肢不温，足肿，舌质淡胖苔白，脉沉细而结代者，加用附片、鹿角片、炙甘草等品以温肾助阳。对肺源性心脏病并发心力衰竭者，朱老除辨证用药外，多加用葶苈子末，每次4g，每日3次，食后服，奏效甚佳。一般在服药后三四日，尿量增加，浮肿渐退；服药至两周时，心力衰竭显著减轻或消失，且无任何副作用。

学生：老师，风湿性心脏病之咳喘，哪些方药合拍？

老师：朱良春认为风湿性心脏病之咳喘，其证治拘泥常法则不效，必须益心通脉，参用宣通肺络、泻化痰瘀之法，始可奏效。考其对证方药，朱老则以《三因极一病证方论·喘脉证治》所列的杏参散较为合拍，创加味杏参散。

学生：老师，加味杏参散由哪些药物组成？

老师：加味杏参散由紫石英、紫河车各24g，桃仁、远志、核桃肉各18g，桑白皮12g，蛤蚧粉12g，人参、苦杏仁、补骨脂各10g组成，具有益气通脉、宣通肺络、泻化痰浊之功效，主治风湿性心脏病之咳喘、心源性哮喘等。

学生：老师，加味杏参散治心痹之咳喘、心源性哮喘的方义是什么？又如何运用，方能中的？

老师：杏参散"治上气喘满，倚息不能卧"，由苦杏仁、桃仁、桑白皮、人参组成。立方之妙在于，人参配桃仁，益气通脉；苦杏仁配桃仁，宣肺行瘀；苦杏仁配桑白皮，下气平喘，兼能利水。实为匡正祛邪、标本兼顾之良方。朱老用此方，颇为应手。如药后气仍未纳、喘仍未平者，宜酌加紫石英、远志、紫河车、补骨脂、核桃肉等通心肾、填下元之品；剧者，更加蛤蚧粉12g分吞，以增强温肾纳气之功，可获良效。

学生：谢谢老师！

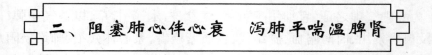

二、阻塞肺心伴心衰　泻肺平喘温脾肾

【案例回顾】

高某，女，77岁，2007年3月14日初诊。咳嗽、喘息反复发作已10余年，每年住院2~3次，今年已住院1次。现夜间咳嗽，喘息，有哮鸣音，严重时欲坐位，白天好转，气不接续，胸闷不明显，黄黏痰，纳呆，大便不畅，夜尿3~4次。下肢肿。诊察：脉弦滑稍数，苔薄根腻。

西医诊断：慢性喘息性支气管炎，阻塞性肺气肿，肺源性心脏病，右心衰竭，高血压病。

中医诊断：肺胀。证属痰热壅肺，脾肾阳虚。

治法：泻肺平喘，温补脾肾。

处方：葶苈子30g，桑白皮30g，白果仁30g，桂枝15g，炒白芍30g，淡附片10g，鹿角片10g，熟地黄20g，麻黄10g，细辛5g，制半夏15g，胡颓叶15g，野荞麦根30g，甘草10g。14剂。

二诊：服上方后喘息减轻，夜间可平卧，咳嗽减轻，痰减少，胃纳改善。下肢仍有水肿，有时呛咳，小便正常；苔薄白，脉弦缓。

处方：葶苈子30g，大枣7枚，桑白皮30g，白果30g，桂枝15g，淡附片15g，白茯苓30g，旋覆花（包煎）15g，赭石（先煎）30g，制半夏15g，黄连3g，黄芩15g，麻黄10g，制南星15g，野荞麦根30g。14剂。

服上方后喘息、咳嗽减轻，痰无，下肢肿好转，呛咳改善。病情稳定。

【师生问答】

学生：老师，肺源性心脏病、右心衰竭为何属肺胀？

老师：慢性喘息性支气管炎、阻塞性肺气肿、肺源性心脏病、右心衰竭，辨证属咳嗽、喘证、肺胀等病范畴。而肺源性心脏病、右心衰竭又多辨证为肺胀。肺胀是由多种慢性肺系疾病反复发作、迁延不愈，导致肺气胀满，不能敛降的一种病证。《灵枢·胀论》说："肺胀者，虚满而喘咳。"《灵枢·经脉》说："肺手太阴之脉……是动则病肺胀满膨膨而喘咳。"也说明本病虚实相间，症情复杂。

学生：老师，两方加减合用有哪些意义？

老师：痰热壅肺、脾肾阳虚，予葶苈大枣泻肺汤泻肺平喘，麻黄附子细辛汤加桂枝、白茯苓温阳利水，加桑白皮、黄芩、野荞麦根、制半夏、制南星清肺化痰。方中桑白皮味甘，性寒，清热化痰、泻肺平喘；白果收敛肺气，定喘止嗽。两者散敛结合，共奏肃肺敛肺、化痰平喘之效。鹿角片、熟地黄温阳补肾，旋覆花、赭石降气平喘。全方以泻肺平喘、温补脾肾为主，使诸症改善，病情稳定。

学生：老师，案例方中何以重用白果？

老师：白果为定喘汤的组成之一，取其敛肺定喘的作用，《本草便读》言其"上敛肺金除咳逆，下行湿浊化痰涎"。白果，学名银杏，为银杏科落叶乔木银杏的干燥成熟种子。其味甘、苦、涩，性平，有毒，归肺、肾经，具有敛肺气、定喘嗽、止带浊、缩小便的功效，主治哮喘，痰嗽，白带，小便白浊，遗精遗尿，淋病，小便频数。

学生：老师，白果用量应如何掌握？

老师：白果用量以 6~10g 为宜。《四川中药志》有载：白果，3~5 岁的小儿，一次服 30~40 粒者易中毒。《上海常用中草药》载：多食白果中毒，可出现头痛、发热、抽筋、烦躁不安、呕吐、呼吸困难等现象。临床使用视病情掌握用量，中病即止。

学生：老师，白果药理上有哪些作用？

老师：从现代药理学来说，白果对呼吸系统，可防止过敏反应中致命性支气管收缩、哮喘的发生，有止咳定喘清肺的作用；利于心脑血管方面疾病的恢复，具有通畅血管、改善大脑功能、延缓老年人大脑衰老、增强记忆能力、治疗老年痴呆和脑供血不足等功效；具有抗菌、利尿的作用，亦用于女性带下等。

学生：老师，白果应用的禁忌有哪些？

老师：喘咳痰稠有实邪者忌服。白果中毒多因生食，或炒食、煮食过量所致，常见于儿童，也有成人。因此，禁止儿童食用。入药时须去其外种皮及内层的薄皮与心芽。煎煮服用较安全。

学生：谢谢老师！

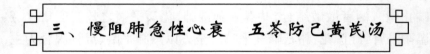

三、慢阻肺急性心衰　五苓防己黄芪汤

【案例回顾】

谢某，男，76岁，2007年4月7日初诊。咳嗽、咳痰、胸闷气急20余年，再发加重2周。患者有慢性阻塞性肺疾病病史20余年，每遇秋令或感冒则易复发，且逐年加重。近3年来多次因慢性肺源性心脏病心力衰竭而住院治疗，每年至少发生两次心力衰竭。此次就诊诉咳嗽气急2周，夜间常难平卧，痰多黏稠，心悸气短，胸闷腹胀，神疲纳少，咽痒时作，鼻塞流涕，但无畏寒发热，脉弦滑，舌质暗苔薄黄。经本院急诊室应用抗生素、平喘药及吸氧等治疗，病情有所减轻，患者不愿住院而要求中医药配合治疗。查体：神情、精神软，形体消瘦，唇绀，肢肿，心率108次/min，律齐，肺部听诊两肺呼吸音粗，可闻及湿啰音。患者有吸烟史30余年，已戒烟4年。本次发病因感冒而起。

中医诊断：肺胀，此属溢饮之证。

治法：通阳利水，宣肺降气，化痰祛瘀。方以五苓散合防己黄芪汤加减。

处方：野荞麦根、黄芪各30g，车前草、虎杖各20g，猪苓、茯苓、泽泻、桑白皮、川芎、三叶青各 15g,炒白术、防已、葶苈子、炙紫苏子、当归各 12g,杏仁 10g,炙桂枝 6g。7 剂,每日 1 剂,煎汤口服。

二诊:治疗 1 周余,患者肢肿、唇绀明显改善,咳嗽咳痰、心悸气急、胸闷腹胀等症状也见减轻。效不更方,继服 1 个月后,下肢浮肿基本消退,口唇发绀已轻,咳嗽咳痰也见好转,夜能平卧,唯动则气急仍甚,嘱其继续家中吸氧。患者标实虽除,但正虚未复,以益气、健脾、补肾继治。

处方:野荞麦根、黄芪各 30g,虎杖 20g,猪苓、茯苓、泽泻、桑白皮、川芎各 15g,炒白术、葶苈子、炙紫苏子、当归各 12g,炙桂枝 6g,太子参 30g,广地龙、红景天各 15g,淫羊藿 12g。每日 1 剂,煎汤口服。

患者坚持以此方化裁治疗 1 年余,病情一直稳定,未再住院或急诊。(王会仍医案)

【师生问答】

学生:老师,肺胀,此何谓溢饮之证?

老师:前面已说到广义痰饮是诸饮的总称,狭义的痰饮是诸饮中的一个类型,由于水饮停积的部位不同,而分为痰饮、悬饮、溢饮、支饮四类。也有以长期留而不去的为留饮,伏而时发的为伏饮。在病证关系方面,淫溢肢体者为溢饮,属水气病之类。如《医宗金鉴·订正金匮要略注·痰饮咳嗽病脉证并》说:"溢饮者,……即今之风水水肿病也。"这里溢饮水泛肌表成肿者,具有无汗、身体疼重之特点,而风水水肿可见汗出恶风之表虚证,二者同中有异。

学生:老师,慢性肺源性心脏病属"肺胀""喘证""心悸"等范畴,其急性发作期心力衰竭以喘息气促、咳嗽、咳痰、胸部膨满、憋闷如塞,甚或唇甲发绀、心悸、浮肿等为主要表现,病情复杂,从何论治?

老师:慢性肺源性心脏病、心力衰竭的病机与"虚、瘀、水"有关,且三者互为因果。所谓"虚",为肺、脾、肾三脏俱虚,肺虚不能化津,脾虚不能转输,肾虚不能蒸化,则致水液代谢失常,痰浊潴留,则喘咳持续难已;所谓"瘀",为久病多瘀,气虚血瘀,故见唇甲发绀;所谓"水",为阳虚水邪上逆,凌心犯肺,则有咳逆上气、心悸、气短、尿少、肢肿等症状。故其最基本的病机是真阳虚衰,元气不足,水饮停留。正如《素问·逆调论》所言:"夫不得卧,卧则喘者,是水气之客也。"因此,治疗肺胀(慢性肺源性心脏病),

以益气活血和通阳利水并用,从而提高了本病的临床缓解率,减少了副作用的发生和复发率。

学生:老师,慢性肺源性心脏病何以用通阳利水之法?

老师:凡外感邪气致水道失常者,多系肺失宣降,上窍闭而致下窍不通、玄府阻闭,发作时,由于水液输布失常,聚而成痰,痰涎壅盛,不易咯出,以致气道阻塞,往往造成肺通调失节,水道不利,因果循环,遂使病情进一步加重。且慢性肺源性心脏病患者多久病伤正,气虚日久则伤及真阳,正阳虚衰,则见胸闷心悸、气急尿少、肢体肿胀、大汗淋漓、四肢厥冷、面色淡白、舌淡苔白、脉虚等症。而"肺为水之上源",当通肺气则下窍自利,温振元阳则正气渐复,故其发作期治宜通阳利水,而非单单补益气血,方能养心复脉。

学生:老师,慢性肺源性心脏病急性发作期心力衰竭何以采用五苓散合防己黄芪汤加减?

老师:患者为慢性肺源性心脏病,其急性发作期采用五苓散合防己黄芪汤加减,同时选用清肺化痰等药进行治疗,缓解期时则用益气活血、健脾补肾为主进行治疗。

学生:老师,五苓散合防己黄芪汤组方有何特点?

老师:五苓散为利水渗湿、温阳化气之古方,用于治疗太阳表邪未解,内传太阳之腑所形成的太阳蓄水证,该方能通阳利水,是治疗膀胱气化失司,引起小便不利的良方。五苓散中茯苓甘淡,利小便以利水气,是制水除湿之要药;猪苓甘淡,功同茯苓,通利水道,其清泄水湿之力较茯苓更捷,两药配伍,利水之功尤佳;泽泻甘寒,利水渗湿泻热,最善泻水道,化决渎之气,透达三焦蓄热停水,为利尿之第一佳品。猪苓、茯苓、泽泻三药淡渗利水以利小便。佐以白术甘苦而温,健脾燥湿利水,助膀胱之转输,使水津得以分布,此为培土制水之法。少量桂枝辛温通阳,既能解太阳之表,又能温化膀胱之气,调和营卫,通阳利水。总之,二苓配泽泻,导水下利,通利小便,效果显著;茯苓配白术,健脾利水;茯苓配桂枝,通阳化气而利水。五药相合,可改善气化,通利水道,气化水饮,水津代谢得以正常输布。防己黄芪汤善益气祛风、健脾利水,主治风水和风湿。防己大苦辛寒,祛风利水降压,与黄芪相配,利水力强而不伤正;臣以白术甘苦温,健脾燥湿,既助防己以利水,又助黄芪以益气;最后以姜、枣温化水湿,甘草调和诸药。

学生:老师,何谓"上开下达"?

老师:五苓散合防己黄芪汤治疗的同时,用车前草、桑白皮、葶苈子等配伍黄芪泻肺平喘、利水消肿,能起到"上开下达"、通调水道的作用。炙紫苏子降气化痰,止咳平喘。当归、川芎一动一静,补血调血,以增加利尿效果。野荞麦、三叶青、虎杖合杏仁共奏苦降泻热、化痰止咳之功。肢肿唇绀消退后,则重用益气、活血、健脾、补肾之药以扶正固本,巩固疗效。

学生:老师,口唇发绀,舌暗有瘀点无苔是痰血瘀阻所致吗?

老师:慢性肺源性心脏病与肺、心、脾、肾诸脏均具有关系,但与肺、心关系最为直接、最为密切。肺主气,心主血,而气能统血,气能生血,气能行血;血为气母,血以载气。心、肺同居上焦,肺气助心行血,心血布散肺气,因此,心与肺在生理功能上密切相关。因慢性肺源性心脏病患者病来已久,长期耗伤正气,以致肺气久虚,虚则痰瘀互结,阻滞心脉,则心脉不畅,心血瘀滞,积于肌表,聚于心窍,则症见口唇发绀、舌暗有瘀点无苔、脉沉细涩等。由此可见,气虚血瘀是病机关键,"虚、瘀、水"是的病理基础。

学生:老师,"虚、瘀、水"致气虚血瘀,在治疗上从何入手?

老师:在治疗上重用益气活血之品,在清肺、化痰、平喘的同时加入益气活血药物,顾护正气,以助祛邪。如用降香、川芎之类活血化瘀,穿山甲、广地龙等软坚消癥的同时,常用黄芪、红景天、人参、生脉饮等益气养阴、润肺清心,淫羊藿补肾壮阳、祛风除湿。其中,黄芪为补气之最,能推动瘀血的运行和消散,所谓"血不行则为水""气行则血行"。配伍川芎、当归、丹参等活血药物更有助于促进利尿消肿。

学生:老师,黄芪在治疗慢性肺源性心脏病心力衰竭出现肢肿、咳喘、心悸方面,有何特色?

老师:黄芪为补气之最,能益肺脾,补三焦,司气化,运脾气,除水湿,培上源,利水道,为补气利水之良药,常配伍茯苓、白术、防己、车前子、葶芴子等治疗慢性肺源性心脏病心力衰竭所致的肢肿、咳喘、心悸等症,效果尤佳。水肿明显时,取黄芪有益气行水之功;气虚血瘀时,亦可取黄芪益气行血之功。

学生:老师,益气活血法的现代作用机制是什么?

老师:益气活血法可提高肺活量、最大通气量、单位时间肺活量(主要能提高第一秒量)和最大呼气中期流速等指标,及降低气道阻力;既能改善通气血流比,提高动脉血氧分压及血氧饱和度,又能降低肺泡气 - 动脉血氧分压差;能提高 2,3- 二磷酸甘油酸水平,使氧解离曲线右移,从而增加向组织释放氧气的能力;能降低血液黏稠度,从而改善心、肺微循环,增加有效血流量,促进组织供氧和各脏器功能的恢复;能显著提高淋巴细胞酸性——萘乙酸酯酶试验阳性率,增强机体防御机制,提高免疫功能及促进网状内皮系统的非特异性调理作用,以利于炎症的控制及修复等。

学生:老师,慢性肺源性心脏病心力衰竭"治标不离本""治本不离标"有何意义?

老师:慢性肺源性心脏病为一沉痼顽疾,其病迁延,正气亏虚,早期表现为肺、脾、肾三脏气虚,后期则心阳、肾阳俱虚。急性发作时以邪实为主,外邪侵袭、热毒、痰浊、瘀血、水停为标,虚实错杂,又多表现为"本虚标实";缓解期则以脏腑虚损为主。因此,无论肺源性心脏病之急性加重期,抑或缓解期,都应自始至终坚持"治标不离本""治本不离标"的治疗原则。如《素问·水热穴论》所言:"水病,下为胕肿大腹,上为喘呼,不得卧者,标本俱病。"急性加重期虽须祛邪为急,但若一味投以宣肺化痰、通阳利水之剂,有时常不能达到预期的效果,或症状即使暂时可除,但药力过后,诸症复萌,疗效往往不易巩固,常见于年老体虚者。因此,在祛邪的同时总要加上一两味扶正之品,如太子参、黄芪、补骨脂、淫羊藿、红景天等,常能获得意想不到的效果。

学生:老师,慢性肺源性心脏病心力衰竭中医药的治疗,如何能减少或替代利尿剂?

老师:现代医学治疗慢性肺源性心脏病心力衰竭多用利尿剂,并视其为唯一能充分控制慢性肺源性心脏病心力衰竭液体潴留的药物,改善其临床症状,为肺源性心脏病急性发作过程中必不可少的组成成分。王老认为,利用西药利尿剂往往容易引起水电解质紊乱,且使用利尿剂往往减少左心血液充盈,容易伤阴,有加重病情的可能。这也是多年来王老在应用五苓散合防己黄芪汤加减的过程中,并未出现伤阴之弊,亦无水电解质紊乱之虞的成功经验。

学生:老师,慢性肺源性心脏病心力衰竭治疗中如何替代强心药物?

老师:鉴于现代作用机制,益气活血药物的使用能使气血顺畅,津液得以流通,痰无以生,从根本上缓解症状。现代医学中常用强心药物(如洋地黄类)以加强心肌收缩力,增加心排血量,改善心血管的功能状态,以适应机体组织的需要;应用扩血管药物(如硝酸甘油等)治疗以扩张外周小动脉,从而降低外周血管阻力,降低心脏的后负荷,扩张小静脉以减少静脉回流,降低心脏的前负荷,有助于心功能的改善,从而改善心力衰竭的症状,这均与王老的益气活血法在功效上有其异曲同工之处。然而,扩血管药物亦需严格控制用量,以防过度降低左心负荷而有伤阴之弊,强心药物有肾脏毒性、易中毒等不良反应,因而不可多用、久用。而使用中药活血益气法则未曾发现此类副作用。

学生:老师,红景天目前临床应用很广,有什么作用?

老师:红景天产于高寒雪域环境,其性寒,味甘、涩,具有活血祛寒、清肺止咳的功效。经研究证实,其具有改善记忆、改善心脑血管系统功能、提高免疫力、增强抗疲劳、耐缺氧、抗肿瘤、抗病毒等作用。红景天对提高低氧运动的耐力有明显效果,能在整体水平上提高机体缺氧时的有氧代谢过程,对缺氧后再给氧损伤心肌细胞有保护作用。同时,红景天作为一味有效的免疫增强剂,在寒冷环境下,可以调节低温对人体非特异性和特异性免疫功能,增强抗寒能力,加速冷适应的建立。王老在临床应用过程中也证实了该药在缓解慢性肺源性心脏病引起的胸闷、心悸、气短、神疲乏力等症状上具有显著疗效。

学生:老师,慢性肺源性心脏病心力衰竭的治疗特色是什么?

老师:综上所述,在临床治疗肺胀(慢性肺源性心脏病)方面,主要是以通阳利水与益气活血相结合,同时予以辨病与辨证相结合,缓解期和发作期整体调控,即所谓"开鬼门,洁净府,去菀陈莝",从而提高整体疗效。开鬼门者,宣发肺气也,药如杏仁、桑白皮、桔梗等;洁净府者,通阳利水也,药如桂枝、茯苓、猪苓、车前子、葶苈子、薏苡仁等;去菀陈莝者,活血化瘀也,药如川芎、当归等。

学生:谢谢老师。

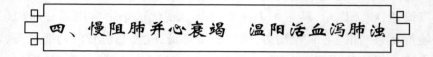

四、慢阻肺并心衰竭 温阳活血泻肺浊

【案例回顾】

孙某,女,82 岁。慢性支气管炎 20 余年,经常咳嗽,咯吐黏痰,近 3 年来发作频繁,秋冬季节尤甚。旬前因慢性支气管炎急性发作,发热、咳嗽、气急住院,经抗感染、化痰、止咳治疗,身热已退,但仍咳嗽,喘促气急,不能平卧,咯吐泡沫痰,口唇紫暗,手足欠温,下肢浮肿,小便量少,嗜睡,神识昏蒙,苔黄腻,质紫暗,脉沉细。入院诊断为"肺源性心脏病、心力衰竭"。高年之人,咳喘宿疾,痰浊久蕴,病及心肾。

西医诊断:肺源性心脏病,心力衰竭。

中医诊断:肺胀;喘证。

治法:温阳活血,泻肺化痰。

处方:葶苈子、泽兰、泽泻、猪苓、茯苓、丹参各 15g,潞党参 12g,桂枝、紫苏子、桑白皮、法半夏、石菖蒲、桃仁、红花、苏木各 10g,制附片 8g,胆星 6g,桔梗 4g,淡干姜 3g。

二诊:药后咳嗽气急显减,神志转清,能平卧,下肢仍肿,苔腻稍化。原方加生黄芪 20g。

三诊:症情明显改善,精神好转,能进食,口唇转红,气急不著,咳嗽时作,咯痰质黏,下肢浮肿减轻,苔薄腻,质暗红,脉沉细。原方再进,以求巩固。

四诊:已出院回家,气喘不著,时有咳嗽、咯痰,食纳尚可,二便正常,苔薄腻,脉沉细。治予补益气阴,化痰和络,调养巩固。

处方:潞党参 12g,南沙参、北沙参、麦冬、桑白皮、炒紫苏子、泽兰、泽

泻、茯苓、法半夏、丹参、桃仁、杏仁、红花各 10g,陈皮 6g。(周仲瑛医案)

【师生问答】

学生:老师,本案年高喘咳宿疾加新感引发,病情重笃,能转危为安,有什么独特疗法?

老师:本案患者年高之体,喘咳日久,外加新感引发,病情重笃。辨证以肺心同病,阳虚水泛,饮停络瘀。治疗以温阳泻肺、化痰利水、活血行气为法,且迅获显效,这充分显示出中医药在急重病症中的作用和独特疗效。

学生:老师,肺心同病,意味着肺心同治,为何施以温阳泻肺、化痰利水、活血行气之法?

老师:慢性肺源性心脏病,是由肺部、胸廓或肺动脉的慢性病变引起的肺循环阻力增高,导致肺动脉高压和右心室肥大,伴或不伴有心力衰竭的一类心脏病。本病病史较长,病程缠绵,反复发作,常在冬季因呼吸道感染而导致呼吸衰竭和心力衰竭。阳虚气弱、痰瘀阻肺是肺源性心脏病的主要病理基础。急性发作期以肺肾阳虚为本,痰瘀阻肺、水气凌心、心脉瘀阻为标。因此,治疗当以温阳化饮、涤痰化瘀、活血行气为基本大法。

学生:老师,肺心同治,温阳泻肺、化痰利水、活血行气之法,机制是什么?

老师:西医学治疗肺源性心脏病合并感染,在纠正心力衰竭的同时,强调要首先控制感染。周老倡用清热解毒、活血化瘀治疗。但临床所见,本病病程久延,痰饮郁肺,平时多表现为肺肾阳虚、痰瘀痹阻心肺的证候特点,而冬日天寒阴盛,每易外感寒邪,或邪从寒化,故应审证求机,治疗重在"温"字,通过温通、温化、温补,使阳复、饮消、气顺、血行,并强调不宜滥用寒凉,以免寒邪内闭,阳气更伤,脉络更滞,促使病情加重。当然,如见有痰饮郁久化热之象,也可适当配伍清化痰热之品,必以辨证为要。

学生:老师,温阳泻肺、化痰利水、活血行气之法,如何应用?

老师:制附片温少阴之里寒,补命门之真阳,发越凝寒,通达阳气,改善患者"缺氧"状态;紫苏子、葶苈子降气涤痰平喘;苏木、桃仁、泽兰、五加皮、泽泻活血化瘀,利水消肿;潞党参、黄芪配苏木等益气活血,利水消肿。药证合拍,故病虽重而疗效著。

学生:谢谢老师。

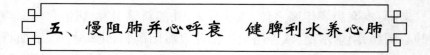

五、慢阻肺并心呼衰 健脾利水养心肺

【案例回顾】

高某,男,68岁,2001年11月9日初诊。反复咳嗽、气急8年,加剧1天。病史:咳嗽,痰白少,气急不能平卧,怕冷,口干苦,头晕,胸闷,夜间潮热,盗汗,下肢浮肿,四肢末端麻木发冷,口唇发绀,纳差,二便调,夜寐差;舌暗红,苔黄腻,脉沉细。

西医诊断:慢性支气管炎,慢性阻塞性肺疾病并发肺源性心脏病,呼吸衰竭,右心衰竭。

中医诊断:肺胀,证属肺脾气虚,肾失摄纳。

治法:健脾利水,补肺养心。

处方:桑白皮9g,桑叶9g,孩儿参12g,猪苓12g,茯苓12g,白术15g,淮小麦30g,炙甘草9g,大枣4枚,青皮9g,陈皮9g,姜竹茹9g,防风9g,防己9g,黄芪18g,车前草15g。7剂。

二诊:咳嗽、咳痰已经消失,头晕、潮热、口干好转,盗汗止,动则气急,仍有夜间半卧位,下肢浮肿,四肢麻木完全缓解,口唇发绀,胃纳佳,大便调,夜寐安;舌红苔薄黄腻,脉细。

处方:桑寄生9g,桑白皮9g,桑叶9g,桑椹子9g,青皮9g,陈皮9g,姜竹茹9g,猪苓12g,茯苓12g,苍术12g,白术12g,薏苡仁30g,车前草12g,陈葫芦30g,防风9g,防己9g,泽泻9g,胡颓叶12g,嫩射干9g,党参12g,炙甘草9g。14剂。(邵长荣医案)

【师生问答】

学生:老师,从现代中医的角度如何认识呼吸衰竭?

老师:肺源性心脏病急性发作期的呼吸衰竭以标实为主,为痰热瘀毒合邪,阻塞气道,闭塞肺气,而致肺气骤绝,或上蒙清窍,或内陷营血。

学生:老师,如何认识右心衰竭?

老师:据肺源性心脏病急性发作期的资料分析,痰热壅肺、血瘀水阻为主要病机,而且均是先有痰热壅肺,随之出现或加重血瘀水阻,说明痰热壅肺(即呼吸道感染)是血瘀水阻(右心衰竭)的主要诱因。

学生:老师,肺胀(慢性阻塞性肺疾病并发肺源性心脏病、呼吸衰竭、右心衰竭),出现严重通气和换气障碍,肺功能低下,治疗应从何入手?

老师:从中医角度来说就是培本为重,攻补兼施。

学生:老师,如何解决口干、怕热、头晕、苔黄的热象,及见有潮热、盗汗、乏力、怕冷、四肢麻木发冷症状的矛盾?

老师:患者出现口干、怕热、头晕、苔黄征象,似乎有热象,但另见潮热、盗汗、乏力、怕冷、四肢麻木发冷的症状,实为阴阳两亏、气血两虚之本。这就需要解决扶正与祛邪、阳虚内寒与阴虚内热之间的矛盾。处方时应避免苦寒伤阳,而附、桂之类又嫌过热,补益当以脾胃为重,故以健脾利水、补肺养心为法。

学生:老师,慢性肺系疾病反复发作,迁延不愈,导致肺气胀满,不能敛降,应如何处理?

老师:久病肺虚,宗气无力贯其血脉而司呼吸,以致气虚血瘀,故其既有正气虚弱的一面,又有痰瘀伏肺的一面。因虚致实,虚实夹杂,其病理因素虽有痰浊、水饮、血瘀的不同,但在其发病的各阶段,都可见不同程度的血瘀表现,如胸闷痛、爪甲青紫、胁下痞块、舌暗有瘀斑等。如慢性阻塞性肺疾病并发肺源性心脏病、右心衰竭,既要注意补气,又要重视活血化瘀方法的运用,可用人参、黄芪合血府逐瘀汤治疗。

学生:老师,如何处置虚中有实,实中有虚,并兼见寒热、表里并存的现象?

老师:鉴于案例,虽有肾虚而失于摄纳之象,但应等待脾胃健旺之时,再予补肾纳气,切不可操之过急。如案例中,一诊取四君子汤、玉屏风散、甘麦大枣汤之意;二诊时正气稍复,加强利水,稍予补肾。邵老认为,任何一种疾病,没有绝对的"虚"和"实",无非是在不同的阶段有所偏重而已。对于疑难病而言,则更是虚中有实,实中有虚,并兼见寒热、表里并存之象,此时可用逆从法。

学生:老师,何谓逆从法?

老师:逆从法,为治疗学名词。系正治法和反治法的别称。用药逆候而治者为逆,即正治;从证候而治者为从,即反治。《素问·至真要大论》曰:"逆者正治,从者反治。"这就是说取其药性之相逆相激而发挥更大的作用,这是相反而又相成的道理。

学生:老师,慢性阻塞性肺气肿、肺源性心脏病在临床治疗颇为棘手,随着病情的进展,心肺功能不断恶化,严重影响生活质量,加上反复感染,成为困扰临床治疗的难题,如何破解这一难题?

老师:咳喘之因,在肺为实,实则气逆,多因痰浊壅阻;在肾为虚,虚不纳气,多因精气亏虚,而致肺肾出纳失常。故咳喘之病主要在肺,又关乎肾,其治不离肺肾。又脾为痰饮形成之源,《内经》云"诸湿肿满,皆属于脾",水液的运化不仅需要肺的通调水道、肾的气化功能,更依赖于脾的运化水湿功能。聚湿成痰,聚水成饮,故治痰饮当责之于脾。久病必瘀,又当活血化瘀。而寒,非温不化;饮,非利不去;瘀,非通不散。故治疗宜健脾补肺、温肾化瘀等。

学生:老师,肺胀出现气阴两虚、痰瘀胶结如何处理?

老师:气阴两虚、痰瘀胶结之咳嗽,痰难咯出,气喘气短,口干,口唇暗红,苔少或无苔,脉细滑数。治疗宜益气养阴,涤痰散瘀。方用生脉散加味,药用西洋参、麦冬、五味子、怀山药、制半夏、竹沥、海蛤壳、海浮石、葶苈子、青皮、陈皮、水蛭等。

学生:老师,喘肿,与脾、肺、肾三脏相干时如何解心肺之困?

老师:《景岳全书》谓"凡水肿等证,乃脾、肺、肾三脏相干之病。盖水为至阴,故其本在肾;水化于气,故其标在肺;水惟畏土,故其制在脾。"宣肺、温肾、健脾可利三焦,祛痰逐饮;温通心阳,可以通络活血。治当健脾制水、温肾化水,以退水势,解心肺之困。方以真武汤合五苓散加减,并及时增加温阳药,即所谓"益火之源,以消阴翳"。

学生:老师,真武汤配伍有哪些特点?

老师:真武汤为脾肾阳虚、水气内停之证而设。配伍特点:一是以温阳药与利水药配伍,温补脾肾之阳以治其本,利水祛湿以治其标,标本兼顾,扶正祛邪;二是补阳药与养阴药同用,使温阳而不伤阴,益阴而不留邪,阳生阴长,刚柔相济,阴平阳秘,则诸症可愈。

学生:老师,五苓散有何特点?

老师:五苓散由五味药组成,以"令"水行。方证为表邪未解,传里入腑,水蓄膀胱,气化不行而设。其特点是表里同治,邪正兼顾,使气化水行,表解脾健,而蓄水停饮可除。

学生:老师,喘肿出现心悸、心慌、气短不能平卧、浮肿、尿少等脾肾阳虚、水气攻心证该用何方药?

老师:此证宜温肾健脾,利水宁心,佐以涤痰祛瘀。苓桂术甘汤与真武汤,均用茯苓、白术健脾利湿、温阳化气之品,都能主治阳虚水气内停之证。苓桂术甘汤的病位重点在脾,且以水气上泛为主证,故以茯苓健脾利水为君,配桂枝温阳化气。苓桂术甘汤加减方由制附子、桂枝、白术、茯苓、生姜、椒目、泽泻、车前子、制半夏、陈皮、益母草、水蛭等组成。

学生:老师,喘肿痰浊蔽窍之危象该用何方药?

老师:意识朦胧,神昏谵语,喘促痰鸣,舌质紫暗,苔腻,脉弦滑数,此为痰浊蔽窍之危象,治宜除痰开窍,方用菖蒲郁金汤合涤痰汤加减,药用石菖蒲、郁金、制半夏、制南星、竹沥、礞石、生大黄、桃仁等。如有阳气暴脱者,宜回阳救逆,用参附汤合生脉散加减。

学生:老师,活血化瘀法对肺源性心脏病研究有何新认识?

老师:瘀是肺源性心脏病的主要环节,贯穿于疾病的始终,它既是肺源性心脏病发展过程的必然产物,又是加重肺源性心脏病的重要致病因素,这已成为广大医家的共识。活血化瘀能降低血黏度,改善微循环,纠正缺氧,促进代谢,降低毛细血管通透性,减轻肺水肿,降低循环压力,达到改善心功能的目的。现代研究证实,活血化瘀药在以下几个方面起治疗作用:①改善微循环;②直接扩张血管作用;③提高机体细胞的耐缺氧能力;④促进受损细胞修复和再生作用;⑤增强吞噬细胞的吞噬作用。

学生:老师,肺源性心脏病的转归如何?

老师:肺源性心脏病在急性加重期常并发多脏器衰竭,预后多不佳。如能治疗及时,使症状得到改善,可由急性加重期进入慢性缓解期。在慢性缓解期,则要注意观察其心肺功能的情况,防止急性加重期的发生,引发多脏衰竭。

学生:谢谢老师。

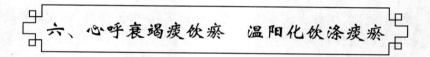

六、心呼衰竭痰饮瘀　温阳化饮涤痰瘀

【案例回顾】

张某,男,66岁。患者反复咳嗽、咯痰、气喘30余年,加重1个月,来门诊求治。曾在某医院诊断为"慢性支气管炎、肺源性心脏病",经中西医多种药物治疗仍难阻止病情发展。本次因天寒受凉感冒而诱致急性发病,咳嗽、气喘、胸闷加重,入住当地医院诊断为"慢性支气管炎合并感染,慢性肺源性心脏病合并心力衰竭Ⅱ型,呼吸衰竭Ⅱ型"。给予抗感染、吸氧、强心、利尿等对症处理,治疗效果不甚满意,转求中医治疗。刻诊:喘不能平卧,痰多不能咯出,胸闷气憋,呼吸困难,精神委顿,语声低微,怕冷无汗,大便偏干,尿少色黄。体检:体温36.8℃,呼吸25次/min,脉搏103次/min,血压112/70mmHg,面色紫黑,颈静脉怒张,胸廓呈桶状,双肺满布湿啰音,手指呈杵状,色紫,双下肢肿,按之凹陷如泥,舌苔中部黄腻,舌质紫暗黑,舌下青筋显露,脉细滑无力。查血:红细胞$6.8×10^{12}$/L。动脉血气分析:氧分压29.8kPa(1kPa≈7.50mmHg)。辨治经过:痰瘀阻肺,气不化水,水饮凌心,肺心同病,治以温阳化饮、涤痰祛瘀、益气活血。

处方：生黄芪 20g，潞党参、葶苈子、泽泻各 15g，木防己 12g，苏木、炒紫苏子、桃仁、五加皮、法半夏、泽兰各 10g，制附片 6g，蜜炙麻黄、淡干姜各 5g，万年青叶 1 片，绿茶一小撮。病重防变，暂予 3 剂，每日 1 剂，分 2~3 次煎服。另嘱注意病情变化，必要时住院治疗。

二诊：服药 3 日后复诊，症状明显好转，精神状态改善，面色、口唇、爪甲发绀减轻，语声稍能有力，尿量增多（每日 1 500ml），但仍咳嗽少痰，胸闷气憋，畏寒怕冷，大便日行 2 次，质软，两肺湿啰音较前局限，双下肢踝部轻度浮肿，舌苔中部浮黄薄腻，舌质紫黑转为暗红，脉细。药已中肯，效不更法，继守原意。

处方：原方改制附子片 10g、木防己 15g、生黄芪 25g，加石菖蒲、法半夏各 10g。

三诊：续服 10 剂，症状改善显著，面部紫黑转黄，口唇爪甲紫绀消退，稍有胸闷，喘息不著，食纳知味，大便日行，小便量多。体检：肺部闻及散在细小水泡音，余无特殊，舌苔薄腻，舌质紫，脉细。查血：红细胞 $4.8×10^{12}$/L。动脉血气分析：氧分压 31.6kPa，二氧化碳分压 34.2kPa。药证相合，收效甚佳，然此病由来已久，难期根治，故三诊仍守原法，加沉香 3g、陈皮 10g，继续巩固。

【师生问答】

学生：老师，慢性阻塞性肺疾病、肺源性心脏病表现为痰浊、水饮、瘀血三者相互影响，兼见同病，如何论治？

老师：慢性阻塞性肺疾病、肺源性心脏病，因肺病日久，累及心肾，病机复杂，虚实相兼，辨证为肺心同病，痰浊瘀阻，水气凌心，当以温阳化饮、益气活血、涤痰祛瘀为法，方予真武汤合五苓散、苏子降气汤、三子养亲汤之类。

学生：老师，如何认识虚体受感，邪实正虚错杂证？

老师：虚体受感，邪实正虚错杂。肺胀病久，卫外不固，则邪易乘袭，邪犯于肺则肺气更伤，促使病情恶化。虽发时以标实为主，但从病机演变总的趋势衡量，愈发必致正气愈虚。《诸病源候论·咳逆短气候》指出：肺胀为"肺本虚，气为不足，复为邪所乘，壅痞不能宣畅，故咳逆短乏气也"。并有"肺虚为微寒所伤""肺虚为微热所客"等不同，提示外邪应辨其寒热属性。同时，外感势必触动内伏之痰浊，而致内外合邪，同气相召，互为关联。如寒痰(饮)蕴肺者易为风寒所乘,痰热郁肺者易为风热所伤,或见外寒内热、寒痰化热等错杂演变情况。从邪正的关系而言,寒痰(饮)易伤阳气,痰热易伤阴津;而阳虚者外邪易从寒化,阴虚者外邪易从热化。治疗既应遵守发时治标的原则,采用祛邪宣肺法,又不能忽视扶正祛邪。

学生:老师,邪实正虚错杂如何调治?

老师:邪实正虚错杂,当辨其病情的寒热施治。外寒内饮,喘咳胸闷,痰多黏白泡沫,恶寒,发热,无汗,舌苔白滑或白腻,脉浮紧,取小青龙汤解表散寒、温肺化饮,复合苏子降气汤温肺化痰、降气平喘之意。方药:法半夏、紫苏子、杏仁、白前各10g,炙麻黄、桂枝各6g,厚朴、橘皮5g,细辛3g,生姜3片。酌情配太子参、炒白术、当归、炒白芍各10g,炙甘草、五味子各3g,补敛肺气药。痰热郁肺,喘急胸满气粗,痰质黏稠,色黄或白,心烦口渴,身热微寒,有汗不多,苔黄质红,脉滑数,取越婢加半夏汤、桑白皮汤清肺化痰、降逆平喘,复合沙参麦门冬汤补益肺阴之意。

学生:老师,慢性阻塞性肺心病水饮泛溢肌表又如何论治?

老师:久病喘咳,肺、脾、肾三脏交亏,阳气虚衰,通调、转输、蒸化失职,水饮内生;或因瘀阻血脉,"血不利则为水",水饮泛溢肌肤,而致面浮、肢体浮肿、脘痞腹满、尿少;甚则饮停胸胁,上逆肺气,而喘急咳逆;水饮凌心,而致心慌心悸、面唇青紫、舌胖质暗、苔白滑、脉沉细。治当健脾温肾,化饮利水。方选附子理苓汤、新订己椒苈黄汤(或黄芪代大黄,易泻为补)。方药:黄芪、猪苓、茯苓各15g,白术、木防己、车前子、万年青根、北五加皮各10g,制附片、炙桂枝各5~10g,炙蟾皮3~5g,川椒目3g。

学生:老师,肺病及心,痰夹瘀血又如何论治?

老师:肺病及心,病由痰浊潴留,肺失治节,心血营运不畅;或痰瘀阻碍肺气,瘀滞心脉,而致肺病及心。正如《丹溪心法·咳嗽》所说:"肺胀而嗽,或左或右不得眠,此痰挟瘀血碍气而病。"临床既见喘咳短气,痰多色白黏腻,舌苔浊腻,脉小滑数等痰浊壅肺证;又见心慌不宁,胸闷,颈脉动甚,面唇、爪甲、舌质暗紫,脉来三五不调等心脉瘀阻之候;或血瘀水停而身肿,或血瘀络损而咯血。治疗当化痰行瘀、降气平喘,可予杏苏二陈汤合桃红四物汤加减。

学生：老师，上盛下虚，肺肾出纳失常的病机是什么？

老师：上盛下虚，肺肾出纳失常，多因正虚感邪，诱致急性发作，促使病情加重。肺虚气不化津为痰，痰浊上逆壅肺，肾虚不能助肺纳气，甚则上下寒热错杂。症见咳逆痰多，喉中痰涌有声，胸闷如塞，不能平卧，气短息促，吸气不利，动则喘甚，舌苔腻，质淡或红，脉细滑数。

学生：老师，上盛下虚，肺肾出纳失常如何论治？

老师：首先区别上盛下虚的主次，针对具体病理表现施治。上盛，因痰气壅结者，降气化痰宣肺；因寒饮伏肺者，温肺化饮；因痰热郁肺者，清肺化痰。下虚，因肾阳虚者，温养下元；因肾阴虚者，滋填阴精。总的治则当为化痰降逆，宣泄其上；补肾纳气，培益其下。方选用平喘固本汤（党参、冬虫夏草、五味子、胡桃肉、坎脐、沉香、磁石、紫苏子、款冬花、半夏、橘红）、苏子降气汤、金匮肾气丸加减。

学生：老师，肺病及心，浊邪害清的病机呢？

老师：浊邪害清，痰瘀蒙蔽神机是由于痰浊壅塞气道，或肺虚吸清呼浊功能减弱；心脉营运不畅，瘀滞窍络，而致痰瘀阻遏清阳。症见神志恍惚，烦躁，撮空理线，表情由淡漠渐致嗜睡、昏迷，喘促短气，咳痰不爽，苔白腻或淡黄腻，舌质暗红或淡紫，脉细滑数。

学生：老师，肺病及心，浊邪害清如何论治？

老师：治当涤痰泻浊、化瘀开窍，可取涤痰汤合加味旋覆花汤增减。药用：竹沥半夏、天竺黄、茯苓、石菖蒲、广郁金、丹参、桃仁、泽兰各10g，陈胆星、橘皮各6g，旋覆花（包）、炙远志各5g，炙甘草3g。气阴耗伤者，加太子参、麦冬各10g；肝风内动者，加炙僵蚕、广地龙各10g，炙全蝎3g，石决明30g；痰热蕴肺者，竹沥水20~30ml，每日2~3次；喉中痰涎壅盛者，加猴枣散0.6g，每日2~3次；窍闭神昏，属痰热内闭者，可予至宝丹或安宫牛黄丸凉开，每服1粒，每日1~3次；属痰浊内闭者，用苏合香丸温开，每服1粒，每日1~3次。

学生：老师，什么原因会使肺源性心脏病病情加重？

老师：肺源性心脏病发病的因素为内外合邪，气阴两虚为其发病的基础,痰瘀阻络是其主要病理改变。致瘀原因主要有脏气不足,正虚致瘀;痰浊久蕴致瘀;饮食失节,起居失常致瘀。阳虚水泛必使肺源性心脏病病情加重。

学生:老师,如何控制肺源性心脏病的进展?

老师:慢性肺源性心脏病是肺组织或肺动脉系统的原发病变,使肺动脉压力增高,右心负荷加重而造成右心室肥大,最后发生伴有心功能不全的一种继发性心脏病。重点是改善患者的心肺功能,提高机体免疫力,防止呼吸道感染诱发本病急性发作,加重病情。临床应中西医结合治疗改善肺源性心脏病患者的心肺功能。

学生:老师,肺源性心脏病后期,心肾衰竭致脱如何救治?

老师:肺心病后期,因肺气虚耗,气阴交亏,累及于肾,而致肺不主气,肾不纳气,命门火衰,君火不用,心肾阳气垂绝而致喘脱。症见气短息促,呼吸微弱,时停时续,喉中痰声如鼾,心慌动悸,汗出肢凉,四肢厥冷,神志由烦躁不安转为淡漠,甚至昏昧不清,面色暗晦,唇甲青紫,舌质淡紫或舌红少津,脉微细欲绝,或微弱细数、三五不调。治当补肺纳肾,益气救阴,回阳固脱。用参附龙牡汤合生脉散。方药:龙骨、牡蛎各 30g,黄芪 20g,人参 15g,制附子 10g,山茱萸 10~15g,五味子 5g,炙甘草 3g,玉竹 10g。

学生:老师,肺源性心脏病如何预防?

老师:肺源性心脏病是一种病程长、病情复杂、病证较多、阶段性强的疾病,故急性期强调治寒热,缓解期关注治未病。肺源性心脏病急性期患者应绝对卧床休息,待病情稳定,症状改善后可适当下床活动。

学生:老师,肺源性心脏病如何调护?

老师:本病在发病过程中,患者多表现出不同程度的卫外功能低下,故应注意休息,适度活动,并注意气候的变化,避风寒,预防外感,减少病情的反复。调饮食,以清淡、高营养为宜,忌生冷寒凉,勿食刺激性强、过咸,及肥甘油腻之品。有水肿的患者,应限制饮水量及食盐量。

学生:谢谢老师!